迫田和也
整体院「和」院長

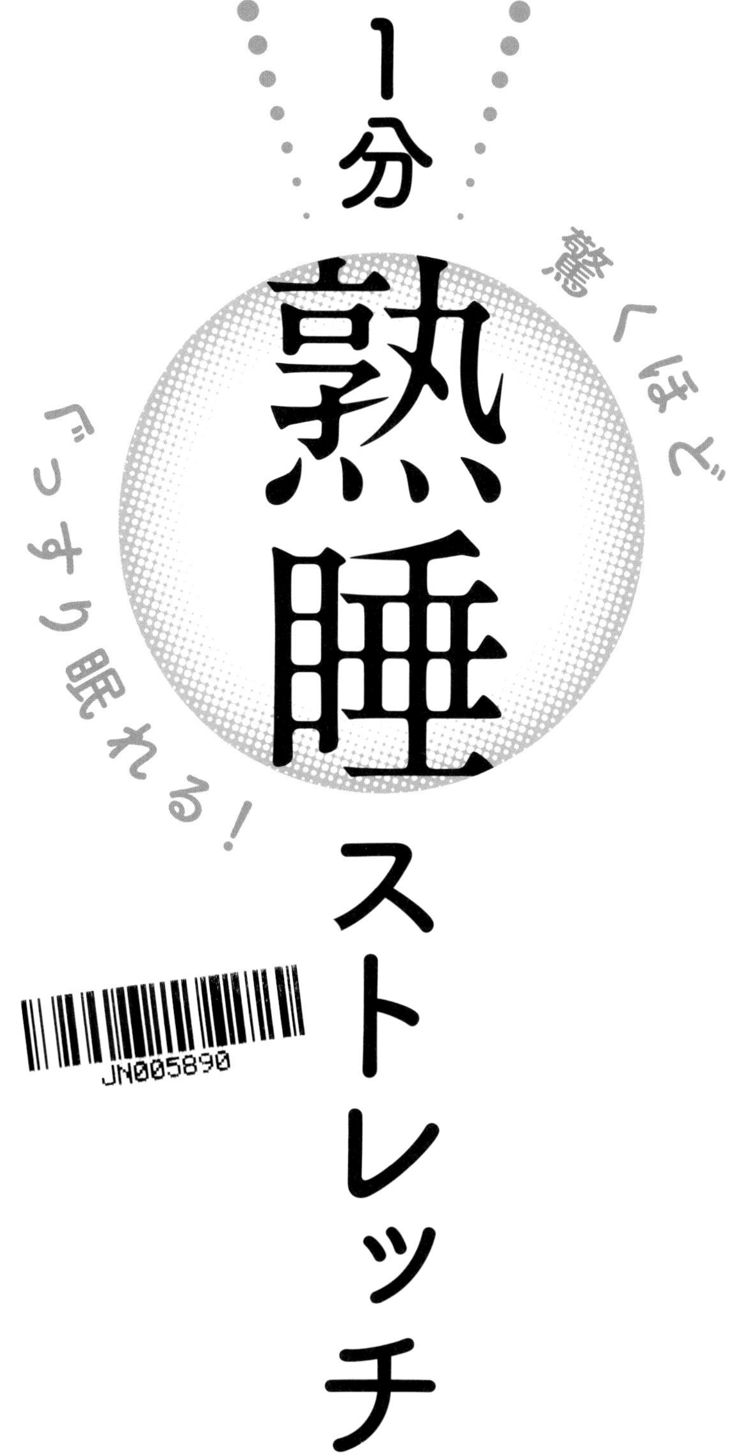

PHP

体のゆがみをとり除く"1分熟睡ストレッチ"

私は日々、整体師として、さまざまな不調を抱える患者さんを治療しています。全身の痛みの原因をとり除き、患者さんが少しでも快適な日常生活を送れるようお手伝いをしているのですが、患者さんの中には、睡眠に悩みを抱えている人も多くいらっしゃいます。

「夜布団に入っても、なかなか寝つけない」
「夜中に何度も目が覚める」
「朝すっきり起きられず、疲れがとれない」

そんな声を聞くたびに、もしかしたら、姿勢と睡眠には、深い関係があるのではないだろうかと、考えるようになりました。

整体院へ来られる患者さんは、腰痛やひざ痛、肩こり、首こり、背中の張りなど体のどこかに負荷がかかり、痛みや不調を抱えています。

そうした人たちに共通しているのは、特定の筋肉が硬くなって、体にゆがみが生じ、姿勢が悪くなっているという点です。

中でも代表的なのが、猫背、ストレートネック、反り腰、受け腰です。心当たりのある方も多いのではないでしょうか。

これらの姿勢は肩や首、腰に負担がかかり、仰向けの状態で寝ると痛みや違和感が生じてしまいます。すると、体がリラックスできず呼吸が浅くなり、寝ても疲れが取れない原因となってしまうのです。

本書では、そんな悪い姿勢をたった1分で改善できるストレッチを紹介しています。

ぐっすり眠るためには、体の柔軟性を取り戻し、仰向けの状態でリラックスして眠れる姿勢をつくることが大切です。

他人には理解してもらえない不眠の本当の恐ろしさ

不眠のつらさは、周囲の理解がなかなか得られないことではないでしょうか。朝すっきり起きられなくて、仕事や家事に集中できない。周囲からは「怠けている」「やる気がない」と思われてしまう……。

夜ぐっすり眠れないことにより、疲れがとれないだけでなく、仕事や家事に集中できないなど、日中のパフォーマンスも低下します。それだけでなく、**血流が低下することにより免疫力が低下したり、高血糖や高血圧になりやすく、生活習慣病の原因にもなります。**

私たちは、人生の3分の1を寝て過ごします。それを無駄と考えて、「24時間闘う」ことをよしとし、エナジードリンクを飲んで必死でがんばっていたのは、過去の話です。

今は、眠らずにがんばっても、誰も評価してはくれません。睡眠をしっかりとって、健康管理をきちんと行なうことが、自分の人生を豊かにする最良の選択です。

人生の３分の１の「睡眠」をないがしろにすると、残りの３分の２の目覚めている時間も台無しになります。逆に、睡眠の質がよくなると、仕事の効率も高まり、趣味も遊びも存分に楽しむことができます。睡眠を大切にすることは、人生を充実させることにつながるのです。

睡眠については、ただ寝る時間を増やせばいいという単純なものではなく、睡眠の〝質〟を上げることがとても重要です。

そこで本書では、パート１で姿勢を整えるストレッチを紹介し、パート２では睡眠の質を上げる生活習慣、そしてパート３では、睡眠障害の背景に隠れている副腎疲労について詳しくお話しします。

睡眠に悩みを抱える人にとって、本書の内容が少しでも役に立つことを、心より願っています。

Contents

驚くほどぐっすり眠れる！ 1分熟睡ストレッチ

Part 1
驚くほどぐっすり眠れる！ 1分熟睡ストレッチ

Part 2 睡眠の質を劇的に上げる生活習慣

Part 3

寝ても疲れがとれないのは「副腎疲労」が原因だった

動画が見られる

QRコード付き

本書で紹介するストレッチはすべて動画で見ることができます。ストレッチの動きを正確に知りたいと思ったら、お手持ちのスマートフォンでQRコードを読み取ってみてください。

Part 1

驚くほど
ぐっすり眠れる！

1分熟睡
ストレッチ

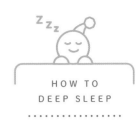

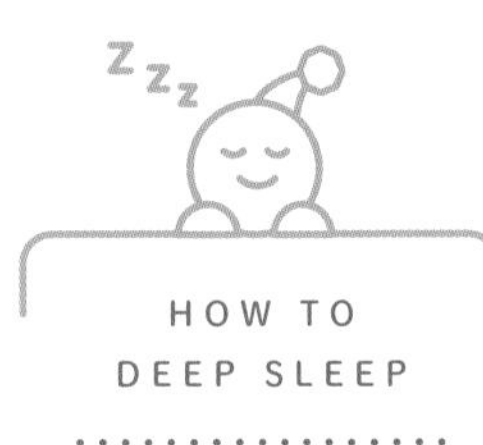

HOW TO
DEEP SLEEP

ぐっすり眠れないのは、〝姿勢の悪さ〟が原因だった！

「夜、なかなか寝つけない」「眠りが浅い」……。こうした睡眠に何らかの悩みを抱えている人には、ある共通した特徴があります。それは、「姿勢の悪さ」です。じつは姿勢の悪さは、睡眠の質を低下させる重大因子なのです。

姿勢が悪くなるきっかけは、たいてい前かがみの姿勢から始まります。パソコン作業やスマートフォン操作をはじめ、家事、育児、介護、車の運転……など、日常生活の中で挙げればキリがないほど、前かがみの姿勢になる場面はたくさんあります。

前かがみの姿勢で行なう動作はすべて、体の前に手を出して何か作業をしています。その姿勢が長時間続くと、肩が前に出て、いわゆる「猫背」姿勢が固定されてしまいます。猫背を放置していると、今度は体がバランスをとるために、骨盤やひざ関節などに影響を及ぼし、どんどん悪い姿勢が加算されていきます。

猫背とセットで起こりやすい「ストレートネック」や、猫背の延長線上にある「反り腰」「受け腰」は、その代表的な悪い姿勢です（左ページ参照）。

こんな姿勢に要注意！ 睡眠の質を下げる4大姿勢

ストレートネック

うつむいた姿勢を習慣化したことにより、首の骨の自然な湾曲が失われ、まっすぐになった状態。首にかかる負担は通常の約5倍。

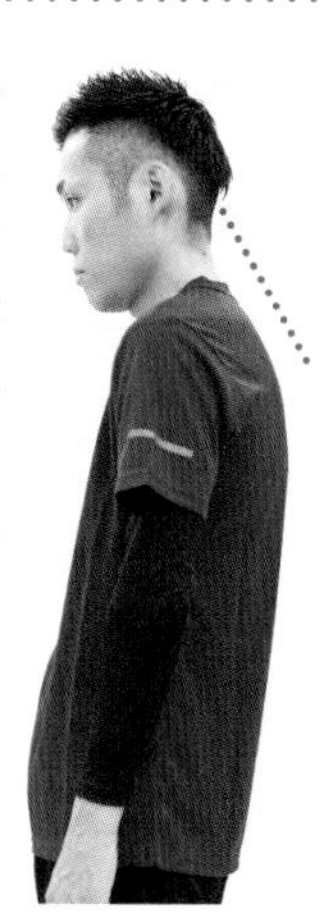

猫背

肩甲骨が開いて胸郭が縮まり、肩が前に出て、背中が丸くなっている状態。前かがみの姿勢で、前腕を酷使することが引き金となる。

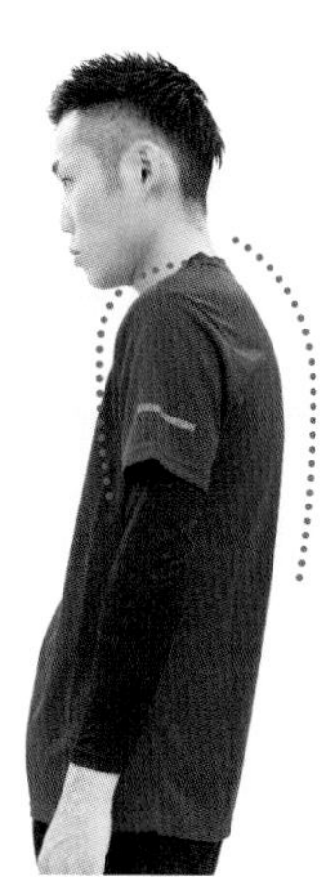

受け腰

反り腰の人が加齢とともに、腰と背中を伸ばすことがきつくなり、背中を丸めて、ひざを曲げることで上半身を立たせている状態。反り腰より猫背。

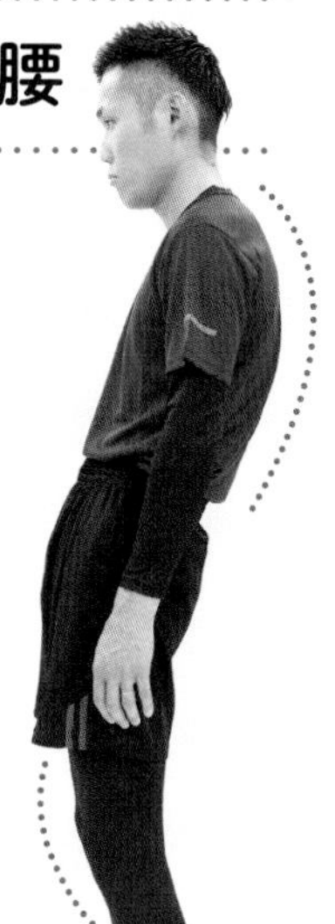

反り腰

骨盤が前傾し、お尻が後ろに出て、頭と肩は前に出ている状態。壁に背中を当てて立つと、腰の部分にこぶし1〜2個分のすき間ができる。軽い猫背。

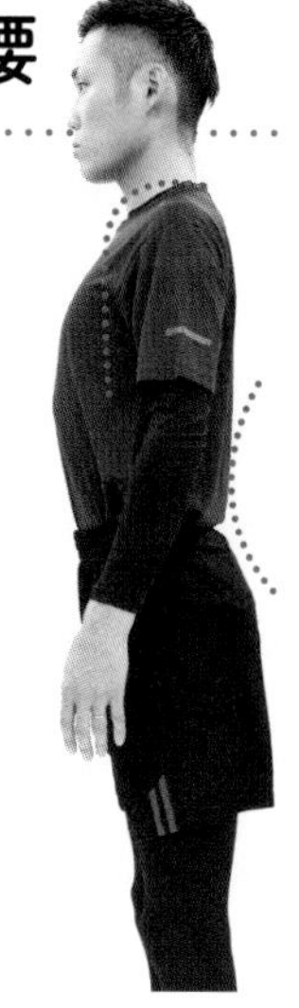

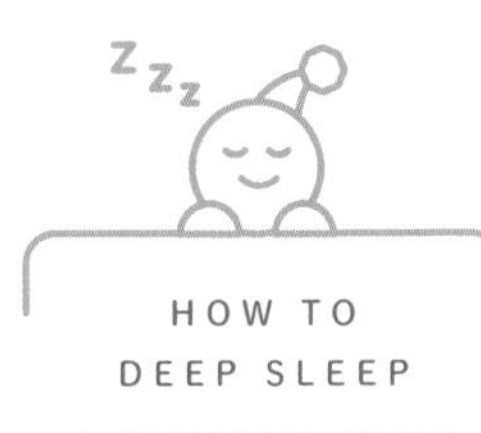

たった1分のストレッチが、深い睡眠を促す

では、なぜ姿勢が悪いと、睡眠の質が低下してしまうのでしょうか。

姿勢の悪い人は、筋肉が固まっていて体の動きが悪いため、寝返りをうまく打てません。そのうえ、体にゆがみが生じているため、寝返りを打つときに、体に痛みが生じることも。こうした体の動きの悪さや痛みが、眠りを浅くする原因となります。

また、反り腰の人は、仰向けになると、布団と腰の間に大きなすき間ができ、腰が痛くてとても眠れません。反り腰以外の人も、姿勢の悪い人はみな、仰向けに寝るのが苦手です。

結局、横を向いて丸まった姿勢が最もラクだと感じます。しかし、この寝姿勢も、眠りに悪影響を及ぼします。

横向きに丸まった姿勢は、※**胸郭**を圧迫し、胸郭の周囲の筋肉をより硬くします。その結果、呼吸が浅くなるとともに、血流も悪くなり、脳へ送られる酸素や栄養が大幅に減って、睡眠の質を下げてしまうのです。

1分熟睡ストレッチのルール

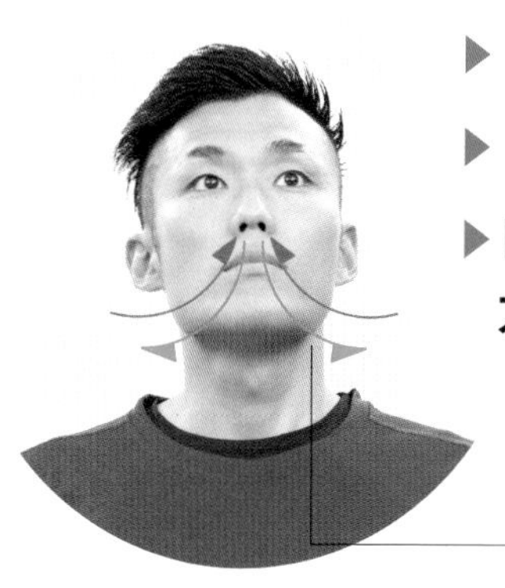

▶ 1ポーズにつき10秒伸ばす

▶ 呼吸は5秒吸って5秒吐く

▶「痛気持ちいい」くらいの力加減で行なう

鼻から吸って、鼻から吐くのが理想

就寝前の1分で、固まっている筋肉をゆるめる

そこで行なってほしいのが、寝る前1分でできるストレッチです。悪い姿勢を改善するストレッチを行なうことで、胸郭周辺の筋肉をはじめ、固まっていた筋肉がゆるみ、わずか1分で姿勢が整います。

姿勢が整うと、仰向けに寝ても、痛みや違和感が生じることがなくなります。布団の上に、大の字にゆったりと寝て、寝返りを打つことも苦でなくなり、ラクに深い呼吸ができるようになります。すると血流も促進されるため、自律神経のバランスも回復し、短時間でも深い睡眠が得られるでしょう。

このあと紹介するストレッチの中から、自分に当てはまる症状をピックアップし、ぜひ1分間のストレッチにトライしてみてください。60ページの朝のストレッチも合わせて行なえば、悪い姿勢と睡眠の悩みを一気に解決できます。

※【胸郭とは】 胸郭とは、肋骨と胸骨、胸椎で構成されるカゴ状の骨組みのこと。心臓や肺などの大切な臓器を囲い、保護している。

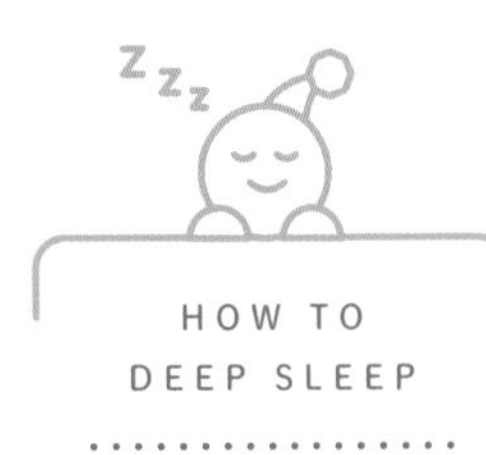

ストレッチを始める前に、自分の姿勢をチェックしてみよう

姿勢の悪さは、自分では案外、自覚していないものです。まずは、ふだん自分がどんな姿勢で過ごしているのかを確認してみましょう。

姿勢のチェックをする際は、スマートフォンで真横から全身を撮影する方法がおすすめです。誰かに写真を撮ってもらってもいいですし、自分で撮影する場合は、動画で撮影したあと、静止ボタンを押して確認すると間違いがありません。左ページの「正しい姿勢のチェックポイント」と照らし合わせると、姿勢の問題点を確認できます。

さらに、ストレッチをしたあとにも、あらためて動画を撮って、姿勢をチェックしてみましょう。肩の位置、頭の位置は正されているか、胸郭は開いているかなど、ストレッチの前後で比較し、効果を目で確認するのです。

効果を目視できれば、やる気が断然高まり、長続きします。ストレッチ後に動画を撮るのが面倒な場合は、正しい姿勢をとりやすくなったか、呼吸がしやすくなったか、この2点を確認するだけでも納得感が違います。

正しい姿勢のチェックポイント

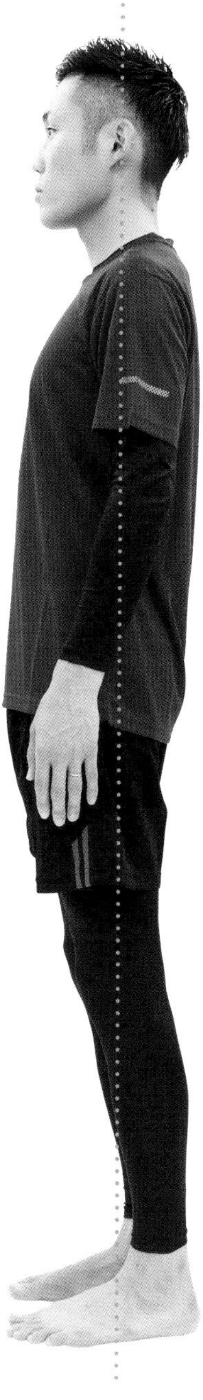

耳の下に肩がある

アゴを引いて立ったとき、
耳と肩が一直線上にある。

胸郭が開いている

深呼吸をしたときに横隔膜をしっかり働かせることができる。

骨盤はまっすぐ

骨盤がまっすぐ立ち、股関節の上に乗っている状態。

つま先が開いている

つま先は30°ほど外に開き、お尻と下腹部に軽く力が入る状態。

猫背を改善するストレッチで呼吸がラクになる

コレにも効く！

首こり　肩こり　背中の痛み

ココを伸ばす！

前鋸筋（ぜんきょ）　大胸筋

見た目が悪いだけじゃない、猫背の本当の怖さ

患者さんの中でも頭痛や腰痛、肩こり、首こりなどに悩んでいる人は猫背であることが多く、「夜ぐっすり眠れない」「朝の目覚めが悪い」といった睡眠の悩みを抱える方もいらっしゃいます。

しかし、「背すじを伸ばして」とアドバイスすることはありません。猫背の人にとって、よい姿勢を意識し続けることは難しいからです。

猫背の人は、肩が前に出ています。肩甲骨が外側に広がった状態のため、胸郭の周りにある筋肉に負担がかかり、常に縮まった状態になっています。それがさらに肩を前に引っ張り、猫背を引き起こすという悪循環に。したがって、猫背がいったん常態化すると、胸郭を開いた正しい姿勢をとることが難しくなってしまうのです。

猫背が睡眠を悪くする原因

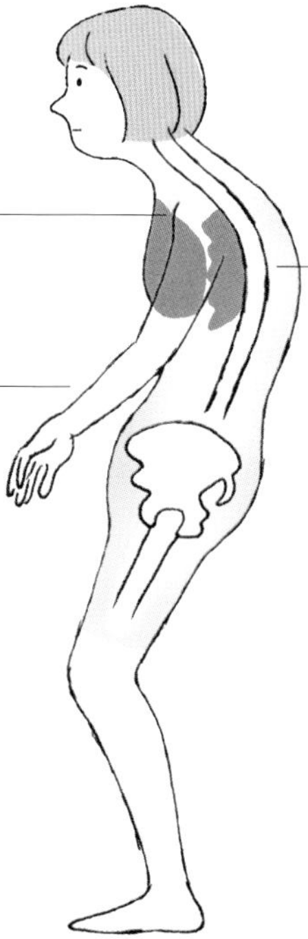

肩が前に出て、前鋸筋と大胸筋が硬くなっている

前かがみの姿勢が、背骨に負担をかける

猫背の人は、手が内側にねじれている

- **前かがみの姿勢により、胸の筋肉が硬く縮んでいる**
- **その結果、胸郭がうまく広がらず、呼吸が浅くなる**
- **肩こりや首のこり、頭痛などの症状も併発**

猫背を正せば胸郭が広がり、呼吸がラクになる

そこで行なってほしいのが、胸の周りにある「前鋸筋」と「大胸筋」をゆるめるストレッチです。

猫背が常態化している人でも、この2つの筋肉がやわらかくなると、肩の可動域が広がり、無理なく胸を張った正しい姿勢をとることができるようになります。

試しに、ストレッチを終えたあと、胸を張るような姿勢をしてみてください。今までよりラクにスッと胸を開くことができた感じがしませんか？　胸郭が広がることで呼吸が深くなって、眠りの質も格段によくなるでしょう。

さらに、肩や首への負担が減るため、猫背にともなう首や肩のこり、頭痛も軽減されていきます。

肋骨伸ばし

肩甲骨の可動域が広がり、上半身のこわばりを解消

前鋸筋
を伸ばす!

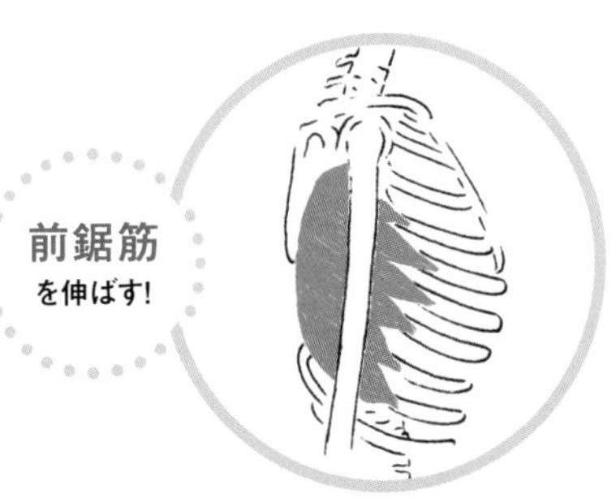

肩甲骨から肋骨にかけて、左右の脇の下についている筋肉。肩甲骨を外へ引く働きがあり、この筋肉が硬くなると肩が前に出て固定されてしまい、猫背の原因に。

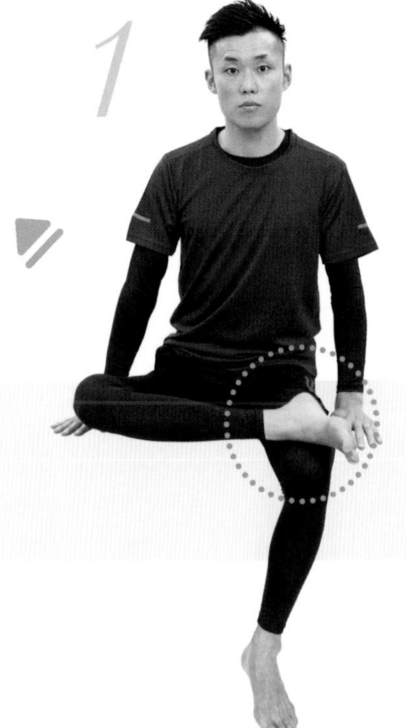

1

足のくるぶしを反対側のひざの上に乗せる

背すじを伸ばしてベッドに腰かけ、右足を曲げて、くるぶしを左足のひざの上に乗せます。

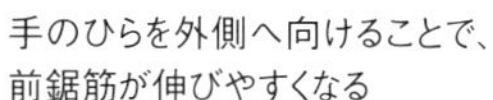

手のひらを外側へ向けることで、
前鋸筋が伸びやすくなる

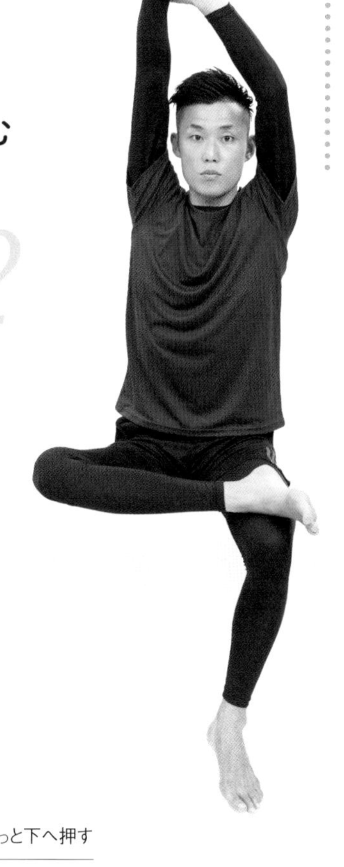

2

手を真上に伸ばし、反対側の手で手首を軽くつかむ

右手の手のひらを外側に向け、真上にまっすぐ伸ばします。伸ばした右手首を左手で軽くつかみます。

3

ひざをぐっと下へ押す

手首を引っ張りながら、上体を斜めに倒す

左手で右手首を斜め上へ引っ張りながら、右胸を思いきり伸ばします。このとき、右足で左のひざをぐっと押すと、体が安定し、前鋸筋を正しく伸ばせます。反対側も同様に。

FOR KYPHOSIS

猫背を改善するストレッチ 2

胸伸ばし

胸の大きな筋肉を伸ばし、深い呼吸を導く

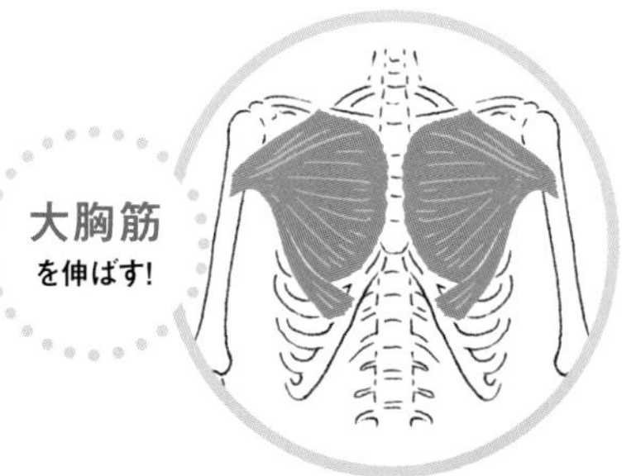

両脇の下辺りから鎖骨に向けて扇状についている筋肉。腕を動かす働きがあり、ここの筋肉が硬くなると腕が内側にねじれて背中が前傾してしまいます。

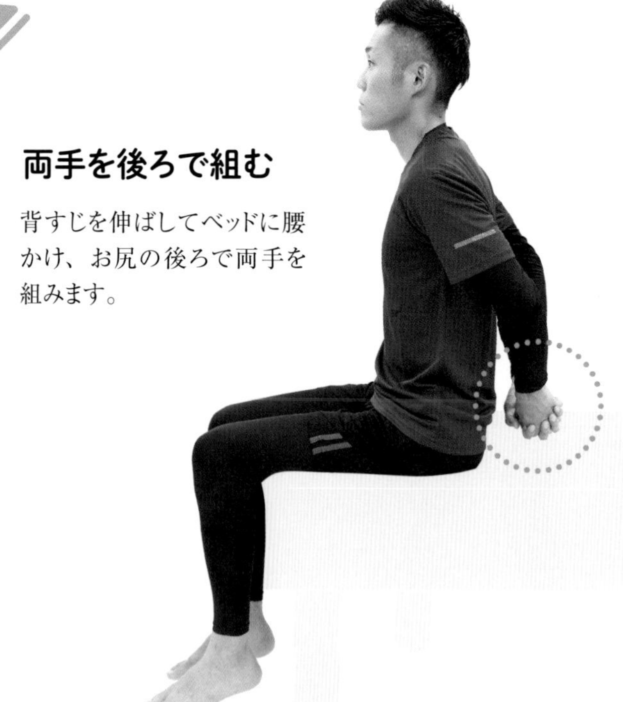

1 両手を後ろで組む

背すじを伸ばしてベッドに腰かけ、お尻の後ろで両手を組みます。

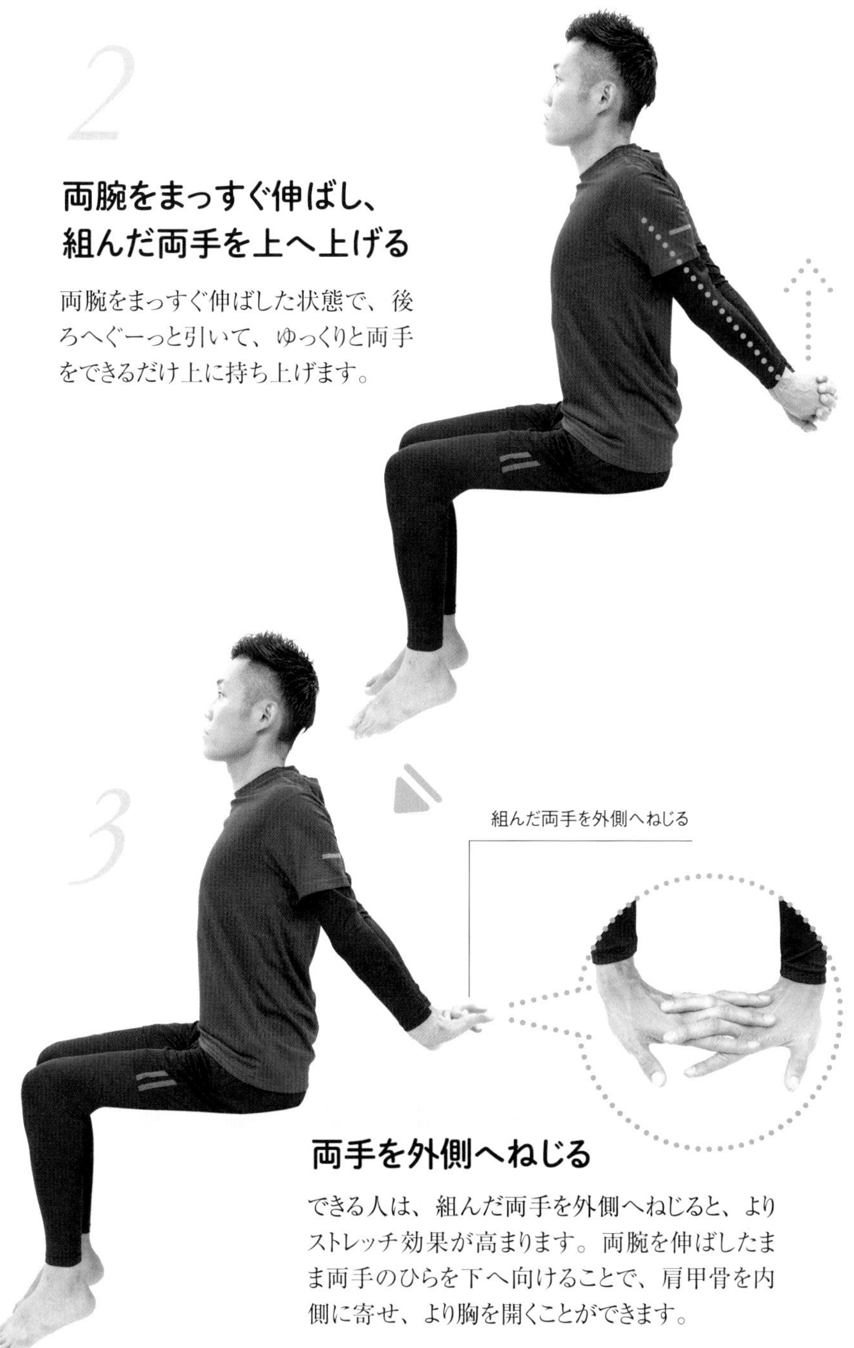

2

両腕をまっすぐ伸ばし、組んだ両手を上へ上げる

両腕をまっすぐ伸ばした状態で、後ろへぐーっと引いて、ゆっくりと両手をできるだけ上に持ち上げます。

3

両手を外側へねじる

できる人は、組んだ両手を外側へねじると、よりストレッチ効果が高まります。両腕を伸ばしたまま両手のひらを下へ向けることで、肩甲骨を内側に寄せ、より胸を開くことができます。

ストレートネックを改善するストレッチで上半身の緊張をとり除く

コレにも効く！

首こり　肩こり　頭痛　背中の痛み

ココを伸ばす！

広頸筋（こうけい）　胸鎖乳突筋（きょうさにゅうとつ）

ストレートネックは、首への負担が通常の約5倍に！

首の骨は重い頭を支えるため、ゆるやかなS字に湾曲しているのが本来の形です。ところが、うつむいたり、前かがみになったりする姿勢が続くと、頭の位置が前に出て、首の骨がまっすぐな状態になります。これがストレートネックです。

とくにパソコンやスマートフォンを日常的に使う人は、首がまっすぐ伸びた状態が固定されやすく、ストレートネックの首にかかる負担は、通常の約5倍ともいわれています。首の筋肉が緊張して硬くなり、重度の肩こり、首こりだけでなく睡眠の質も低下します。

試しに、上を向いてみてください。首に〝詰まったような〟痛みを感じる人は、ストレートネックの疑いが濃厚です。

ストレートネックが睡眠を悪くする原因

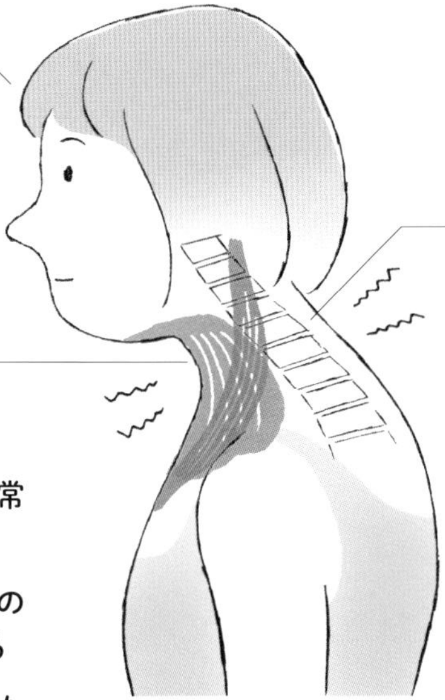

頭が前に出て、広頚筋と
胸鎖乳突筋が硬くなる

前かがみの姿勢が、
首の骨に負担をかける

猫背とセットで起こりやすい

- 首にかかる負担が通常の約5倍
- その結果、首の周囲の筋肉が緊張して硬くなる
- 肩こりや首こり、頭痛などの症状も併発

「首伸ばし」＋「猫背の解消」で、ストレートネックを改善

ストレートネックを解消するには、首の周囲の筋肉の緊張をゆるめることが、最大のキーワードとなります。

とくに、首の前面にある「広頚筋」と、首の両脇に分布する「胸鎖乳突筋」を伸ばすストレッチがとても効果的です。

また、ストレートネックは一般的に、猫背とセットで生じます。

ですから、首へのアプローチに加えて、猫背を解消するための「大胸筋」を伸ばすストレッチも合わせて行なうことがおすすめです。

大胸筋を伸ばすストレッチを組み合わせると、首の筋肉の伸びもぐんとよくなります。さらに、猫背が改善すれば、頭が正しい位置に戻り、ストレートネックの根本的な解決につながります。

首の前伸ばし

胸を開きながら、首の前面にアプローチ

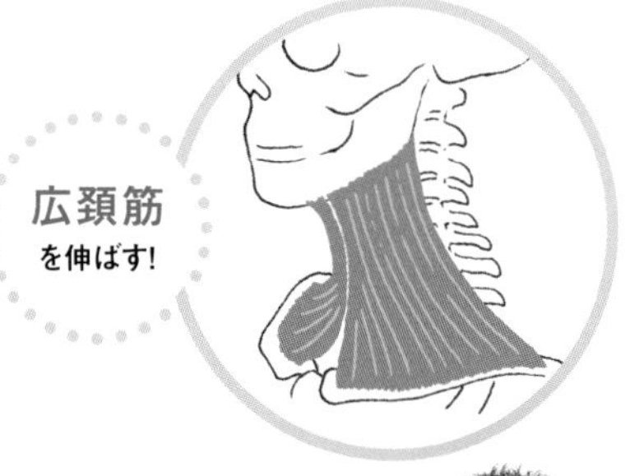

広頚筋
を伸ばす!

アゴの下から鎖骨の辺りまで、首の前面についている筋肉。口角を下方へ引く働きがあり、この筋肉が硬くなると、頭が前傾してしまいます。

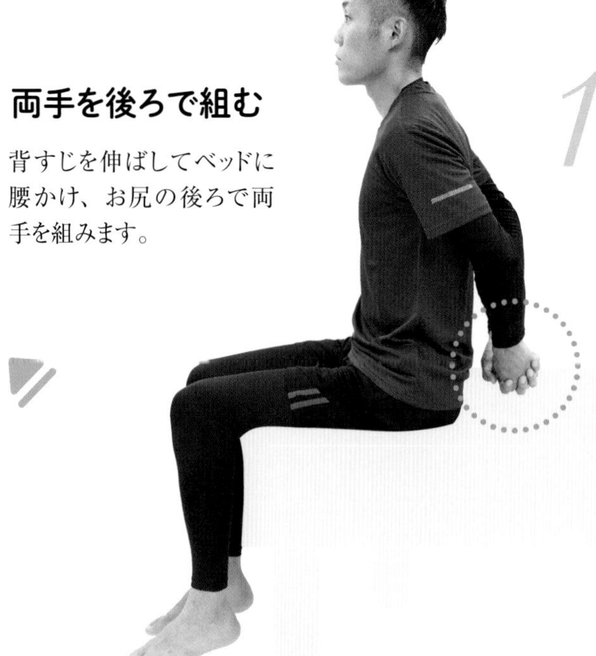

1

両手を後ろで組む

背すじを伸ばしてベッドに腰かけ、お尻の後ろで両手を組みます。

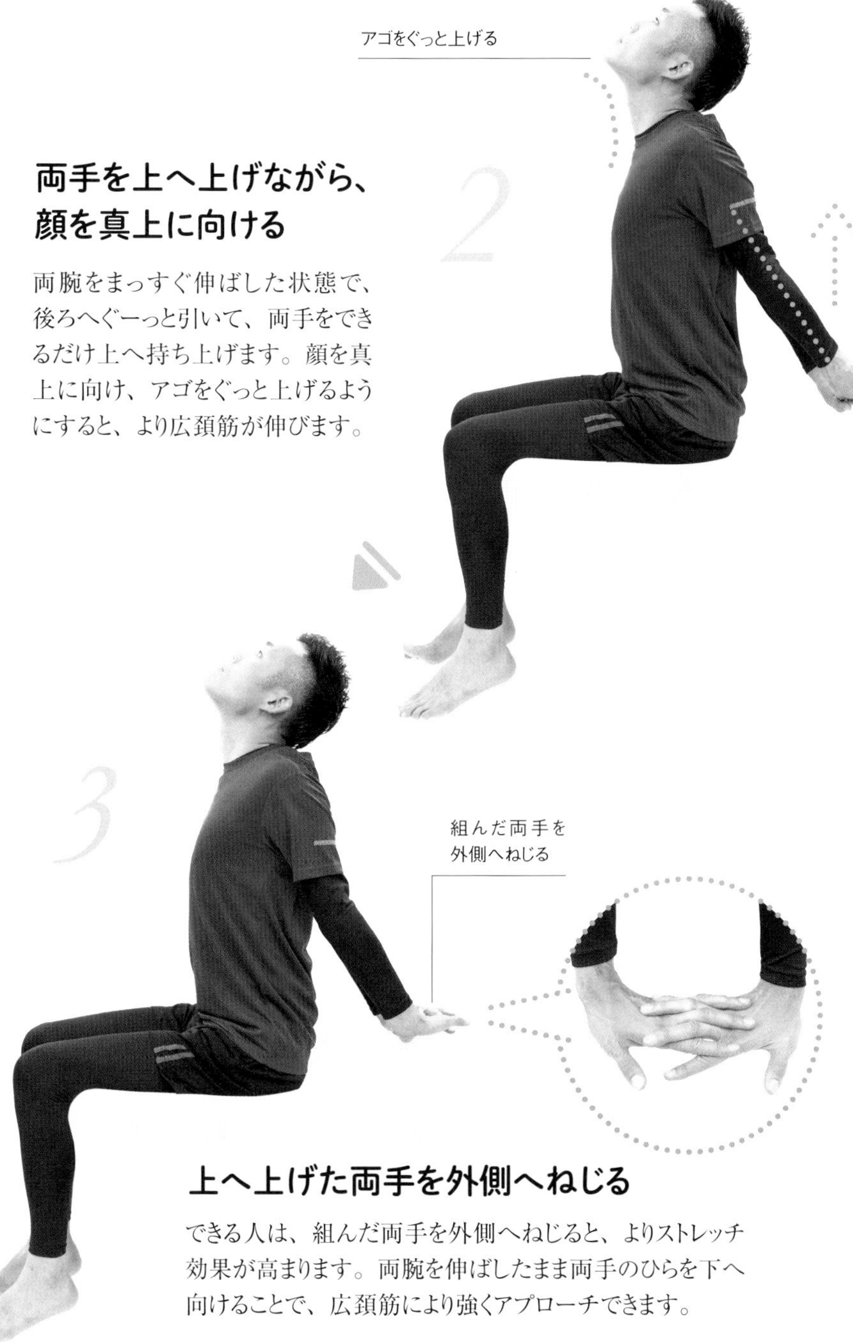
アゴをぐっと上げる
2
3
組んだ両手を
外側へねじる

両手を上へ上げながら、顔を真上に向ける

両腕をまっすぐ伸ばした状態で、後ろへぐーっと引いて、両手をできるだけ上へ持ち上げます。顔を真上に向け、アゴをぐっと上げるようにすると、より広頚筋が伸びます。

上へ上げた両手を外側へねじる

できる人は、組んだ両手を外側へねじると、よりストレッチ効果が高まります。両腕を伸ばしたまま両手のひらを下へ向けることで、広頚筋により強くアプローチできます。

ストレートネックを改善するストレッチ 2

首の横伸ばし

胸を開きながら、首の側面にアプローチ

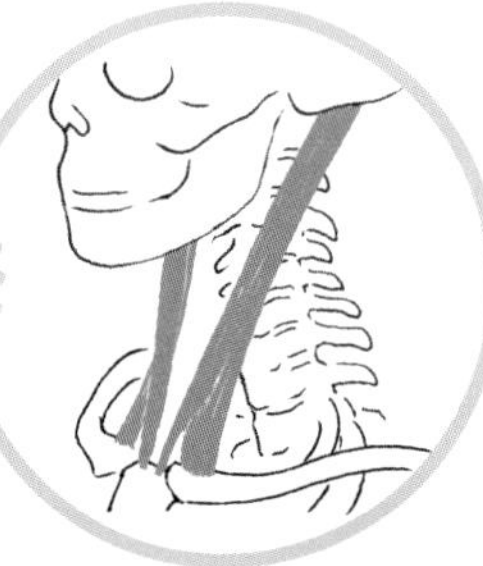

胸鎖乳突筋を伸ばす!

耳の下から鎖骨・胸骨にかけて、首の両側についている筋肉。首を動かす働きがあり、これが硬くなると首の柔軟性が失われてしまいます。

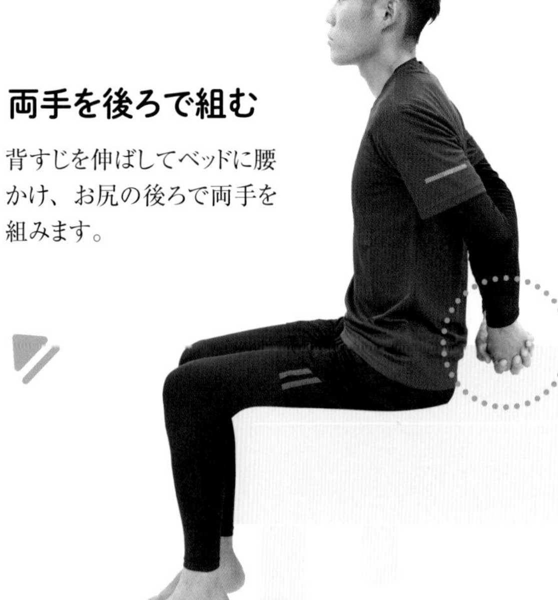

1

両手を後ろで組む

背すじを伸ばしてベッドに腰かけ、お尻の後ろで両手を組みます。

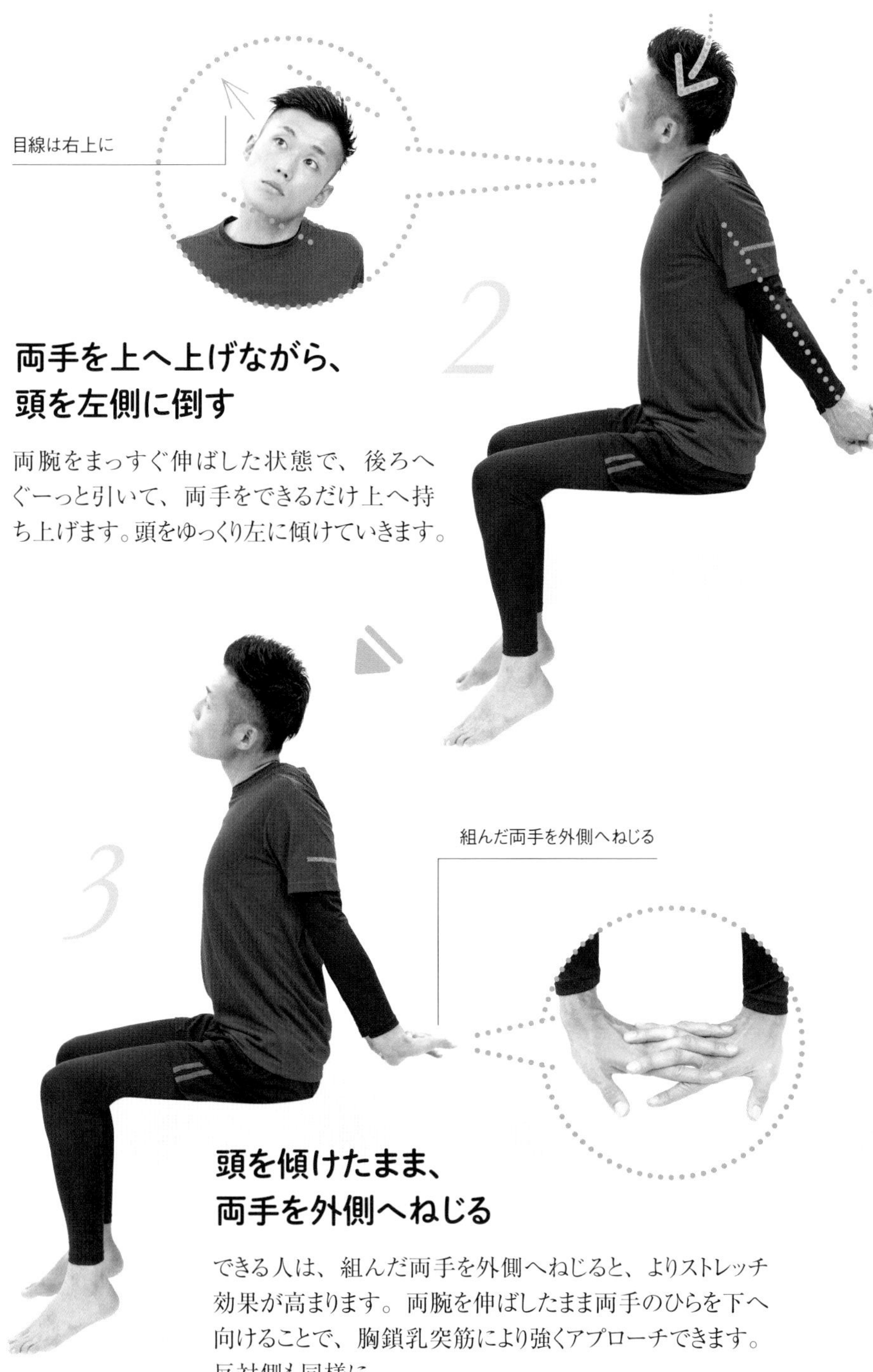
目線は右上に
2
3
組んだ両手を外側へねじる

両手を上へ上げながら、頭を左側に倒す

両腕をまっすぐ伸ばした状態で、後ろへぐーっと引いて、両手をできるだけ上へ持ち上げます。頭をゆっくり左に傾けていきます。

頭を傾けたまま、両手を外側へねじる

できる人は、組んだ両手を外側へねじると、よりストレッチ効果が高まります。両腕を伸ばしたまま両手のひらを下へ向けることで、胸鎖乳突筋により強くアプローチできます。反対側も同様に。

反り腰を改善するストレッチで腰痛が解消する!

コレにも効く!

腰痛

坐骨神経痛

ココを伸ばす!

大腿四頭筋（だいたいしとうきん）

大殿筋（だいでんきん）

反り腰による痛みで、仰向けで眠れなくなる

仰向けで寝ると腰が痛くて眠れない、あるいは横向きで体を丸めて寝るのがラクな人は、「反り腰」の可能性大です。

反り腰というのは、文字どおり、腰が反っている状態を指します。腰が反っているために、仰向けで寝ると、腰の部分が浮いて背骨に負担がかかり、痛みが起こるのです。これでは睡眠に悪影響が出てしまいます。

反り腰も、姿勢の悪さが引き金となって起こります。いつも前かがみの姿勢の人は、太ももの前の筋肉（大腿四頭筋）が硬くなって縮まり、骨盤が前方に傾きます。そのままでは体のバランスが悪いので、腰を反らせてお尻を後ろに出し、反り腰になってしまうのです。

反り腰が睡眠を悪くする原因

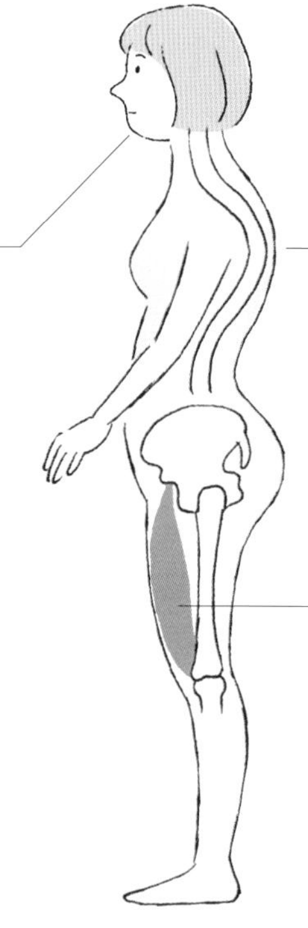
頭が前に出て、骨盤が前に傾くために、お尻は後ろに出た姿勢になる
軽い猫背の状態
太ももの前の筋肉（大腿四頭筋）が硬く縮まっている

- 仰向けに寝ると、腰と敷布団の間に大きなすき間ができる
- その結果、腰に痛みが出て仰向けで眠ることができない
- 横向きの姿勢で縮まって寝ていると、さらに腰痛が悪化する

大腿四頭筋をゆるめ、骨盤の傾きを修正する

反り腰の人は、朝起きて体を起こしたときに、腰が痛いのも特徴です。なぜ、朝に腰痛が起こるかというと、寝ている間、腰の痛みが起きないように体を丸めているため、大腿四頭筋がより硬く縮まっているからです。

反り腰を改善するには、大腿四頭筋をゆるめるストレッチが効果的です。

寝る前に、大腿四頭筋をほぐすストレッチを行なうと、股関節の前が伸びて、腰の反りが解消され、仰向けに寝ても腰の痛みを感じなくなります。

これは一時的な応急処置ですが、お尻（大殿筋）をきゅっと締めるストレッチを合わせて行なっていると、骨盤の傾きが修正されて、反り腰の根本的な改善につながります。

FOR LORDOSIS

反り腰を改善するストレッチ 1

太ももの前伸ばし

腰を上げてアゴを引き、太ももの前面にアプローチ

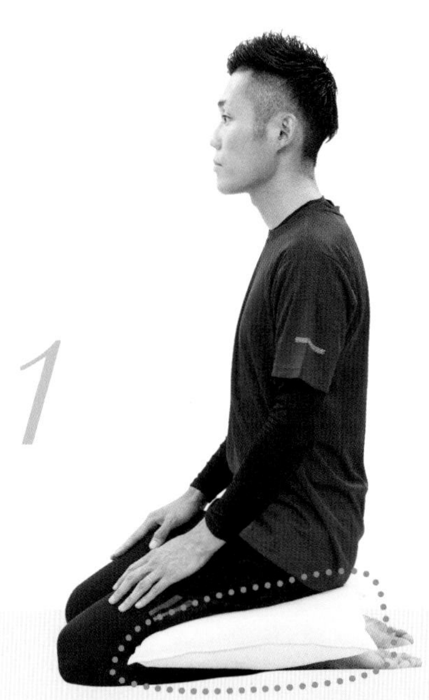

クッションを はさんで正座する

ベッドの上に正座し、ひざの裏にクッションをはさみます。クッションをはさむことで、太ももの前面により強いアプローチができます。

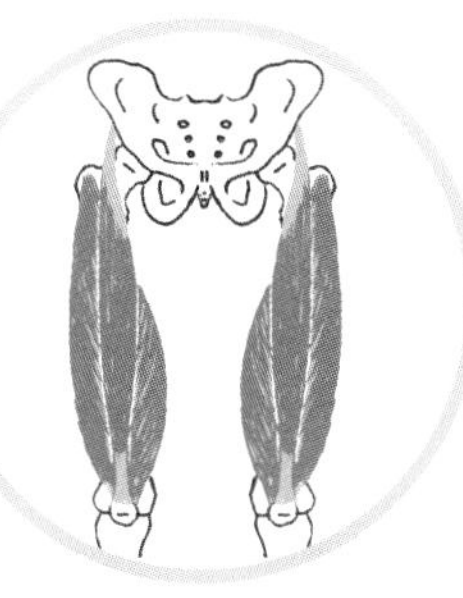

太ももの前面にある4つの筋肉の総称。その1つの「直筋」は股関節を曲げる働きがあり、この筋肉が硬くなると上体が前傾してしまいます。

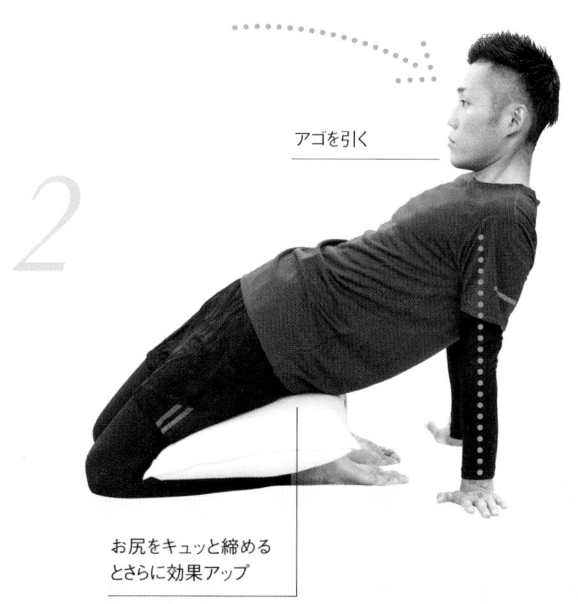
アゴを引く
2
お尻をキュッと締める
とさらに効果アップ

腰を浮かせて
太ももの前面を伸ばす

背中の後ろに両手をつき、ひじを伸ばします。手のひらはグーにしてもOKです。ゆっくり腰を浮かせ、太ももの前面の筋肉を伸ばします。おなかを持ち上げるのではなく、恥骨をぐーっと引き上げるようにします。

お尻伸ばし

ひざを抱えて上半身をひねり、お尻の筋肉にアプローチ

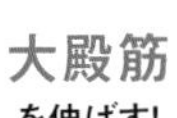

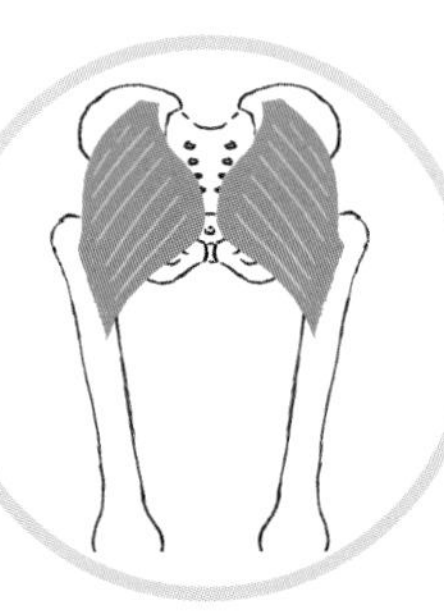

お尻から大腿骨の付け根辺りまで左右両側についている筋肉。この筋肉が硬くなると骨盤が前傾し、お尻が後方に引っ張られます。

1

左足をまたいで、右足のひざを立てる

背すじを伸ばしてベッドに腰かけ、右足で左足をまたぎ、右足のひざを立てます。

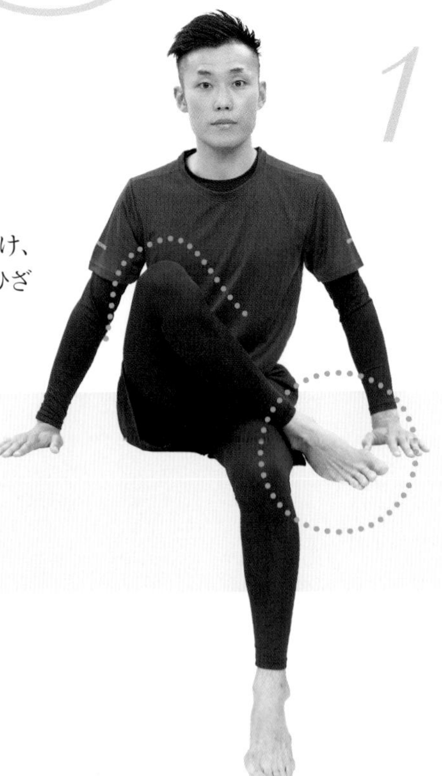

2

左手で右ひざを抱える

右足のひざを、左手で抱え込むようにし、そこに右手を添えます。

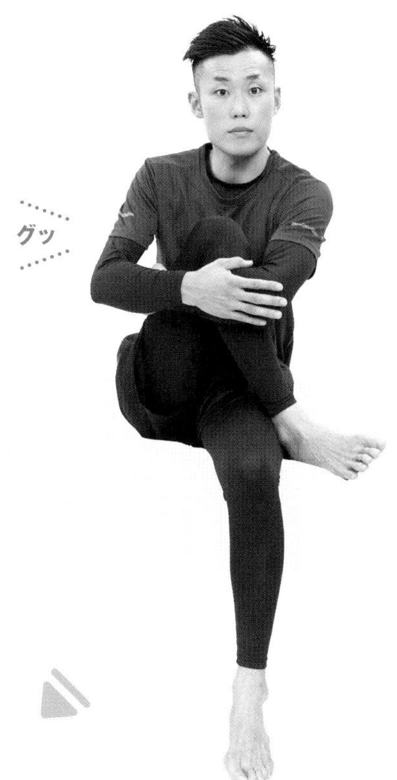

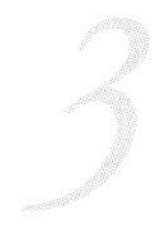

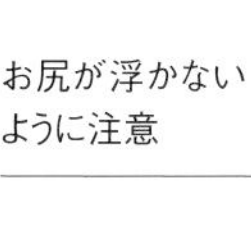

3

左手で右ひざを引き寄せながら、上半身を右にひねる

上半身を右斜め上に伸ばすようにして、右側にひねります。左手で抱えている右ひざを、できるだけ体に引き寄せると、大殿筋によりアプローチできます。反対側も同様に。

受け腰を改善するストレッチでおなかの筋肉をゆるめる

反り腰を放置したまま年をとると、骨盤が後方へ傾いて受け腰に

前項で紹介した「反り腰」を放置していると、今度は「受け腰」と呼ばれる姿勢へと進んでいきます。

反り腰は、前かがみの姿勢によって、骨盤が前方に傾き、体のバランスを保つために、引き起こされることはお話ししました。そうした状態を放置していると、今度は腰が耐えきれなくなって、骨盤が後方へ傾いていきます。これが受け腰の姿勢を生み出します。

具体的には、ひざが曲がって、O脚・X脚が進み、背中が丸くなって、全体的に体が縮んでいきます。こうなると全身にひずみが生じ、腰痛やひざ痛を始め、内臓や神経系にも支障が出て、睡眠の質がさらに低下してしまいます。

コレにも効く！

腰痛　ひざ痛

ココを伸ばす！

外腹斜筋（がいふくしゃ）　大腿二頭筋

受け腰が睡眠を悪くする原因

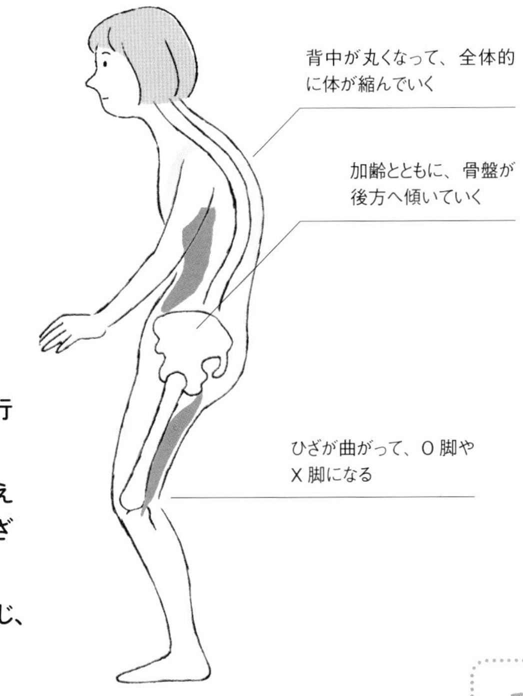
背中が丸くなって、全体的に体が縮んでいく
加齢とともに、骨盤が後方へ傾いていく
ひざが曲がって、O脚やX脚になる

- 反り腰がさらに進行した状態
- その結果、腰が耐えきれなくなって、ひざが曲がってくる
- 全身にひずみが生じ、眠りの質も悪くなる

おなかの筋肉と、ひざの裏の筋肉をゆるめる

受け腰の人は、おなかの筋肉が固まった状態にあります。その結果、前かがみに丸く縮んでしまうのです。

ですから、受け腰を改善するには、おなかの筋肉をゆるめる必要があります。

このとき、おなかの筋肉の中でも、とくに胸から脇腹の辺りまで左右に分布している「外腹斜筋」が重要なカギを握ります。

外腹斜筋の緊張がほぐれると、体を起こして背すじを伸ばし、胸郭を開くことが苦でなくなります。

さらに、受け腰で、すでにひざが曲がっている人は、太ももの裏（大腿二頭筋）を伸ばすストレッチも合わせて行なうと、姿勢がきれいに整います。そうなれば、睡眠の悩みも解消されます。

おなか伸ばし

右手を内側にねじって伸ばし、おなかの筋肉にアプローチ

右足のくるぶしを左足のひざに乗せる

背すじを伸ばしてベッドに腰かけ、右足を曲げて、くるぶしを左足のひざに乗せます。

1

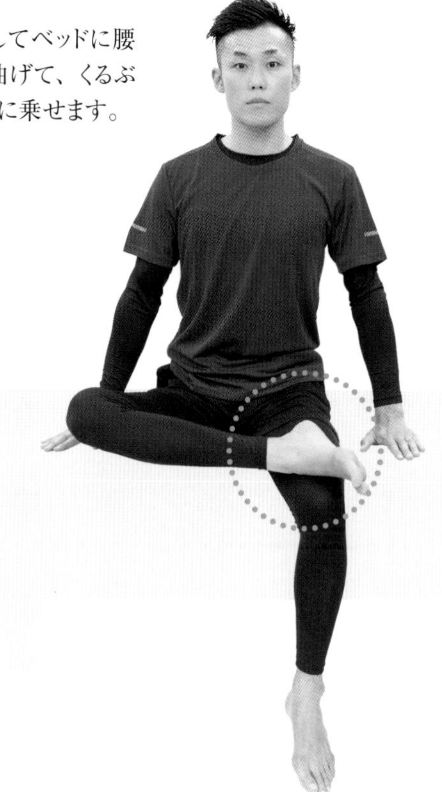

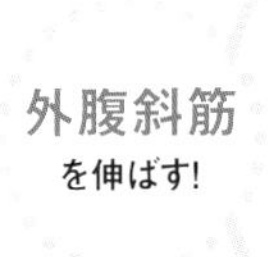

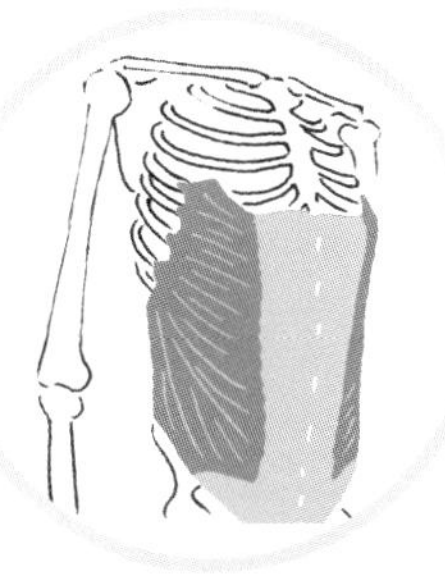

胸から脇腹にかけて左右についている筋肉。胸郭を引き下げる働きがあり、この筋肉が硬くなると、上体が前傾して反り腰の原因に。

2

右手を上へ伸ばし、上体を左へ倒す

手のひらを頭上に向けた状態で右手を伸ばし、上体を左側へ倒していきます。胸から脇腹の辺りにある外腹斜筋が伸びているのを意識します。反対側も同様に。

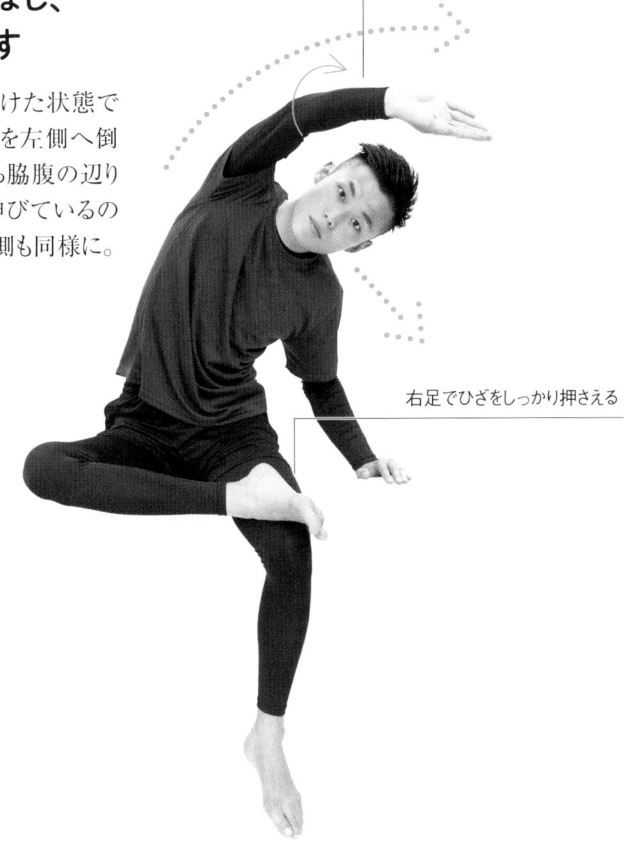
右手は内側にひねる
右足でひざをしっかり押さえる

FOR SLOUCHED POSTURE

受け腰を改善するストレッチ 2

太ももの裏伸ばし

足を伸ばして体を倒し、太ももの裏にアプローチ

1 右足を伸ばして座る

ベッドの上に、右足を乗せて伸ばします。ひざが浮かないように、まっすぐに伸ばします。

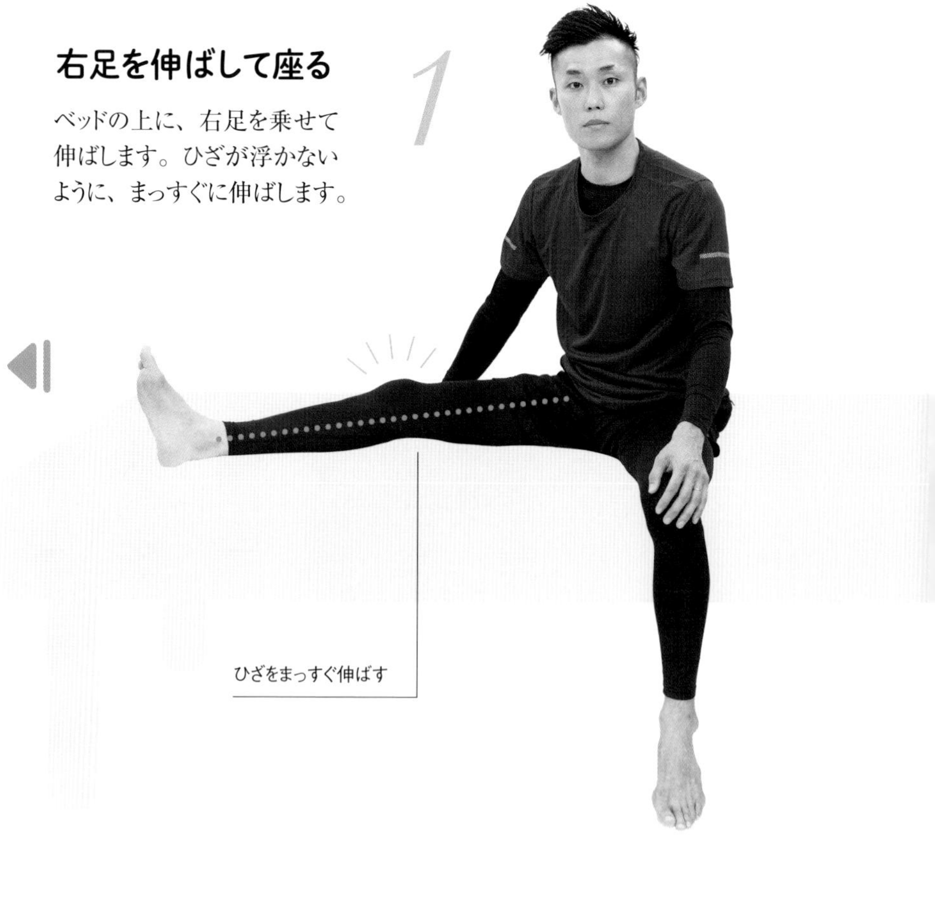

ひざをまっすぐ伸ばす

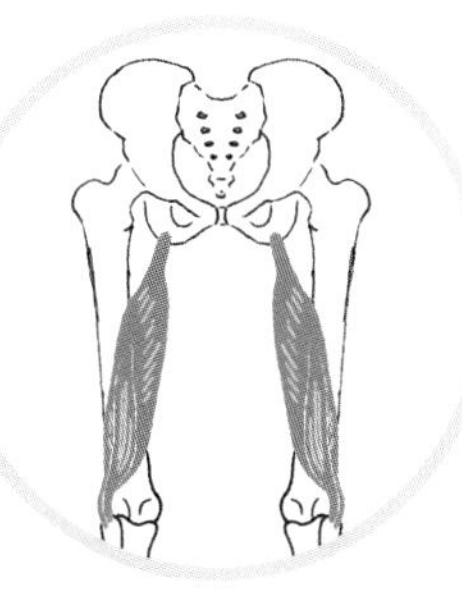

太ももの裏についている筋肉。股関節を後方へ引いたり、ひざを曲げたりする働きがあり、この筋肉が硬くなるとひざが曲がってしまう原因に。

足のつま先は外側へ向ける

2

背中が丸まらないように、頭を上げたまま上体を倒す

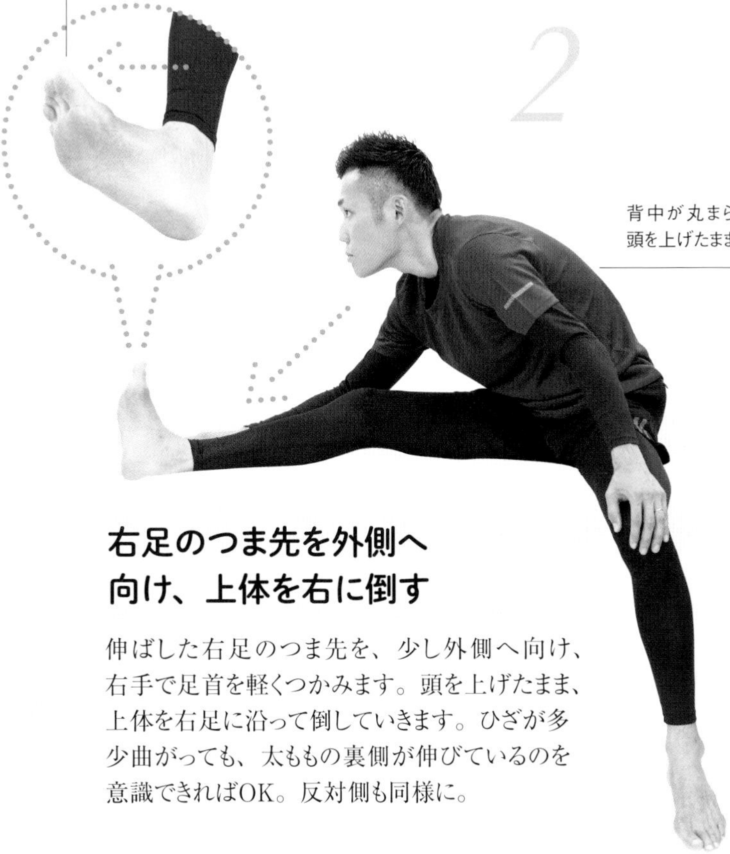

右足のつま先を外側へ向け、上体を右に倒す

伸ばした右足のつま先を、少し外側へ向け、右手で足首を軽くつかみます。頭を上げたまま、上体を右足に沿って倒していきます。ひざが多少曲がっても、太ももの裏側が伸びているのを意識できればOK。反対側も同様に。

眼精疲労

視神経の興奮を抑える

を改善するストレッチで

コレにも効く！

ドライアイ　頭痛

ココを伸ばす！

眼輪筋（がんりん）　耳介筋（じかい）

就寝前のスマートフォン習慣は、眼精疲労と不眠の元凶

仕事でパソコンを長時間使い、帰宅後もスマートフォンを見続けてしまう……。そんな生活を送っている現代人の多くが、眼精疲労やドライアイに悩まされているのではないでしょうか。

近距離で液晶画面を見たり、寝る直前までスマートフォンを見続けていると、画面から出るブルーライトの影響で、目の交感神経が高まり、体内時計に狂いが生じてしまいます。その結果、布団に入ってもなかなか寝つけなくなってしまうことも。眼精疲労は目の不快感だけでなく、睡眠障害の原因にもなりうるのです。

ですから、就寝前にパソコンやスマートフォンを使わないことが、眼精疲労および睡眠障害を防ぐうえではとても重要です。

眼精疲労が睡眠を悪くする原因

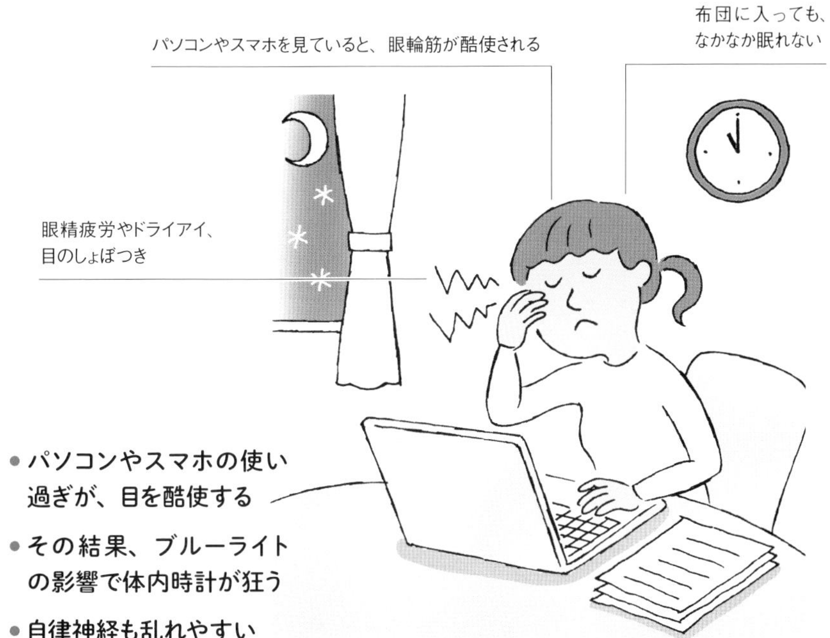
布団に入っても、
なかなか眠れない
パソコンやスマホを見ていると、眼輪筋が酷使される
眼精疲労やドライアイ、
目のしょぼつき

- パソコンやスマホの使い過ぎが、目を酷使する
- その結果、ブルーライトの影響で体内時計が狂う
- 自律神経も乱れやすい

眼輪筋をゆるめるストレッチを、毎日の習慣にする

眼精疲労は、眼球を取り巻く「眼輪筋」が緊張している状態。眼精疲労を解消するには、眼球の周囲に分布している「眼輪筋」をゆるめることが大切です。

眼輪筋をゆるめると、目の疲れがやわらぐとともに、涙腺が刺激されてドライアイの改善にもつながります。

さらに、眼輪筋から耳につながっている「耳介筋」をほぐすことも、眼輪筋をゆるめるうえで重要なポイントとなります。

耳介筋は、耳の穴の入口付近にある筋肉で、目を開くときに働くことから、この筋肉が疲れてくると、眼輪筋の負担が増します。

パソコンやスマートフォンを日常的に使うという人は、眼輪筋と耳介筋をゆるめるストレッチを、ぜひ毎日の習慣にしてください。

眼球の骨押し

目頭から目尻まで、眼球の骨に沿ってアプローチ

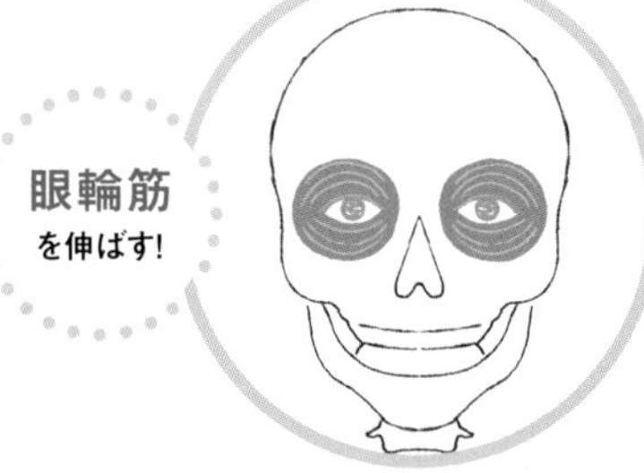

眼球を取り巻いている筋肉。目をぐっと開く働きがあり、この筋肉が硬くなると目が疲れやすくなったり、乾きやすくなったりする原因に。

眼球の骨のきわを、人さし指と中指で指圧する

目を閉じて、人さし指と中指を目頭と目尻の骨のきわに当て、「痛気持ちいい」くらいの力で指圧します。ジーンと響く感触があれば、眼輪筋にアプローチできています。

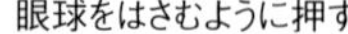
眼球をはさむように押す

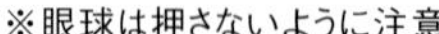
※眼球は押さないように注意

眼精疲労を改善するストレッチ 2

耳の奥伸ばし

耳介筋の緊張をとることで、眼輪筋にアプローチ

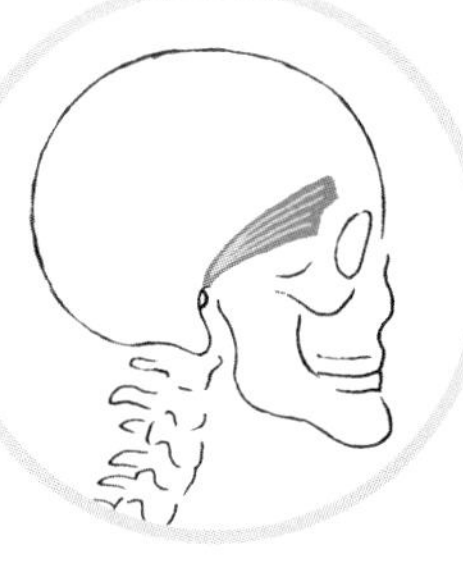

耳介筋を伸ばす！

耳の穴の入口付近にある筋肉。眼輪筋とともに目をぐっと開く働きがあり、この筋肉が硬くなると、眼輪筋の負担が増大してしまいます。

耳の奥が伸びる実感があればOK

親指と人さし指で、耳を巻き込むように引っ張る

耳のでっぱり（耳珠（じじゅ））の後ろの部分を、親指と人さし指でつまみます。人さし指でぐーっと押して、耳を巻き込むように丸めながら、横へ引っ張ります。

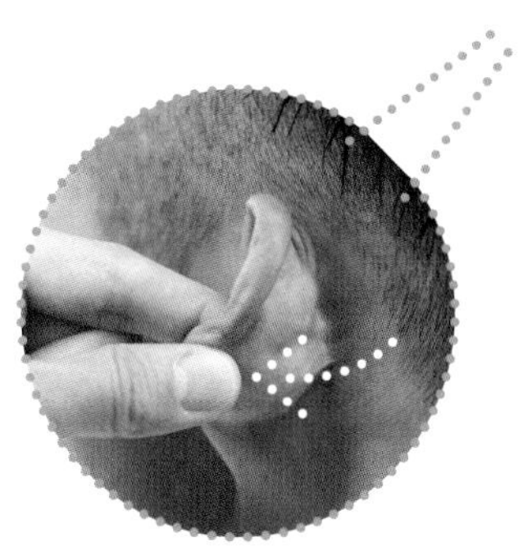

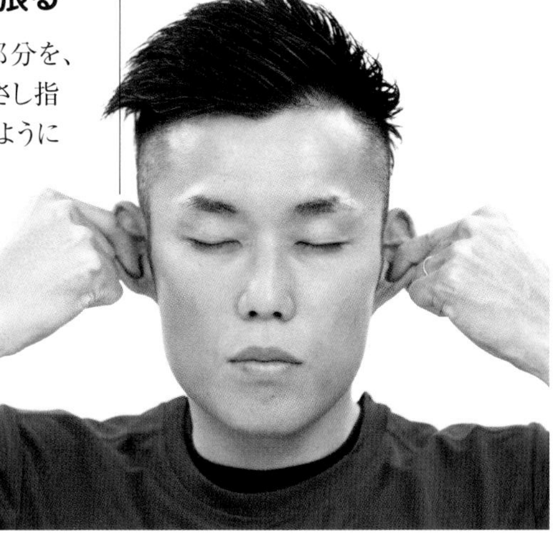

鼻づまり

睡眠時の息苦しさを解消！

を改善するストレッチで

コレにも効く！

花粉症　鼻炎　イライラ

ココを伸ばす！

鼻筋（びきん）
（横部、翼部）

鼻がつまると呼吸に影響が出て、眠りの質が低下

睡眠時、鼻がつまっていると、呼吸がしづらくて寝つけなかったり、途中で目が覚めたりしたことはありませんか？

鼻づまりで呼吸がしづらくなると、眠りを司る脳に、酸素を十分に届けられなくなります。また、鼻づまりによって口呼吸になってしまうことや、鼻づまり自体が心理的なストレスとなって、睡眠の質を下げる原因にも。

鼻づまりには、2種類の「鼻筋」が関係しています。

1つは、鼻の真ん中のてっぺんから、両側の頬にかけて横に走っている「横部（鼻孔圧迫筋）」、もう1つは、鼻の入口の両脇にある「翼部（鼻孔開大筋）」という筋肉です。

鼻づまりが睡眠を悪くする原因

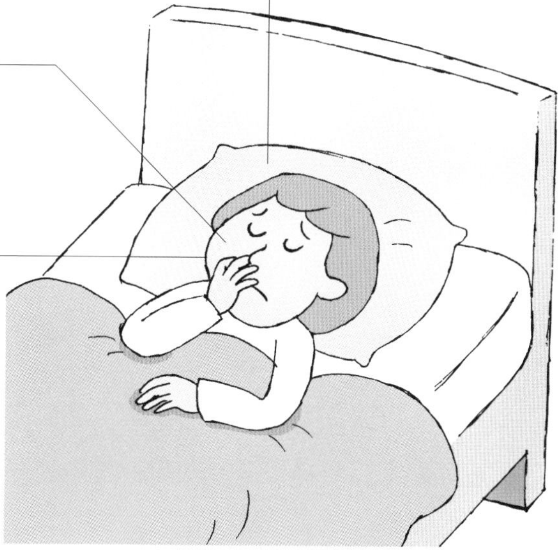

鼻水を押し出す筋肉（横部）が弱る

鼻の穴を広げる筋肉（翼部）が弱る

鼻のかみすぎが原因

- 呼吸がしづらいので、眠りを司る脳に影響
- 鼻づまり自体がストレスになって眠りを妨げる
- 口呼吸をするようになる

2つの鼻筋をゆるめると、その場で鼻の通りが劇的改善！

鼻筋・横部は、鼻をかむときに、鼻水を押し出す役割を担っており、この筋肉が弱ると、鼻水が出にくくなります。

一方で鼻筋・翼部は、鼻の穴を広げる筋肉です。意識的にぴくぴく動かすことができる筋肉ですが、この筋肉の衰えも、鼻づまりの要因になります。

鼻づまりは鼻の通り道である鼻腔がむくんでいる状態。鼻炎などで鼻をかみすぎると、鼻筋が疲弊して硬くなり、鼻腔がむくんで鼻の通りが悪くなってしまうのです。ですから、鼻づまりを解消するにはこれらの筋肉の疲労をとり除くことが大切です。

鼻づまりを解消するストレッチで鼻筋の横部と翼部をゆるめると、鼻水が出やすくなるとともに、その場で鼻の通りがよくなるのを実感できるでしょう。

鼻づまりを改善するストレッチ 1

鼻筋の横部伸ばし

小鼻の付け根を押して、鼻筋の横部にアプローチ

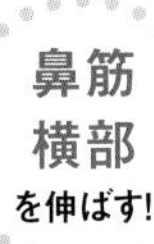

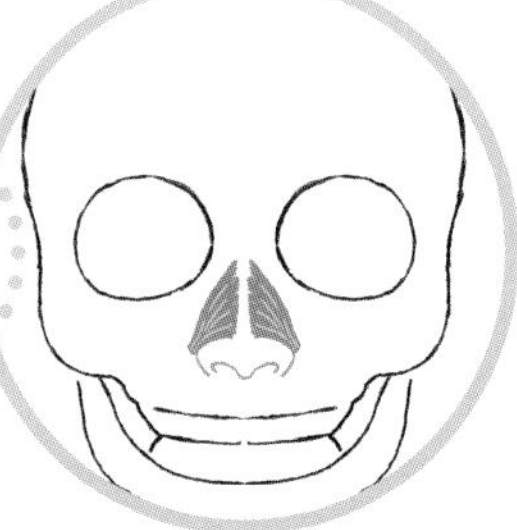

鼻すじの真ん中辺りから両頬にかけて横に走っている筋肉。鼻の穴を狭める働きがあり、この筋肉が硬くなると鼻が詰まりやすくなります。

鼻すじの中間地点の両脇を斜めに押し上げる

鼻すじの中間地点で鼻をはさむようにして、人さし指を鼻の両脇に当て、鼻の通り道をふさぐように、ぐーっと押します。

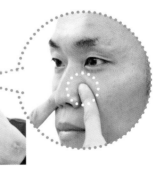

痛気持ちいいくらいの強さで押す

鼻づまりを改善するストレッチ 2

鼻筋の翼部伸ばし

小鼻の脇を押すことで、鼻筋の翼部にアプローチ

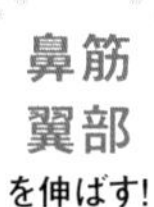

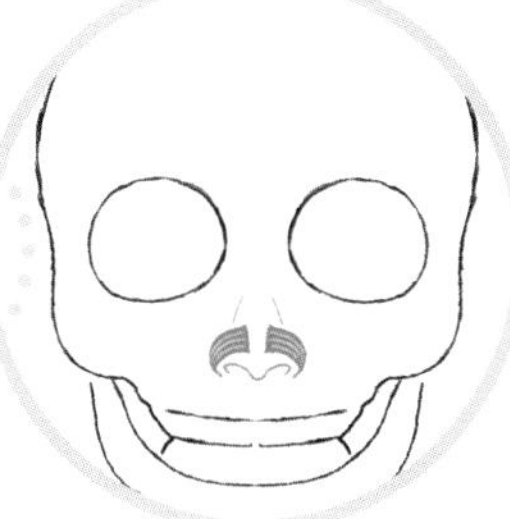

鼻の穴の入口の両脇にある筋肉。鼻の穴をふくらませる働きがあり、この筋肉が硬くなると入口が狭くなって鼻づまりの原因に。

小鼻の付け根を斜めに押し上げる

小鼻の付け根の凹んだ部分に、人さし指を当て、鼻の奥に向かって斜めにぐーっと押します。

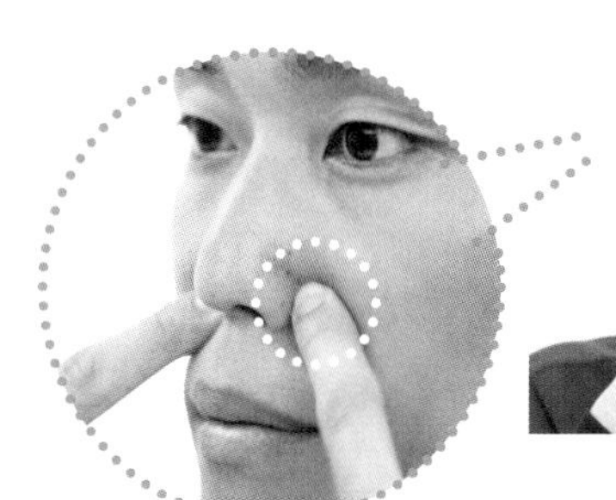

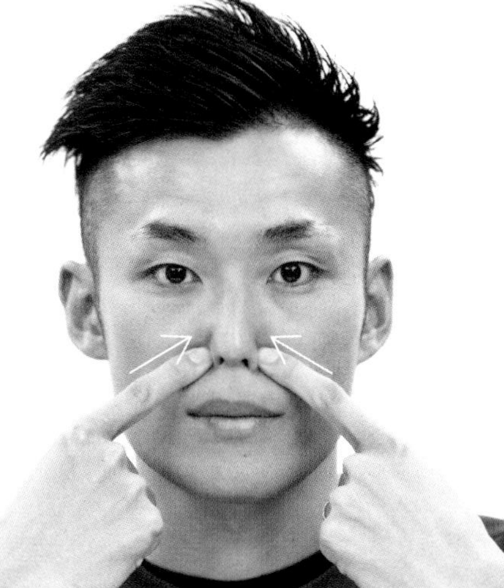

口呼吸を改善するストレッチでいびき・口臭を予防

コレにも効く！

口臭
唾液の分泌低下
嚥下機能の低下
小顔効果
アンチエイジング

ココを伸ばす！

舌骨筋

ぽかんと開いた口は、アゴの周りの筋肉が硬くなっているせい！

ふだんから口呼吸をしている人は、「舌骨筋」と呼ばれる筋肉が硬くなってしまっているかもしれません。舌骨筋は舌を下方へ引っ張る筋肉ですが、この筋肉が硬くなると、舌とともにアゴが下へ引っ張られてしまい、口元がゆるむ原因に。結果として、口が開きやすくなって舌がどろんと下がり、口呼吸になってしまうのです。

睡眠中に舌が下がると、気道が狭くなって、息苦しさから口呼吸になり、いびきをかきやすくなります。これでは熟睡できません。

さらに、舌が下がって気道をふさいでしまうと、睡眠時無呼吸症候群につながるリスクも出てきます。

夜しっかり寝たはずなのに、昼間に眠気を感じる人は要注意です。

口呼吸が睡眠を悪くする原因

舌がどろんと
下がっている
いびき、昼間の眠気
フェイスラインがたるむ

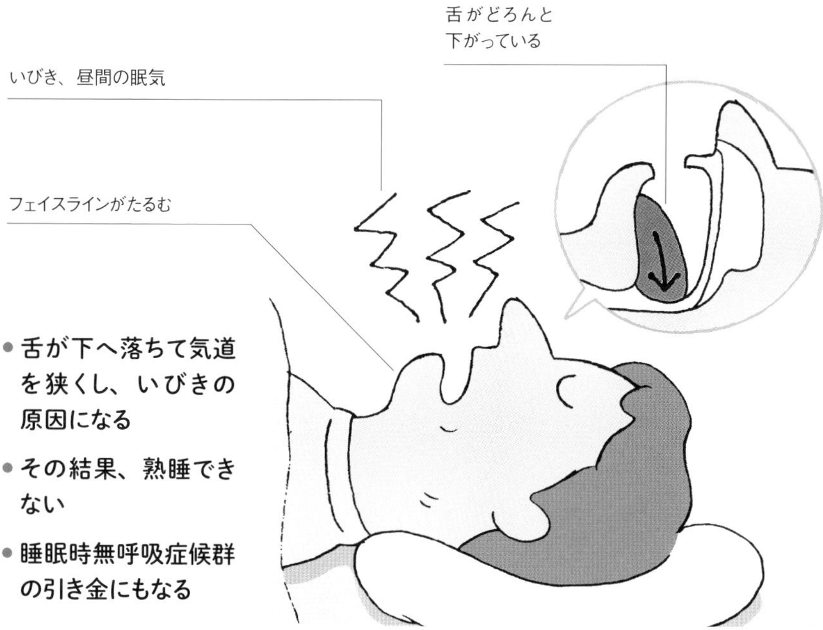

- 舌が下へ落ちて気道を狭くし、いびきの原因になる
- その結果、熟睡できない
- 睡眠時無呼吸症候群の引き金にもなる

舌骨筋をゆるめ、口の周りの筋肉を活性化する

舌が下がるのを予防するには、舌骨筋をゆるめるストレッチが効果的です。

舌骨筋は、アゴの中央から指2本分置いた左右両側の下にあります。骨に沿って親指で押したとき、痛みを感じる部分を指圧することで、舌骨筋をほぐすことができます。また、口の周りには、舌を上に上げたり、舌を動かしたりする舌骨筋も存在しています。

それらの筋肉を鍛えるストレッチも合わせて行なうと、口呼吸の改善にさらに効果的です。舌骨筋を鍛えるとフェイスラインも引き締まり、小顔効果やほうれい線の予防など美容面でも嬉しい効果が期待できます。また、ふだんから舌を上アゴにつけておくように意識すると、さらに口呼吸の予防に役立ちます。

アゴ下押し

アゴの下のポイントを押すことで、口元のゆるみを改善

舌骨筋
を伸ばす!

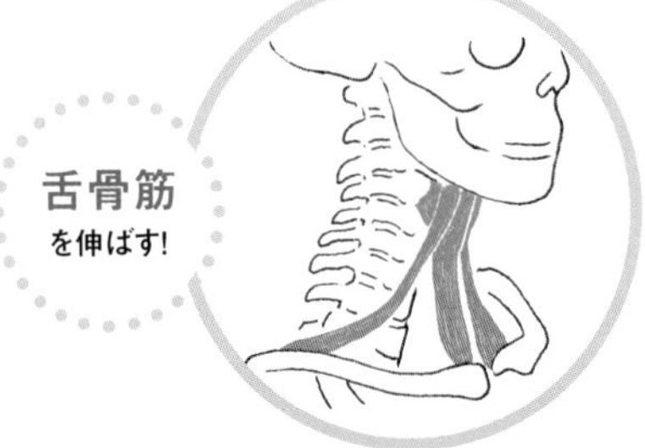

舌骨につながっている筋肉群の総称。口を開けたり、舌を動かしたりするときに働く筋肉で、この筋肉が硬くなると口元がゆるみやすくなります。

アゴの下のポイントを親指で押す

アゴの先から指2本分耳側に進んだ骨の内側に親指を当てて、ぐっと押します。押したときに痛みを感じたら、その部位で正解です。

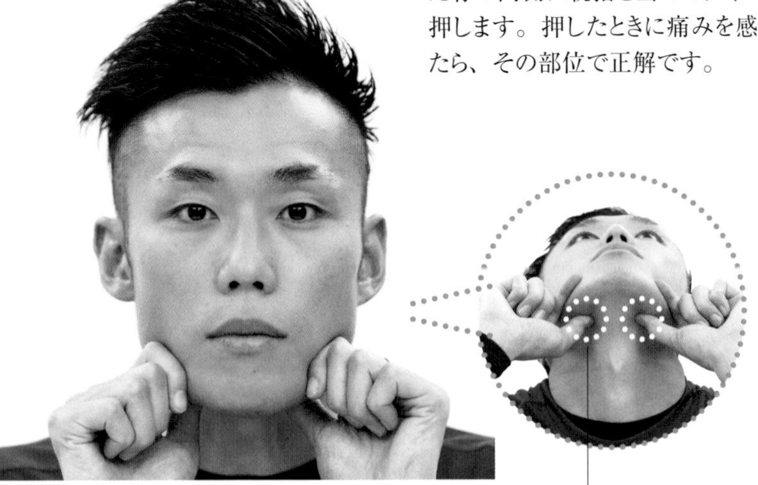

痛気持ちいい部位を押す

動画でチェック！

口呼吸を改善するストレッチ 2

舌ぐるぐる

舌をぐるぐるまわして、口元を引き締める

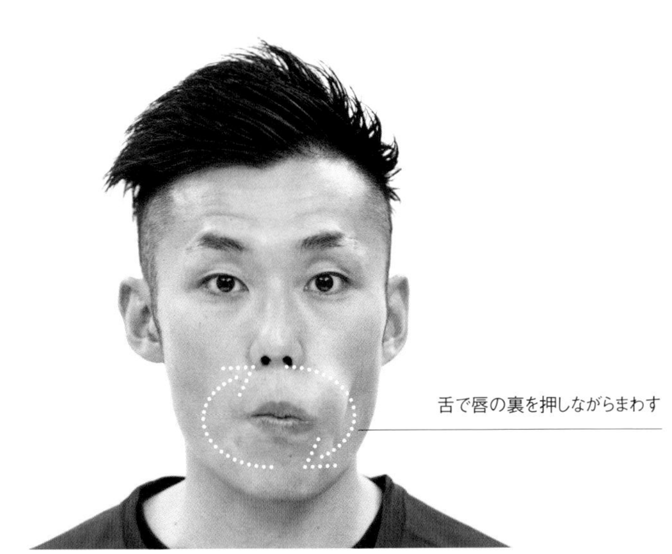
舌で唇の裏を押しながらまわす

舌をぐるぐると10回まわす

口を閉じたまま歯と唇の間に舌を入れ、舌で唇の裏を押し出すように10回まわします。反対まわりも同様に。

頭のこりを改善するストレッチで深い睡眠が手に入る

ストレスを抱える人は、頭の筋肉が硬くなりやすい

コレにも効く！

頭痛

ストレスによる体のこわばり

ココを伸ばす！

側頭筋

後頭下筋（こうとうかきん）

睡眠に悩みがある人に共通していることの1つに、「頭のこり」があります。とくに、日常生活の中でストレスが多い人は、頭皮が硬くなりやすく、積極的に頭のこりをゆるめることをおすすめします。

人はストレスを感じると、全身の筋肉が緊張して硬くなりますが、頭部も例外ではありません。頭部に筋肉は少ないイメージがあるかもしれませんが、体の最上部に位置している頭は、全身の筋肉を間接的に支える役目も担っています。ですから、頭のこりをゆるめることは、全身の筋肉のこわばりをゆるめることにもつながるのです。

実際に、寝る前に頭のこりをとるストレッチを行なうと、体の力が抜けて、すっと深い眠りに入っていきます。

頭のこりが睡眠を悪くする原因

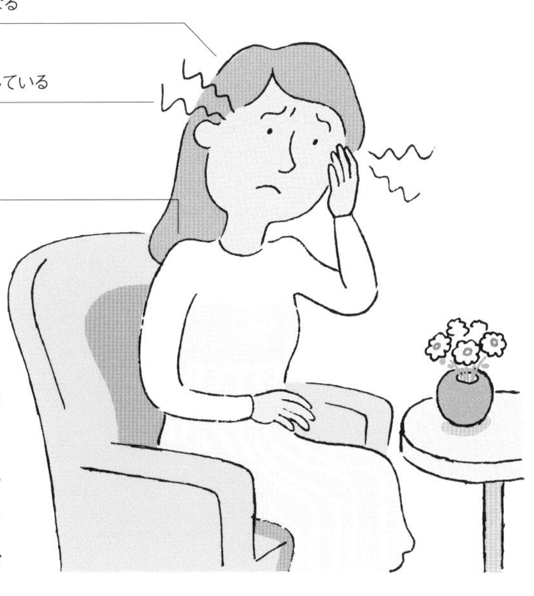
ストレスが多いと、頭部の筋肉が硬くなる
こめかみの斜め上の辺りが、ピクピクしている
いつも全身に力が入っている

- **頭のこりは、ストレスの多い人に起こりやすい**
- **ストレスは、全身の筋肉を緊張させるので寝つきにくい**
- **頭のこりをとれば、全身がリラックスして良質な睡眠につながる**

側頭筋と後頭下筋が、頭のこりをとるポイント

頭のこりに対しては、2つの筋肉をゆるめることがポイントとなります。

1つは、頭部の左右の上部にある「側頭筋」と呼ばれる筋肉です。

側頭筋の中でも、とくにこめかみの斜め上の辺りは、ストレスなどで歯を食いしばったりすると、強い負荷がかかる場所。ここが硬くなると頭痛の原因にもなってしまいます。頭のこりをとるうえで、まずはこの側頭筋をゆるめることが先決です。

もう1つは、後頭部の下にある「後頭下筋」も、頭のこりをとるうえで重要な場所。後頭下筋は、おでこ（前頭部）から頭のてっぺん（頭頂部）の筋肉、さらに首の筋肉へとつながる筋肉の終着点であり、ここをほぐすと頭部全体だけでなく、全身の筋肉をゆるめる効果も期待できます。

側頭筋伸ばし

側頭部を押すことで、神経の緊張をゆるめる

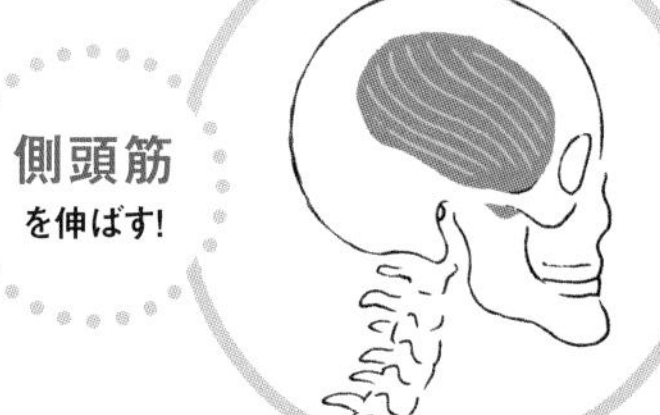

左右の耳の上から頭頂部にかけて分布している筋肉。ものを噛むときに使う咀嚼筋の1つで、この筋肉が硬くなると、頭部全体の筋肉が緊張状態に。

こめかみの斜め上を、手のひらで圧迫する

こめかみの斜め上の辺りに手根（手のひらの付け根）を当て、痛気持ちいいくらいの圧で、頭を両側からプレスするように押します。押したあと、体がぽかぽかするような感じがすればOK。

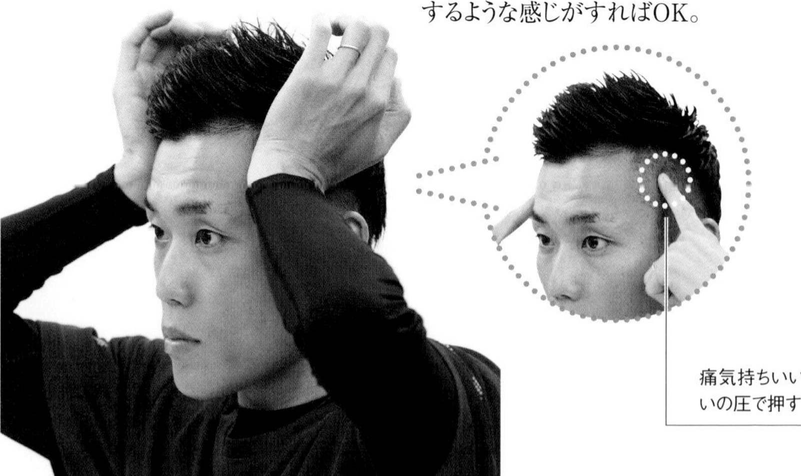

痛気持ちいいくらいの圧で押す

頭のこりを改善するストレッチ 2

後頭部の下押し

後頭部の下を押すことで、頭部全体の筋肉をゆるめる

後頭下筋
を伸ばす！

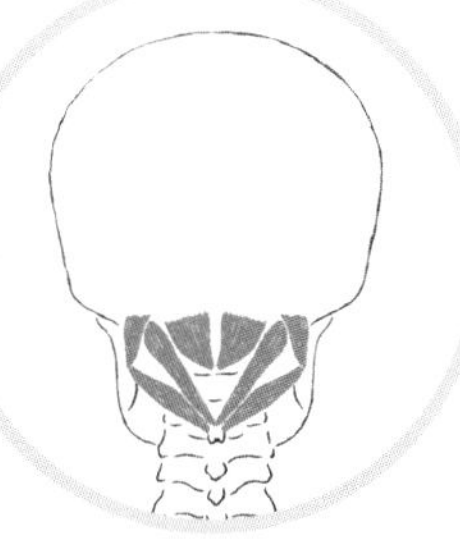

後頭部の髪の生え際辺りに分布している筋肉の総称。頭を下に向けたり、目を動かしたりする働きがあり、この筋肉が硬くなると頭痛の原因にも。

後頭部の下の「でっぱり」を親指で押さえ、頭を後ろへ倒す

後頭部のうなじの両脇を指で探ると、押すと気持ちいい「でっぱり」があります。そこに両手の親指を当て、親指でぐっと押さえながら、頭をゆっくりと後ろへ倒します。

頭を倒すことで、より強く後頭下筋にアプローチできる

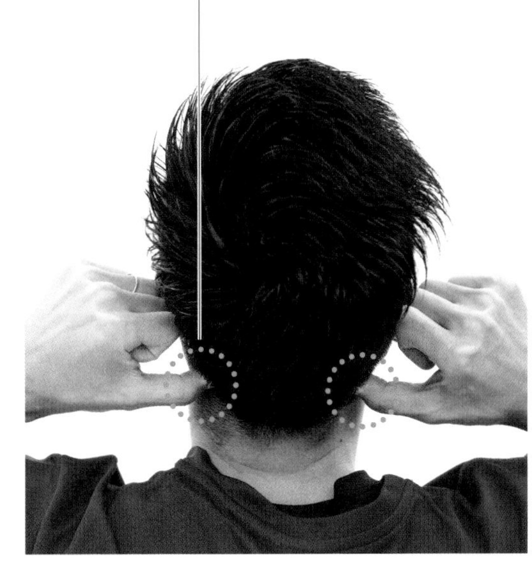

朝のストレッチで全身の筋肉が目覚める

コレにも効く！

腰痛　肩こり　猫背
反り腰　受け腰　ストレートネック

ココを伸ばす！

内転筋　広背筋　大殿筋
大腿四頭筋　外腹斜筋

「寝起きがつらい」人は、眠りに問題がある

ぐっすり寝たはずなのに「寝起きがつらい」ということはありませんか？　目が覚めてから気持ちよく布団から出ることのできない人は、睡眠に何らかの問題があるかもしれません。

そんな人におすすめしたいのが、頭と体を目覚めさせる朝のストレッチです。寝起きは頭がボーッとするように、筋肉もまだ十分に目覚めていない状態。朝のストレッチは、四つん這いの姿勢から始まり、徐々に体を起こしながら全身の大きな筋肉をまんべんなく伸ばして血流を上げ、体と頭を無理なく目覚めさせます。

また、１日の活動を始める前にあらかじめ全身の筋肉を伸ばしておくことで、腰痛や肩こりなどを予防することにもつながります。

起床時にストレッチを行なう利点

▶脇の下、お尻、おなかの筋肉を順に伸ばしていく

▶ストレッチを行ないながら、頭と体を目覚めさせていく

▶太ももの内側から伸ばしていく

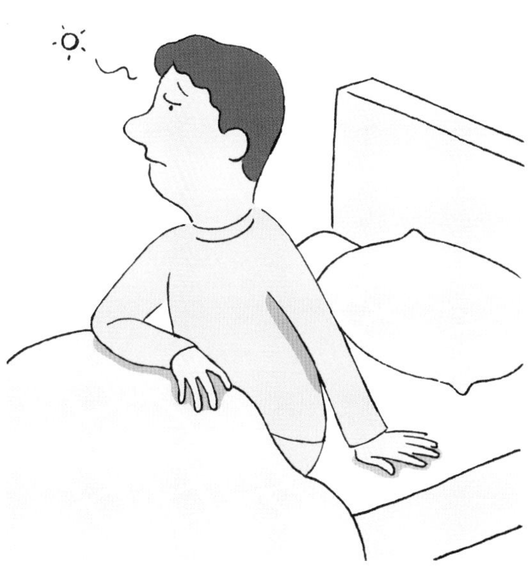

- 「寝起きがつらい」人は、睡眠に問題がある
- 頭と体を目覚めさせるストレッチが最適
- 朝の5分間で、全身の筋肉を伸ばしてリフレッシュ

朝のストレッチが、良質な眠りにつながる

朝起きた直後のストレッチは、無理をしないことが原則です。無理をすると、腰やひざを痛める原因になります。

「がんばってストレッチをやろう」というよりも、「少しずつ頭と体を目覚めさせていこう」という気持ちでウォーミングアップのつもりで行ないましょう。

大事なのは、寝ている間に固まっていた筋肉をゆっくりとゆるめ、悪い姿勢の原因となる体の硬さをとることです。

大きな筋肉を中心に、全身の筋肉をまんべんなく伸ばすことで、姿勢が整い、血流が促されます。すべてのストレッチを丁寧に行なっても、5分程度でできるので、よい眠りにつながる朝の習慣として、ぜひ明日から取り入れてみてください。

太ももの内側伸ばし

股関節の内側を伸ばすことで、下半身の筋肉をゆるめる

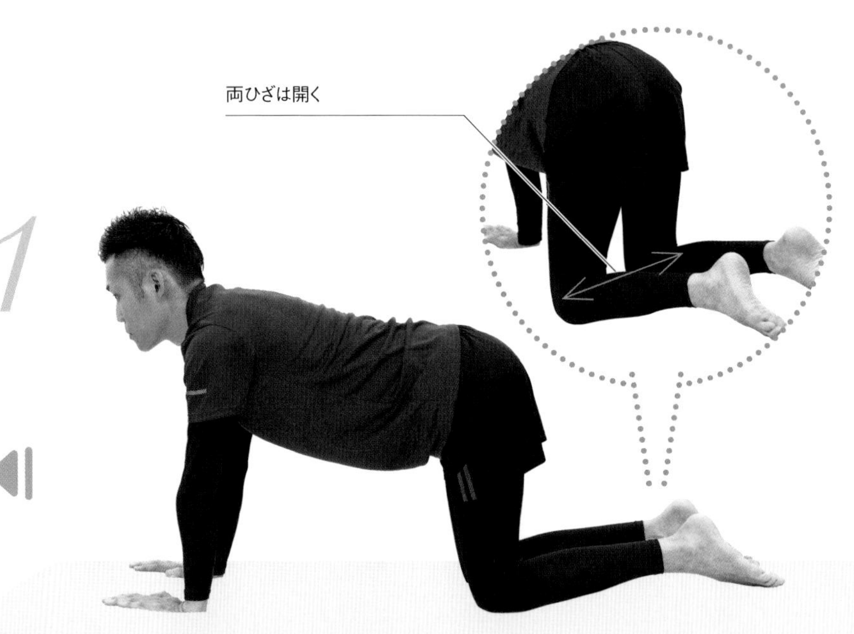

1

四つん這いになる

両手と両ひざをつき、四つん這いになります。両ひざはできるだけ開きます。

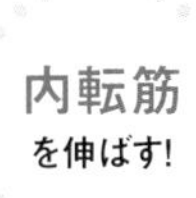

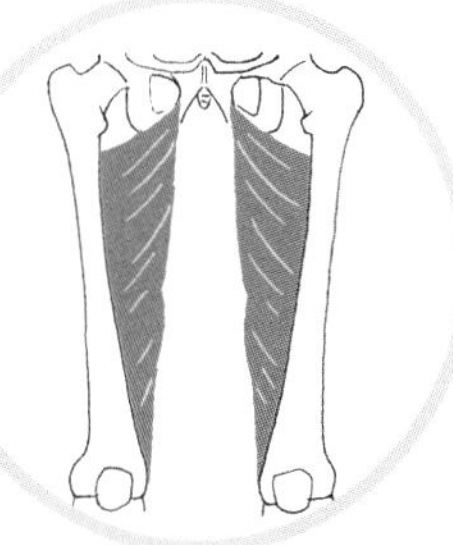

足の付け根から太ももの内側についている筋肉。股関節と骨盤を安定させる働きがあり、この筋肉が硬くなると骨盤が前傾して反り腰の原因に。

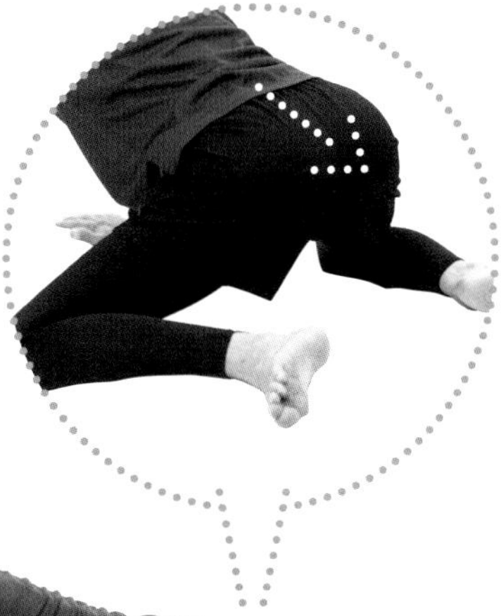

2

お尻を後ろへ引き、太ももの内側を伸ばす

お尻を後方へ突き出すようにぐーっと引きます。太ももの内側が伸びているのが実感できればOK。

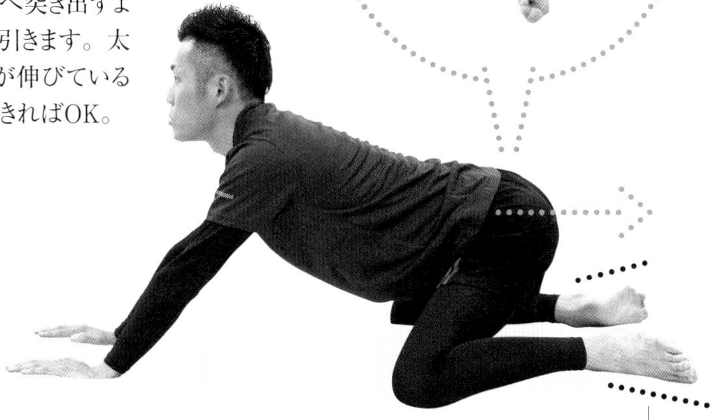

足のつま先は外側に向ける

MORNING STRETCH

朝のストレッチ 2

脇の下伸ばし

肩甲骨の周りを伸ばし、上半身の筋肉をゆるめる

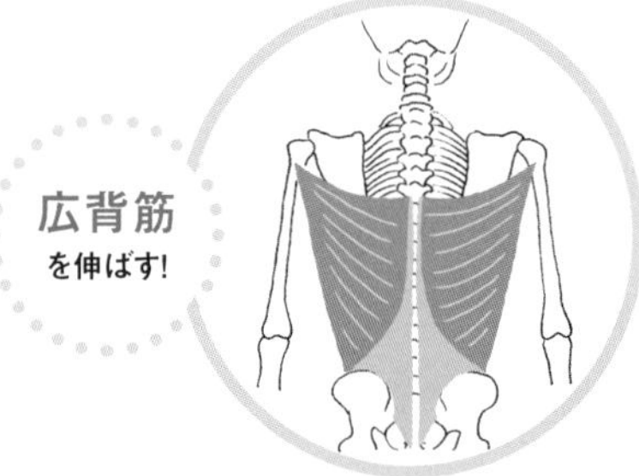

脇の下から腰にかけて両脇についている筋肉。腕を後ろに引いたり、背すじを伸ばしたりする働きがあり、この筋肉が硬くなると猫背の原因に。

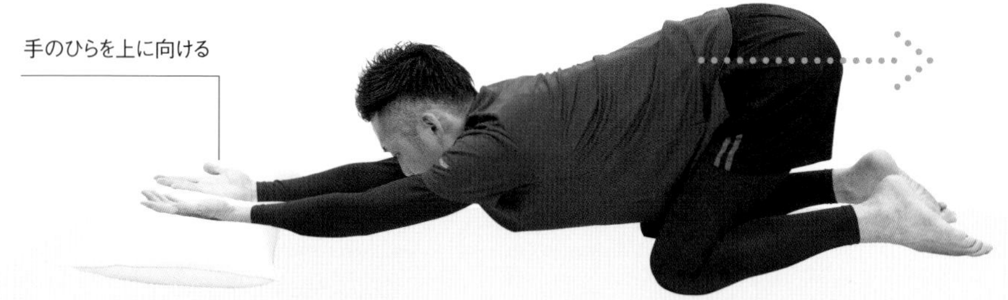

枕に両手を乗せ、お尻を後ろへ引く

四つん這いになり、手のひらを上に向けて枕に両手を乗せる。頭を起こしたまま、ひじを布団につけて、お尻を後方へ突き出すようにぐーっと引きます。脇の下が伸びているのが実感できればOK。

朝のストレッチ 3

お尻伸ばし

朝バージョン

お尻の筋肉を伸ばすことで、下半身をさらにゆるめる

大殿筋を伸ばす!

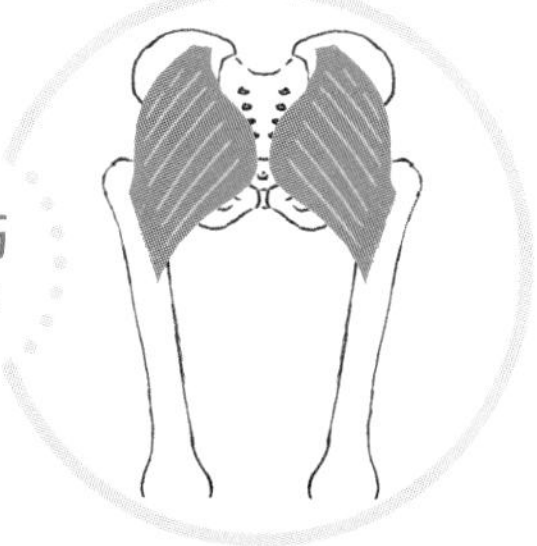

お尻から大腿骨の付け根辺りまで左右両側についている筋肉。この筋肉が硬くなると、骨盤が前傾して、お尻が後ろへ出て反り腰の原因に。

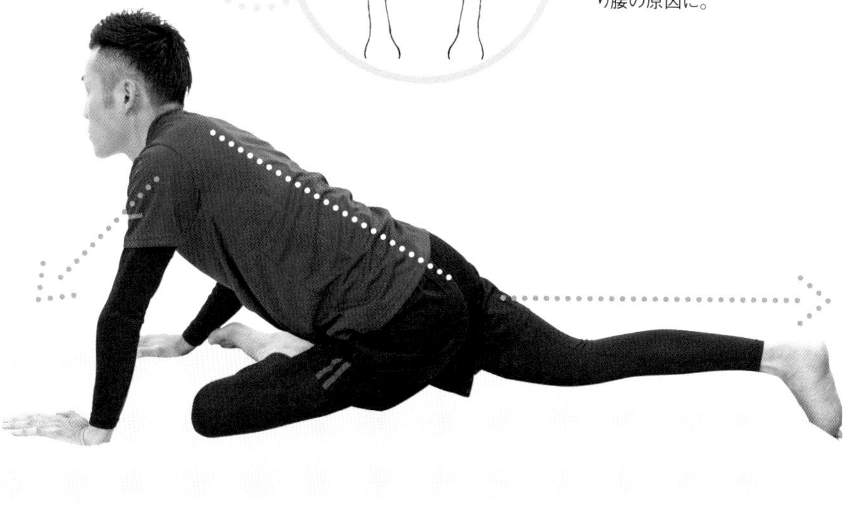

左ひざを曲げて足を前後に伸ばし、お尻を伸ばす

両手をついて上半身を起こし、右足は後ろに伸ばし、左足はひざを曲げて前に倒します。顔を上げたまま、背中が丸くならないように注意しながら、上体をゆっくりと前に倒します。お尻の筋肉が伸びているのが実感できればOK。反対側も同様に。

太もも前面&おなか伸ばし

上半身と下半身の大きな筋肉を同時にゆるめる

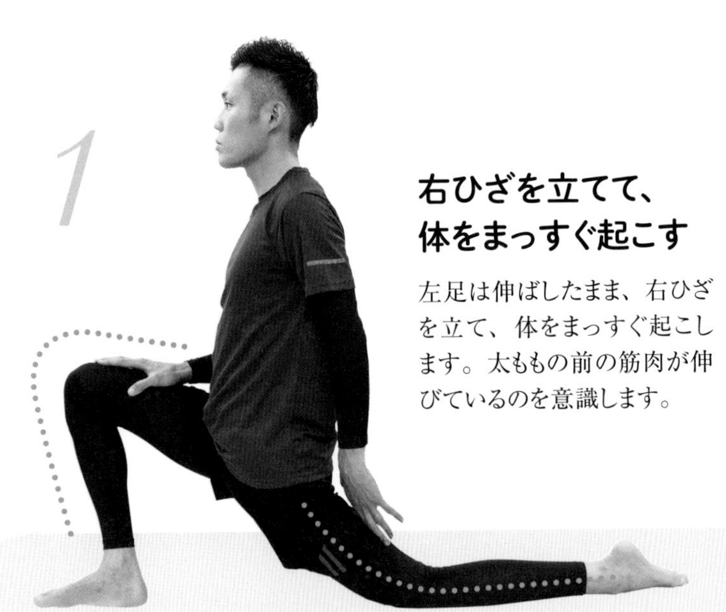

1

右ひざを立てて、体をまっすぐ起こす

左足は伸ばしたまま、右ひざを立て、体をまっすぐ起こします。太ももの前の筋肉が伸びているのを意識します。

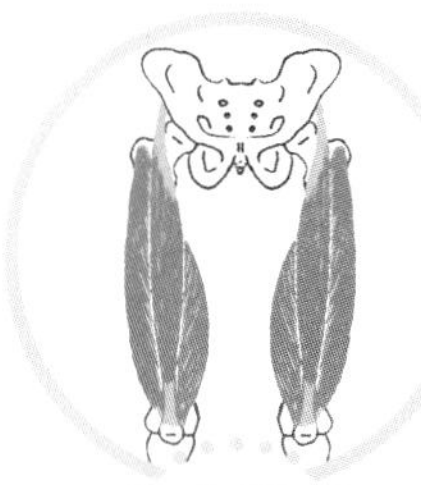

大腿
四頭筋
を伸ばす!

太ももの前面にある4つの筋肉の総称。その1つの「直筋」は股関節を曲げる働きがあり、この筋肉が硬くなると反り腰の原因に。

前鋸筋からつながるようにおなかの側面についている筋肉。胸郭を引き下げる働きがあり、この筋肉が硬くなると受け腰の原因に。

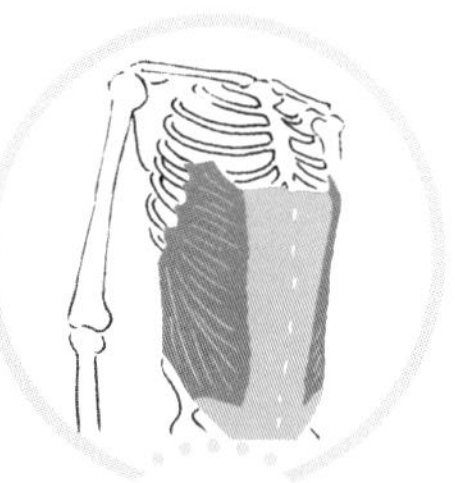

外腹斜筋
を伸ばす!

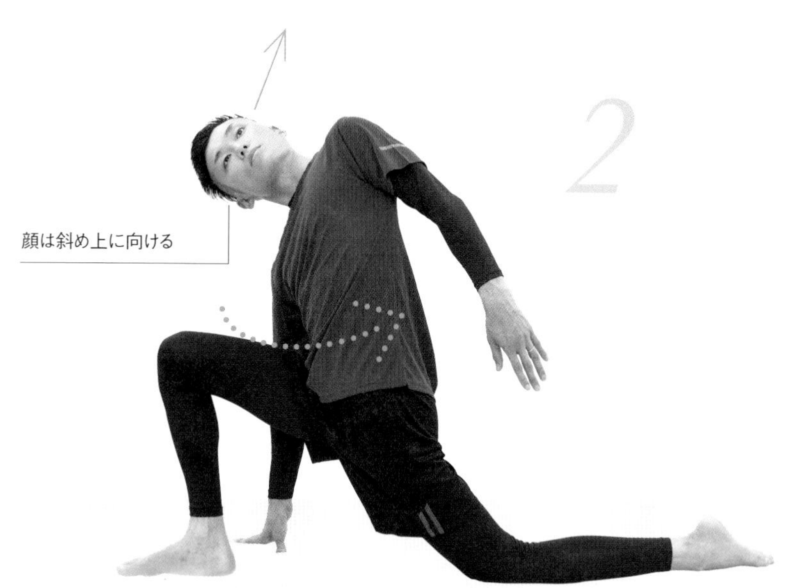

上半身だけ左にひねる

下半身は姿勢をキープしたまま、上半身をゆっくりと左にひねります。右手は布団につき、顔は斜め上に向けるようにします。おなかの筋肉が伸びているのが実感できればOK。反対側も同様に。

ストレッチの素朴な疑問を解決！ Q&A

Q1 ストレッチは何分ぐらいやればいいですか？

1つのポーズにつき10秒かけて伸ばします。自分の気になる症状をいくつか組み合わせて「1セット1分」を基本に行ないましょう。
あっという間にできるので、物足りないと感じるかもしれませんが、あまり長時間行なうと体に負担がかかってしまうことも。また、寝る前にストレッチを頑張りすぎると、交感神経（体を活動的にする神経）が活性化して、かえって寝つきが悪くなってしまいます。
一気に全身の筋肉を伸ばそうとするよりも、1日の中でこまめに「1セット1分」を繰り返すといいでしょう。

Q2 いつストレッチを行なうのがもっとも効果的ですか？

朝・昼・夜の1日3セット行なうと、姿勢のゆがみが整い、睡眠の質が高まることが実感できるでしょう。日中にストレッチを行なうのが難しい場合は、朝と夜の1日2セットでも、ある程度の効果は得られます。
理想は、1時間に1回くらいの頻度で行なえたら、なおいいですね。食事をした後に歯みがきをするように、筋肉を使った後にすぐにゆるめる。体のゆがみを感じたら、こまめにリセットする習慣を身につけると、正しい姿勢をキープすることが苦でなくなります。

Q3 自分に適したストレッチはどうやって選ぶとよいですか？

まずは姿勢チェック（→18ページ）を行い、該当するストレッチを試してみましょう。

一方、自分がどれに当てはまるのかわからない場合は、**ひと通りやってみて「これはちょっとキツいな」と感じたストレッチがあれば、それが自分に最も適したストレッチです。**「キツいな」と感じるのは、その筋肉が硬くなっている証拠だからです。

Q4 鼻呼吸がしやすくなるコツはありますか？

ストレッチする際は、筋肉を伸ばしきったところ（完成形）で、鼻から「5秒吸って、5秒吐く」ようにします。ここでは鼻呼吸をしやすくするコツを、4つ紹介しましょう。

①吐くよりも吸うことを意識

鼻は吐くことよりも、吸うことのほうが得意なので、吸うことを意識するのがポイントです。

②自分の好きな香りを思い浮かべる

その香りを楽しむようなイメージで、鼻から息を吸い込みます。それだけで鼻の通りがスーッとよくなります。

③口角を上げること

口角を軽く上げると、口が開きにくくなるため、鼻から息を吸いやすくなります。

④舌を上アゴにつける

これも口が開きにくくなって、自然な鼻呼吸を促す方法です。

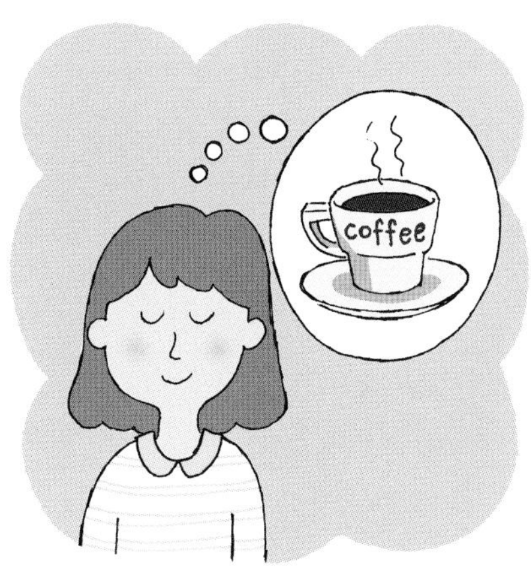

Q5 ストレッチの効果をより高める方法はありますか？

ゆっくりとした動作で、深い呼吸を繰り返しながら行なうとよいでしょう。「痛気持ちいい」と感じる程度の強さで、伸ばしたい筋肉を意識してしっかり伸ばします。また、**寝る前にストレッチを行なう際は、部屋の照明を落としてリラックスした状態で行ないましょう。**そうすることで副交感神経が活性化して、筋肉がゆるみやすくなり、深い睡眠へとつながります。

Q6 敷布団の上で行なってもよいですか？

パート1で紹介したストレッチはベッドを使用していますが、**ふだん敷布団を使用している人は、椅子やソファに腰かけて行なうとよいでしょう。**

大切なのは、骨盤を立てた姿勢でストレッチを行なうこと。ひざを直角に曲げられる高さの椅子やソファがあればOKです。

ちょうどいい高さの椅子やソファがない場合は、敷布団と掛布団をそれぞれ三つ折りにして重ね、その上に腰かけるのも1つの方法です。

床や畳の上にじかに座ると、体が丸くなって骨盤が後傾し、ストレッチの効果が減少してしまうため、避けましょう。

Q7 慢性的な腰痛があるのですが、ストレッチを行なっても大丈夫でしょうか？

本書で紹介したストレッチは、誰でも安全に行なっていただけるものばかりです。むしろ、**腰痛やひざ痛にも効果のあるストレッチもあるので、まったく問題ありません。**

ストレッチごとに「コレにも効く！」と効果のある症状を記載しているので、参考にして自分に合ったストレッチを選んでいただければと思います。

朝のストレッチ（→60ページ）も、体に負担をかけることなく、少しずつ心身を目覚めさせていくようなイメージで構成しています。

ただし、先にお話ししたように、「やりすぎ」は禁物です。1つのポーズにつき10秒、1セット1分を原則として、痛気持ちいい程度の強さで、筋肉をゆっくり伸ばすことを意識しましょう。

Part 2

睡眠の質を劇的に上げる

生活習慣

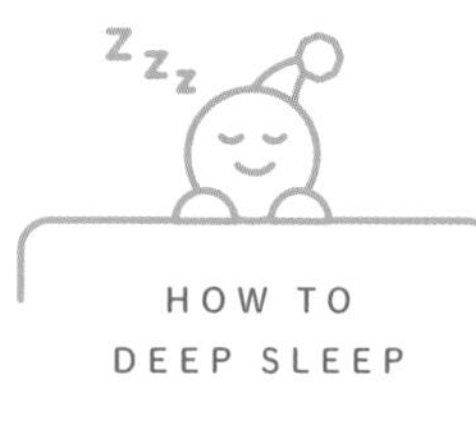

睡眠は「量」より「質」が大切！眠り始めの90分が最大の決め手

私たちは、人生のおよそ3分の1を寝て過ごします。

この時間を大切にし、「しっかり眠る」ことこそ、健康に生きるための基本です。

睡眠は単に体を休めるだけでなく、ホルモンバランスを整えたり、脳の健康にも関わっているからです。

本来の眠りの効果を十分に得るには、睡眠の〝量〟より〝質〟が重要なカギを握ります。睡眠の質を高める決め手となるのが、「眠り始めの90分」です。

私たちは夜眠りについたあと、脳が休息状態になる深い眠りの「ノンレム睡眠」と、脳が活動状態である浅い眠りの「レム睡眠」を交互に繰り返しながら、朝を迎えます。

このうち、**眠り始めの最初に訪れるノンレム睡眠は、約90分間続き、一晩の中で最も深い眠りであることが知られています。**

良質な睡眠をとるには、この最初の90分の睡眠をできるだけ深くすることが最も重要となります。

質の高い睡眠がもたらす5つのメリット

自律神経の安定

自律神経は呼吸や脈拍など、全身の機能を自動調整しており、体を活動的にする交感神経と、体をリラックスさせる副交感神経の2つがある。現代人は交感神経が優位になりがちだが、質の高い睡眠は副交感神経を優位にして脳や体の疲労回復を高める。

記憶の定着

その日に起こったエピソードや事実関係を記憶したり、新たな記憶と過去の記憶を関連づけたり、嫌な記憶を消す作業も、睡眠中に行なわれている。徹夜で仕事や勉強をしても、記憶が定着しづらいので効率が悪い。

ホルモンバランスを整える

睡眠中に分泌される最も重要なホルモンが「成長ホルモン」。血中コレステール値の調整や、骨・筋肉・皮膚の修復など、若さと健康の維持に欠かせないホルモンで、「眠り始めの90分」に最も多く分泌される。

免疫力の維持

免疫力は、体に備わっている病気と闘う力のこと。免疫と睡眠は、密接に関係していて、たとえばインフルエンザウイルスに感染すると、免疫が高まるとともに、深い眠り（ノンレム睡眠）が促されることが知られている。

脳の老廃物を除去する

脳内の老廃物は、そのつど排出されているが、覚醒時に排出しきれなかった老廃物は、その日の睡眠中にまとめて除去される。脳の老廃物の排出が滞って脳内に溜まると、アルツハイマー型認知症の原因物質が蓄積してしまう。

睡眠が変われば、人生がうまくいく

「眠り始めの90分」が阻害されると、上記の5つのメリットを十分に得られません。

たとえば、寝る直前までスマートフォンやパソコンを使っていると、本来は日中に体を活動的にする交感神経がいつまでも優位の状態が続き、布団に入ってもなかなか入眠できません。眠ったとしても、深いノンレム睡眠は得られないため、目覚めは悪く、疲れを翌日まで持ち越してしまいます。

逆に、短い睡眠時間でも、**「眠り始めの90分」で深い睡眠がとれていれば、朝はすっきり目覚め、心身の疲れも一掃できます。**

人生の3分の1を占める睡眠の質を変えることで、残りの3分の2の人生を、より豊かなものに変えていけるということです。

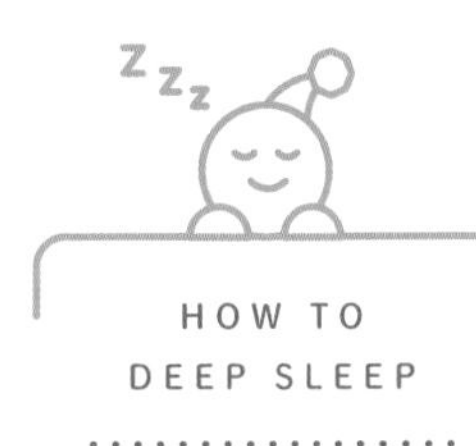

睡眠状態のよしあしは、起きてから4時間後に現われる

睡眠は「量より質」と、前項でお話ししました。とはいっても、一定の睡眠時間を確保する必要はあります。

遺伝的に、極端な短時間睡眠でも平気な人が稀にいますが、通常は一定時間眠らないと、心身にさまざまな不調を招きます。

「疲れがとれない」「風邪をひきやすい」「生活習慣病になりやすい」などの身体的な不調だけでなく、脳へのダメージも甚大です。

寝不足の日は、頭がボーッとして、仕事や勉強に集中できないことは、誰もが経験していることでしょう。これは脳の働きが低下している証拠です。

寝不足が続けば、精神的にも不安定になります。

さらに、オックスフォード大学で行なわれた調査では、睡眠の質が悪い状態が3～5年続くと、脳が縮小する可能性が示されています。

では、最適な睡眠時間というのは、どのくらいなのでしょうか。

睡眠不足が招くさまざまな不調

- 疲労感
- 血糖値の上昇
- 高血圧
- 精神不安、うつ病
- 薬物依存症
- 風邪をひきやすい
- 肥満
- 集中力の低下
- アルコール依存症
- アルツハイマー型認知症

自分のベストな睡眠時間を判断する手がかり

一般的には6～7時間の睡眠が理想といわれています。しかし、個人差があるのも事実です。自分にとってベストな睡眠時間を判断する手がかりとしては、次の2つが挙げられます。

1つは、**寝起きの状態**です。朝、目覚まし時計などに頼らなくても、自然にすっきり目覚められるようなら、ベストな睡眠時間で眠れています。

2つ目に、**起床してから4時間後の状態**が、重要な目安となります。

この時間帯に仕事や家事がバリバリはかどっていれば、睡眠時間はベストな状態といえます。起床して4時間後は、脳波が最も活発になる時間帯だからです。

逆に、この時間に集中力が低下して疲れていたり、仕事でミスを連発していたりするような場合は、睡眠時間を見直す必要があるでしょう。

HOW TO DEEP SLEEP

良質な睡眠のための「夜」の過ごし方 1

就寝90分前に入浴を済ませる

本章では、ストレッチとともに実践したい、睡眠を深くする毎日の習慣を紹介します。最初のキーワードは「体温」です。

人は、深部体温（体の内部の体温）が下がる過程で眠くなります。たとえば、お風呂に入り、体がぽかぽかに温まったあと、体熱が冷めてくるにつれ、眠くなってくるのがまさにそうです。深部体温をいったん上げてから下げる。この下げ幅が大きいほど、入眠効果が高まります。

深部体温を効果的に下げるには、「就寝90分前の入浴」が最適です。24時に寝る人なら、22時半に入浴します。お湯の温度は少し低めの40℃に設定し、15分ほど湯ぶねにつかるのが目安です。

これで深部体温を上げ、オンの状態をつくります。入浴後、約1時間経つと、深部体温は元に戻ります。このオフのタイミングで布団に入ると、最初の深い眠り（ノンレム睡眠）の質がよくなります。

シャワーなら30分前、足湯なら直前でもOK

就寝90分前に入浴できない日は、就寝30分前にシャワーを浴びるといいでしょう。シャワーは、入浴したときほど深部体温が上がらない分、30分程度で通常の体温に戻ります。

シャワーの場合は、深部体温のアップダウンが、入浴したときに比べると小さいので、眠りの質を高める効果はやや落ちます。

それでも、**シャワーを浴びずに寝るよりは、シャワーを浴びた30分後に眠るほうが、確実に睡眠の質は高まります。**

早い時間に入浴し、就寝まで4～5時間ある場合は、寝る前に足湯をするのがおすすめです。

深部体温が下がるときは、主に頭部と手足から熱の放散が行なわれます。

40℃程度のお湯に、5～10分ほど両足の足首まで入れて温め、そのあと足から熱を放散することにより、眠気を誘発できます。足湯は、深部体温を一気に上げて、一気に下げることができるので、寝る直前でもＯＫです。

HOW TO DEEP SLEEP

良質な睡眠のための「夜」の過ごし方 2

20時までに夕食を終える

食事の一番の目的は、体に必要なエネルギーを補うことです。しかしその一方で、食べものを消化するプロセスにおいて、膨大なエネルギーが消費されます。食事で摂取した一日の総カロリーのうち、約80%は消化に使われるといわれています。

食べすぎたとき、「苦しい」と感じるのは、まさに消化を担う内臓の悲鳴です。いつも食べすぎていると、内臓が疲れて老化が進み、病気にかかりやすくなります。

消化で疲れた内臓を、その日のうちにリセットするには、**夕飯を20時までに済ませ、翌日の朝食まで、水分以外は何も口にしないで、休ませてあげることが大切**です。

そうすると、消化を終え、内臓がお休みモードになったタイミングで、就寝時間を迎えることができ、眠りがとても深くなります。「眠り始めの90分」につながるわけです。

20時までに夕食を終えると、朝の体調が断然違う

そうはいっても、20時以降に水分以外を摂取できないのは、「ちょっと口寂しい」と思う人も多いでしょう。

無理をすると続かないので、慣れてくるまで、メインの夕食は20時までに済ませるとして、**20時以降に小腹が空いたら、胃腸に負担のかからないものを選んで、少し口にしても大丈夫です。**

たとえば、ワカメのみそ汁を一杯飲む、というのもよい方法です。

慣れてくると、むしろ20時以降に食べることが苦痛になります。20時までに夕食を済ませると、朝の体調がまったく違うのを実感できるからです。これは夜の睡眠の質がいい証拠です。

試しに、夜ごはんをみそ汁だけにして、あとは水分以外何もとらずに寝てみてください。消化でエネルギーを消耗していない分、朝起きたときから、活力がみなぎっているのを実感できるでしょう。

水分補給は、ノンカフェインのお茶か水がおすすめです。

HOW TO DEEP SLEEP

良質な睡眠のための「夜」の過ごし方 3

入浴後はリラックスして過ごす

入浴したあと、就寝時間を迎えるまでの1時間は、できるだけ穏やかに過ごすように心がけましょう。

入浴で温まった体が、少しずつ鎮まっていくのを感じながら、ノンカフェインのハーブティなどを飲んでいると、副交感神経が優位になり、自然に眠くなっていきます。

この間、パソコンやスマートフォンを使用するのはNGです。**パソコンやスマートフォンの画面から放たれるブルーライトは、脳を覚醒する作用があります**。さらに、それらを操作したり、情報を得たりすることによって、より脳が刺激され、いつまでも交感神経優位の状態が続いて、眠れなくなってしまいます。

スマートフォンなしで、どうやって時間をつぶしていいのかわからない人は、読書をするといいでしょう。心拍数の上がるミステリーなどは避けて、気楽にのんびり読めるエッセイ集や、趣味を楽しむ雑誌などを選びます。

就寝の15分前に寝室へ行き、ストレッチを行なう

私は、就寝前の1時間、読書のほかに日記を書いて過ごしています。

これは20歳の頃からの習慣で、日記を書くことにより、頭の中が整理され、精神的に落ち着くのです。その日の不安や心配ごとも、そこでリセットできます。夜になると、いろいろ考えて眠れないという人は、ぜひ日記を書くことをおすすめします。

自分のペースでゆったり過ごし、いよいよ就寝時間が近づいて、15分前になったら、寝室へ向かいます。

そして、寝室のベッドの上で、パート1の「1分熟睡ストレッチ」を行ないましょう。

部屋の照明を暗くして目をつぶり、光の刺激のない状態で行なうのがベストです。暗闇が苦手な人は、間接照明でも構いません。

ストレッチを終える頃には、副交感神経がさらに優位になり、布団に入って目を閉じれば、スーッと眠りにつけるでしょう。

HOW TO
DEEP SLEEP

良質な睡眠のための「夜」の過ごし方 4

マットレス&枕にこだわる

寝具も、睡眠の質に大きく影響します。寝具の中でも、とくに「マットレス」と「枕」が重要なカギを握ります。

やわらかくて沈み込むような低反発のマットレスは、仰向けに寝ると腰が反った状態になり、寝返りも打ちにくいので、腰に大きな負担がかかります。そのため、痛みで目が覚めたりして、眠りが浅くなる要因になります。

これに対して、**高反発の硬めのマットレスは、寝返りが打ちやすく、体の熱を放散しやすい**ことから、私は高反発のマットレスを患者さんにすすめています。

とくに、腰痛や肩こりなどに悩んでいる人は、体が沈み込まない高反発のマットレスのほうが適しています。

私自身も、体の圧を分散させる突起のついている高反発のマットレスを使っています。愛知県の接骨院の先生が開発されたものです。

枕選びは「高さ・形状」＋首のフィット感

　枕は、熱がこもったり、蒸れやすい素材を避けて、通気性に優れたものを選ぶといいでしょう。そのほうが、頭から熱を放散しやすくなります。

　天然素材であれば、麻素材の枕や、そば殻の枕などもおすすめです。一方、ポリエチレンの素材で、通気性のいい、丸洗いできるタイプの枕もあります。

　枕を選ぶときは、素材以外に、**高さや形状が、自分の首にフィットしているかどうかも重要なポイント**となります。

　人の首（頸椎）は、重い頭を支えるために、ゆるやかにカーブしており、人によってカーブの形状は微妙に異なります。

　自分の首に合わない枕を選ぶと、首に負担をかけて、不眠の原因になるほか、頸椎を走っている血管や自律神経などにも悪影響を及ぼす可能性があります。

　長く使うものですから、自分にぴったり合うものをじっくり探すようにしたいものです。

おすすめのマットレス

ドクタータフィプレミアマットレス

おすすめの枕

YOKONE3（ヨコネ3）

枕を変えたら、妻のいびきが止まった！

ここで、私の使っている枕をご紹介します。結構大きくて、真ん中にくぼみがあるのですが、仰向けに寝ると、頭がすっぽり収まって、首のアーチも支えられ、まさにジャストフィットという使用感です。

また、寝返りを打つと、少し高くなっている両脇の部分に頭が乗ります。横向きにちょうどいい高さで、とても使い心地がよく、寝返りのたびに目が覚めることもなくなりました。「眠り始めの90分」の眠りを得るうえで、最高の枕ではないかと思い、患者さんたちにもおすすめしています。

もともと、いびきや睡眠時無呼吸症候群を解消する枕として作られたようです。私の妻のいびきも、この枕を使い始めてから治まりました。

ストレートネックや首こり、肩こりに悩んでいる人でも、それぞれの首にジャストフィットして、深い眠りを得ることができると思います。

しかも、この枕は、上下をひっくり返すと、ちょうど首に当たる部分に、ゴツゴツした丸い突起がいくつもついています。ストレートネックの人は、その突起部分で首のストレッチをしてから寝ると、枕に違和感を覚えることなく、深い眠りが得られるでしょう。

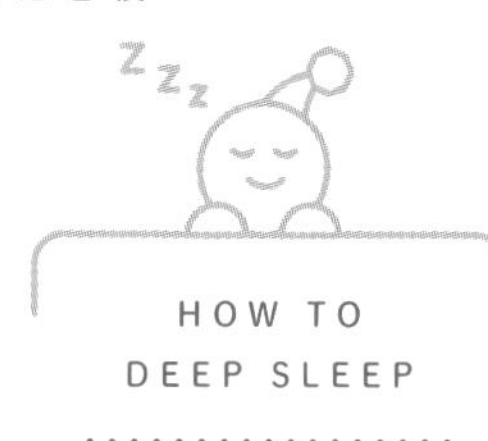

HOW TO
DEEP SLEEP

良質な睡眠のための「夜」の過ごし方 5

寝室の温度&湿度を快適にする

眠りを深くする睡眠環境としては、寝室の温度も重要なカギを握ります。

室温を下げすぎることはNGですが、室温が高すぎても、熱の放散が妨げられ、深い睡眠をとることができません。

人によって快適に感じる室温は異なりますが、**夏は26℃前後、冬は20℃前後を目安にするといいでしょう。**

また、日本の夏は湿度が高く、湿度が高くなればなるほど、寝苦しくなります。発汗などの体温調節機能が低下することによって、体温が上昇し、熱の放散が妨げられるからです。

蒸し暑い夏場はとくに、自分の心地よい湿度に調整することも、眠りの質をよくするうえでは大切です。

逆に冬場は乾燥に気をつけてください。加湿器などを使って、50%前後の湿度になるように調整をするといいでしょう。

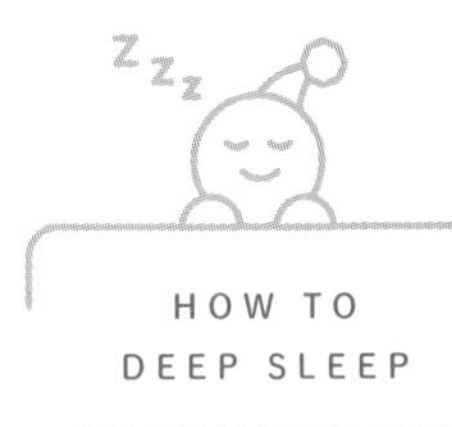

これはNG！睡眠の質を低下させる夜の習慣

ここまで、睡眠の質を高める夜の過ごし方をご紹介してきましたが、ここでは、逆にやってはいけない睡眠の質を低下させてしまう夜の習慣をご紹介します。心当たりのある人は、くれぐれも注意してください。

夜の激しい運動

夜、ジョギングや筋力トレーニングなどの激しい運動をすると、交感神経が興奮して、寝る時間になっても、副交感神経が優位の状態に切り替わるのが難しくなります。激しい運動は、夕方までに終えるようにしましょう。

入浴直後に寝る

入浴後、深部体温が下がる前に、布団に入ってしまうと、体温がなかなか下がらずに、最初の眠りが浅くなってしまいます。

部屋着のまま寝る

寝るときは、部屋着のまま寝るのはやめて、必ず寝間着に着替えましょう。寝間着に着替えるという行為も、睡眠のスイッチを押す1つのきっかけとなります。

夏場は、通気性・透湿性の高い「麻」や「リネン」の素材が向いています。一方、冬場は、保温性を兼ね備えた「シルク」素材が最適です。

靴下や手袋をつけて寝る

手足が冷えやすい人の中には、靴下を穿いたり、手袋をつけたまま寝る人がいますが、これもNGです。靴下や手袋をつけていると、手足からの熱放散が十分にできず、深い眠りに入るのを妨げてしまいます。

足が冷える人は、足首にシルク素材のレッグウォーマーをつけて寝るのがおすすめです。足首の表面には、太い血管が通っており、そこをレッグウォーマーでカバーすることで、下半身の冷えを防止できます。

手が冷える人は、手首にシルク素材のレッグウォーマーをつけ、全身が冷える人は、首にシルクのストールを巻くといいでしょう。

HOW TO DEEP SLEEP

良質な睡眠のための「朝」の過ごし方 1

朝日を浴びる

夜ぐっすり眠るためには、朝すっきり目覚めるところから、生活を改善していく必要があります。

朝の目覚めが悪いと、ずっと頭がぼんやりして、家事も仕事も思うようにはかどらず、一日の活動能力が低下します。そのまま夜を迎えると、睡眠のスイッチがうまく入らず、「眠り始めの90分」を逃してしまいます。

すると、翌日の朝の目覚めもまた悪くなり、「眠りに満足できない」という負のスパイラルに陥ってしまいます。

「朝は苦手」という声をよく聞きますが、朝すっきり目覚める方法はとても簡単です。**朝起きたら、すぐにカーテンを開けて太陽の光を浴びればいい**のです。

太陽の光を浴びると、脳が自然に目覚めます。これは、目の網膜にある受容体（メラノプシン）が光を感知し、眠りに誘導する「メラトニン」というホルモンの分泌を抑えるためです。

朝日を浴びながら、ストレッチを行なう

カーテンを開けて、部屋の中に太陽光が差し込めば、網膜の受容体はすぐに感知します。太陽を直接見る必要はありません。

早起きに慣れている人は、カーテンを開けただけでパッと頭が覚醒し、すぐに着替えて顔を洗ったり、料理を作ったりし始めます。

このタイミングで、太陽光を浴びながら、朝のストレッチ（↓60ページ）を行なうのがおすすめです。

これまでずっと朝寝坊で、起床後すぐに動けなかった人でも、太陽光とストレッチのW効果で、頭がすっきり覚醒していくのを実感できるはずです。

どうしても、二度寝をしてしまう人は、目覚まし時計で目が覚めたら、とにかくカーテンを開けましょう。**目を閉じていても、網膜の受容体は光を感知するので、あとは15分間、ベッドの上でぐずぐずしながら太陽光を浴びているだけでも目が覚めてきます。**そのあと朝のストレッチをして、筋肉を目覚めさせましょう。

HOW TO DEEP SLEEP

良質な睡眠のための「朝」の過ごし方 2

朝食は和食をとる

朝目覚めてすぐに太陽の光を浴びるメリットは、もう1つあります。

太陽の光を浴びると、幸せホルモンと呼ばれる「セロトニン」の分泌も促されるのです。セロトニンには、自律神経のバランスを整え、安心感・幸福感・平常心を保つ働きがあります。

さらに、セロトニンが分泌された約15時間後に、睡眠を促すホルモン「メラトニン」が分泌されることが知られています。

つまり、朝6時に目覚めて太陽の光を浴びると、幸せな気分で一日を過ごしたあと、21時頃から眠くなり、自然にスーッと深い眠りに入っていくことができるというわけです。

ただし、太陽光を浴びても、セロトニンを作る材料が体内に不足していると、十分なセロトニンを分泌できません。**セロトニンを毎朝しっかり分泌させるには、「トリプトファン」という栄養素（アミノ酸）が必要です。**

L-トリプトファンを豊富に含む食品

	食品名	含有量		食品名	含有量
魚介類	かつお（生）	300 mg	卵類	鶏卵	180 mg
魚介類	まぐろ赤身	300 mg	豆類	大豆	520 mg
魚介類	あじ	230 mg	豆類	小豆	220 mg
魚介類	いわし	220 mg	豆類	木綿豆腐	98 mg
肉類	牛レバー	290 mg	豆類	油揚げ	270 mg
肉類	豚レバー	290 mg	豆類	枝豆	150 mg
肉類	豚ロース	230 mg	種実類	アーモンド	200 mg
肉類	鶏胸肉（皮付き）	220 mg	種実類	カシューナッツ	360 mg
乳製品	プロセスチーズ	290 mg	種実類	くるみ	200 mg
乳製品	ヨーグルト	47 mg			
乳製品	牛乳	41 mg			

『日本食品標準成分表2015年版（七訂）』より抜粋

忙しい人は、豆乳とバナナのスムージーがおすすめ

トリプトファンは、豆腐や納豆、豆乳、みそ、しょうゆなどの大豆製品のほか、チーズ、牛乳、ヨーグルトなどの乳製品、魚類、さらにはゴマ、卵、バナナなどにも含まれています。

和食は洋食よりもトリプトファンを摂取しやすく、理想的な食事といえます。

朝食でトリプトファンの豊富な和食をとっておけば、15時間後の就寝時に、睡眠を促すメラトニンが十分に分泌されます。

忙しくて朝食を作るのが難しい場合は、豆乳とバナナのスムージーがおすすめです。簡単に作ることができ、おいしいのも利点です。

なぜ、牛乳ではなくて豆乳をすすめるのかというと、日本人は牛乳に含まれる乳糖を分解する力の弱い人が多く、牛乳を飲むと下痢になりやすいからです。これではトリプトファンを十分に吸収できません。

ぜひ豆乳バナナスムージーを朝食に取り入れて、幸せな一日と、良質な睡眠を手に入れてください。

HOW TO
DEEP SLEEP

良質な睡眠のための「朝」の過ごし方 3

覚醒スイッチを入れる

寝ているときは、深部体温が下がります。一方、朝が近づくにつれて、通常は深部体温が上昇し、すっきり目覚めることができます。

この切り替えがうまくいっていない人は、朝の目覚めが悪くなり、結果的に夜の睡眠の質も低下します。

そこで、朝起きたあと、意識的に深部体温を上げ、「覚醒スイッチ」を押す方法を2つ紹介しましょう。どちらも、朝のストレッチ（↓60ページ）で筋肉をゆるめてから行なうようにします。

1つは、ウォーキングやジョギングです。

毎朝、ウォーキングやジョギングを行なうと、体温が上がることはもちろんですが、運動によって、前項で紹介したセロトニンの分泌も促進されます。

また、外に出て、太陽の光を浴びることで、さらにセロトニンの分泌が高まります。

朝のシャワーは、脳の目覚めに最適

深部体温を手っ取り早く上げる2つめの方法は、朝シャワーです。**シャワーを浴びると、簡単に体温が上昇し、脳が覚醒します。**

1つ注意点としては、朝から湯ぶねにつかるのはあまりおすすめできません。朝から湯ぶねにつかると、必要以上に深部体温が上昇します。そうなると、約1時間後に深部体温が下がったタイミングで、強い眠気に襲われます。

これは日中のパフォーマンスを低下させるだけでなく、夜の睡眠にも好ましくない影響を及ぼします。

どうしても、朝から湯ぶねにつかりたい人は、5分ほどの短い時間にとどめておくのが無難です。

朝すっきり目覚めることができれば、日中の活動レベルもぐんと高まります。そして、一日の最後に、質の高い睡眠を手に入れることができるでしょう。

HOW TO
DEEP SLEEP

良質な睡眠のための「昼」の過ごし方 1

15〜20分の昼寝でパワーチャージ

夜の睡眠がしっかりとれていないと、朝の目覚めが悪いだけでなく、日中、眠気に襲われやすくなります。

とくに昼食後は、いったん上昇した血糖値が徐々に下がるため、ついうとうとしがちです。眠いのを我慢していると、仕事や家事の活動レベルが落ちてしまいます。

そこで、最近話題のパワーナップ（積極的仮眠）をおすすめします。**昼食後の血糖値が下がって眠くなるタイミングで、15分から20分の仮眠をとる**のです。

それにより、頭がいったんリセットされて、午後の判断力や理解力、集中力がぐんとアップします。

仕事をしている人であれば、仕事の効率がよくなるのはもちろん、よりクリエイティブで、質の高い仕事ができるようになります。

外資系の大手企業では、仕事のパフォーマンスに直結する習慣として、社員にパワーナップを推奨しているところが増えてきました。

仮眠前にカフェイン含有飲料を飲む

パワーナップを行なうときに、注意すべき点が5つあります。

1つめは、**座った姿勢で眠ること**。デスクに突っ伏した状態や、イスの背もたれに寄り掛かって、15~20分眠るのがベストです。横になって寝ると、睡眠が深くなって目覚めが悪くなり、逆効果になります。

2つめは、**光をシャットアウトすること**。明るい窓際ではなく、内側の光の当たらない場所を選んだり、アイマスクをすることもおすすめです。

3つめは、**心地よい雑音環境をつくること**。大きな話し声が聞こえたり、逆にシーンと静まり返っていると、眠りにくいものです。ホワイトノイズと呼ばれる雨音や波の音などは、脳の活動を抑え、眠りを促すといわれています。ホワイトノイズを聞けるアプリを活用することもおすすめです。

4つめは、**仮眠前にカフェインをとること**。コーヒーや緑茶などに含まれるカフェインは、覚醒効果が表われるまで20~30分かかります。仮眠する直前にとると、ちょうどいいタイミングで目覚めることができます。

5つめに、**眠りすぎないこと**。30分以上の仮眠を昼間にとると、目覚めが悪くなるだけでなく、夜の睡眠にも悪影響を及ぼします。

Column 2

難易度の高い仕事は、午前中に済ませる

脳は、午前中が一番覚醒し、午後から夜になるにつれて覚醒が弱くなり、眠気が出てきます。

したがって、難易度が高い大事な仕事や、集中すべき仕事は午前中に入れ、午後は難易度の低い仕事を入れることをおすすめします。そのほうが仕事がはかどりますし、睡眠の質を高めるリズムにも合っています。

逆に、活動能力の低い午後に、難易度の高い仕事を入れてしまうと、なかなか仕事がはかどらず、帰りも遅くなります。

帰宅したあとも、交感神経から副交感神経への切り替えがうまくいかず、睡眠の質が悪くなって、翌朝、気持ちよく起きられないという悪循環に陥ります。

ぜひ、体のサイクルに合わせて、仕事のスケジュールを見直すことをおすすめします。

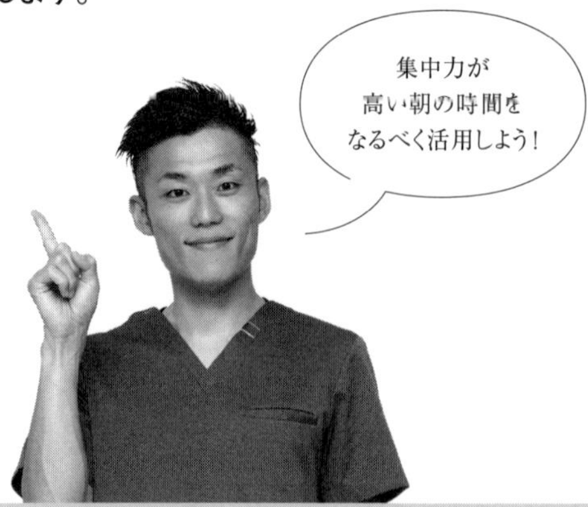
集中力が
高い朝の時間を
なるべく活用しよう！

Part 3

寝ても疲れがとれないのは「副腎疲労」が原因だった

HOW TO
DEEP SLEEP

なぜ寝ても寝ても、疲れがとれないのか

「しっかり寝たはずなのに疲れがとれない」「朝からやる気が出ない」そんな慢性的な疲労にお悩みの方はいないでしょうか。

「若いころはもっと頑張れたのに、歳のせいかな……。」と片付けてしまいがちですが、そんな症状が日常的に続くという場合は、「副腎疲労」を疑った方がいいかもしれません。

副腎疲労は病気ではありませんが、ストレス社会に見られる特有の症状で、自覚がないまま進行することも。副腎疲労を放置すると、睡眠の質が低下するほか、アレルギー症状や自律神経失調症、うつなどの精神的な疾患を引き起こす原因となってしまいます。そして最終的には、疲れ果てて動けなくなってしまいます。

副腎疲労は進行すればするほど、治療が困難になってしまうので、副腎疲労になるメカニズムを知って、**初期段階で対策をとることが肝心**となります。

まずは次のページの15の項目で、副腎疲労度のセルフチェックをしてみましょう。

あなたは大丈夫?
副腎疲労度セルフチェック

- 1. 朝なかなかすっきり起きられない
- 2. いくら寝ても疲れがとれない
- 3. 毎日会社へ行くのがおっくう
- 4. やる気が出ない、休日は何もしたくない
- 5. 何もないのに悲しい、ささいなことにイライラする
- 6. すぐにスタミナが切れる
- 7. 記憶力が低下した気がする
- 8. 仕事のミスが多くなった
- 9. 性欲が落ちた
- 10. 朝のコーヒー、エナジードリンクが欠かせない
- 11. 午後に甘いもの・しょっぱいもの、夜にお酒が欲しくなる
- 12. 便秘がひどく、よく下痢をする
- 13. 風邪をひきやすくなった
- 14. 肌が荒れやすくなった
- 15. 首や背中、腰が痛い

5つ以上当てはまる人は、「副腎疲労」の可能性があります。

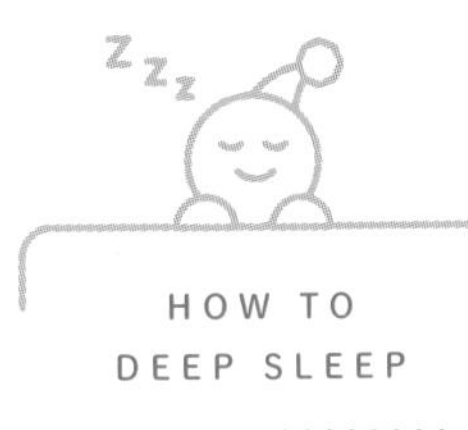

働き盛りに多い「副腎疲労」とは

副腎疲労とは、文字どおり「副腎」が疲れている状態のことで、副腎の正常な機能が障害されている状態を指します。子どもから高齢者まで幅広い世代に見られる症状ですが、なかでも30〜40代の働き盛りにもっとも多く見られます。

副腎は、腎臓の上についている小さな臓器で、複数のホルモンを分泌する臓器として、重要な役割を担っています。なかでも、代表的なホルモンがコルチゾールです。

コルチゾールは、肝臓で糖の代謝を促し、筋肉でたんぱく質の代謝を促し、脂肪細胞で脂肪の代謝を促してそれぞれエネルギーに変え、体を元気にする働きがあります。

通常、コルチゾールは、朝方になると分泌量が増え、体を活動モードにしていきます。逆に夜にはコルチゾールはしっかり低下して、体を休眠モードにしてくれます。

ところが、**副腎が疲労すると、朝方になってもコルチゾールが十分に分泌されず、エネルギーが不足して寝起きが悪くなります。逆に、夜にコルチゾールが再上昇してしまい、睡眠の質が低下し、寝ても疲れがとれなくなってしまうのです。**

「元気の素」をつくる副腎の主な役割

- 糖やたんぱく質・脂肪を分解し、血糖値を上げる
- 抗炎症・抗アレルギー作用で細菌やウイルスから身を守る
- 体内の塩分や水分、カリウムのバランスを調整する
- 性ホルモンの分泌を促す

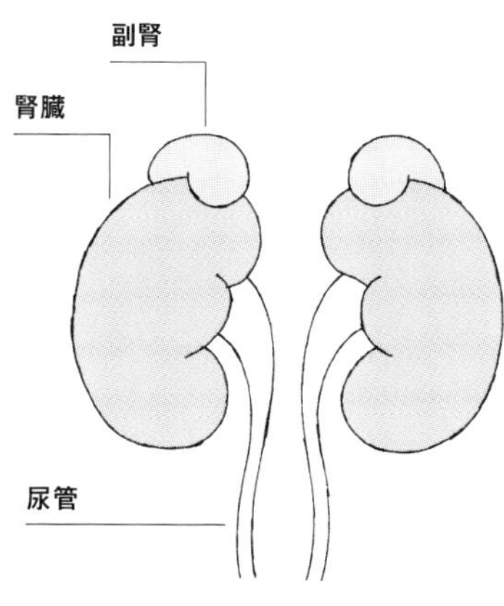

副腎が疲弊する最大の要因はストレス

副腎からのコルチゾールの分泌が不足する最大の原因は、ストレスです。

コルチゾールは別名ストレスホルモンとも呼ばれ、ストレスを受けると、副腎からコルチゾールが分泌され、体は臨戦態勢になります。自分の身を危ぶむ「敵」と闘うために、糖やたんぱく質、脂肪を分解して血糖値を上げたり、感染症や外傷に対して抗炎症、抗アレルギー作用を発揮します。

人間が狩猟生活をしていた時代は、ストレス（敵）といえば、野生動物のような目に見える相手が主でした。ですから、コルチゾールの分泌によって、体が瞬時に闘う態勢になることは、とても有利でした。

しかし、現代人の多くは、絶えず目に見えないストレスにさらされています。そのため、副腎は休む暇がなく、ずっとコルチゾールを分泌し続けていることも少なくありません。

HOW TO DEEP SLEEP

副腎疲労が悪化するプロセス 1

フル稼働し続けてダウン

本来、副腎はとても頑丈な臓器です。慢性的なストレスを受けても、副腎疲労の症状が出てくるには2~3年かかるといわれています。

ここでは、副腎疲労になるプロセスを簡単に説明しましょう。

第一段階は、絶え間ないストレスに対して、副腎は元気にフル稼働し、コルチゾールを分泌し続けます。この間、肉体的にも精神的にもハイの状態になり、むしろ毎日がとても充実しているように感じます。

ところが、**長期間ストレスが続くと、副腎は徐々に疲れ始め、コルチゾールの分泌量が減少していきます**。これが第二段階で、寝ても疲れがとれないなどの症状が出始めます。

「寝起きが悪い」「午前中にやる気が出ない」という状態は、副腎疲労の第二段階の典型的な症状です。

イライラや集中力の低下、アレルギー症状などが出現

コルチゾールの分泌が減ると、やる気が出ないだけでなく、血糖値が上がらないので、すぐにイライラしたり、スタミナが切れたり、頭の回転も遅くなり、仕事のミスが目立つようになります。

情緒も不安定になり、理由もなく悲しい気持ちになったり、精神面にも悪影響が。

また、コルチゾールは、抗炎症、抗アレルギー症状を担っているので、分泌量が不足すると、花粉症や鼻炎、アトピー性皮膚炎、ぜんそくなどのアレルギー症状が誘発されます。

さらに、副腎が疲労すると、コルチゾールだけではなく、同じ副腎から分泌される性ホルモン（テストステロン、エストロゲン）の分泌も減少。

その結果、性欲が低下したり、生理不順・更年期障害などの引き金にもなります。

副腎は、背中側にある臓器なので、疲労すると腰痛や背中の張りを引き起こし、それが進行すると、肩や首の痛みにもつながります。

HOW TO
DEEP SLEEP

副腎疲労が悪化するプロセス 2

カフェインの覚醒作用に依存

副腎疲労の第二段階の人は、嗜好品にも特有の傾向がみられます。毎朝、コーヒーやエナジードリンクを飲むことが習慣化している人は、ほとんどが副腎疲労の状態にあると考えられます。

コルチゾールの分泌が不足すると、朝から、血糖値や血圧が十分に上がらず、やる気が出ないので、コーヒーやエナジードリンクに大量に含まれるカフェインの覚醒作用に依存してしまうのです。

じつは、これが問題をさらに悪化させます。

カフェインの効果は一時的なもので、根本的な解決につながらないだけでなく、**カフェインは、副腎のコルチゾールの分泌を妨げる働きがあるのです。**

そのため、カフェインの効果が消えると、再び気力がダウンし、またコーヒーを飲む、という行為を繰り返します。1日にコーヒーを3杯も4杯も飲まないと気力が出ないという人は、間違いなく副腎疲労です。

甘いものやしょっぱいものが食べたくなる理由

さらに、副腎疲労の第二段階になると、甘いものを欲しがるようになります。

コルチゾールは、体内の糖質・たんぱく質・脂質を分解し、血糖値を上げる働きがあります。

ところが、副腎疲労により、コルチゾールの分泌が低下すると、血糖値の上昇が起こらないので、すぐにエネルギーになる砂糖たっぷりの甘いものが欲しくなるのです。

また、副腎が疲労すると、副腎から分泌されるアルドステロンというホルモンの分泌も低下します。

そうなると、腎臓でのナトリウム再吸収が抑えられて、尿からのナトリウム排出量が増加します。その結果、体の中は低ナトリウム状態になり、それを解消するために、副腎疲労の人はしょっぱいものも欲しがる傾向があります。

さらに、副腎疲労の人はストレスを解消するために、アルコールの量が増えることが多いのも特徴です。

HOW TO DEEP SLEEP

副腎疲労が悪化するプロセス 3

腸内環境が悪化する

副腎疲労の第二段階では、腸がダメージを受けやすいのも特徴です。

まず、自律神経のバランスが崩れて、休息モードの副交感神経よりも、緊張モードの交感神経が優位になり、胃腸の消化機能が落ちます。

また、副腎疲労は、忙しい人がなりやすいことから、食事の栄養バランスも悪くなりがちで、これも腸内環境の悪化に拍車をかけます。その結果、**腸内に炎症が起こり、それを抑えるために、さらにコルチゾールの分泌が促され、副腎疲労がより進行する、という悪循環に陥ります。**

腸は、免疫（体に備わっている病気と闘う力）の拠点です。腸内環境が悪化すると、風邪などの感染症にかかりやすくなったり、逆に免疫が暴走して、アレルギー性疾患や、リウマチなどの自己免疫疾患の発生にもつながります。

寝ても疲れがとれない人で、便秘や下痢を繰り返している人は、副腎疲労の第二段階に進んでいると考えていいでしょう。

副腎疲労と
間違われやすい症状

- 更年期障害
- 加齢
- 月経前症候群（PMS）
- 寝不足
- 五月病
- 単なる疲労

医療機関へ行っても見逃されやすい

副腎疲労の第二段階の状態を放っておくと、最期は疲れ果てて動けなくなってしまいます。これが第三段階です。

副腎疲労の治療に力を入れている東京・四谷のナチュラルアートクリニック院長の御川安仁先生によると、現代の標準医療では、患者さんにとってこのようなつらい症状があるにも関わらず、検査結果は「異常なし」と診断されることが多いといいます。

「休んでいればそのうち治りますよ」「五月病ですね」「更年期障害でしょう」といった診断で片づけられることが多く、場合によっては精神科や心療内科などの見当違いな病院を紹介されることも。

御川先生のクリニックでは、副腎の状態を唾液や血液、尿検査などから統合医療的に判断し、正確な検査を行ないます。

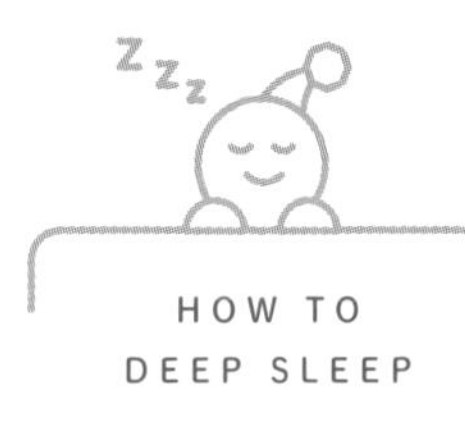

HOW TO DEEP SLEEP

副腎疲労を解消する食習慣 1

「避けるべき三大食品」

副腎疲労を解消するには、まずは食生活を見直して、腸内環境を改善することが必要です。そのためには腸にいい食事をとることも大切ですが、まずは腸内環境を悪化させる原因となる食事を避けることが先決です。

①「砂糖」は悪玉菌の大好物

腸内環境を悪くする代表的な食品は、砂糖・小麦・乳製品です。

腸内には、体に有益な善玉菌と、体に有害な悪玉菌が棲みついていて、健康な人の腸では善玉菌優勢の腸内環境が保たれています。

ところが、砂糖は、腸内の悪玉菌の大好物で、砂糖をとりすぎると、腸内の悪玉菌を優勢にして、腸内環境を悪化させます。市販のお菓子やジュースに含まれる果糖やブドウ糖液糖も同様です。

甘いものが食べたい場合は、はちみつやメイプルシロップ、ココナツシュガー、みりんなどを料理に上手に使うことをおすすめします。

②「小麦」は腸を傷つける

小麦には、グルテンというたんぱく質が多く含まれます。このグルテンが、腸内環境を悪化させます。グルテンに含まれるグリアジンというたんぱく質が、腸の細胞を傷つけて炎症を引き起こす働きがあるからです。

めん類やパンを食べたい場合は、米粉で作っためんやパン、あるいはそば粉100％の十割そばなどをとるようにしましょう。

③「乳製品」は日本人の腸には不向き

牛乳に多く含まれる「αカゼイン」というたんぱく質は、人間の体内では消化できません。

そのため、乳製品をとると、腸内に消化されないカゼインが増え、それがアレルギーの原因物質となって、腸の炎症を引き起こします。

また、乳製品に含まれる乳糖も、日本人の多くは腸で分解できず、下痢や腹痛を起こす人が多くいます。乳糖不耐症と呼ばれる症状です。

寝ても疲れがとれない人は、まずは2週間、砂糖・小麦・乳製品の摂取をやめてみてください。明らかな体調の変化を感じられるはずです。

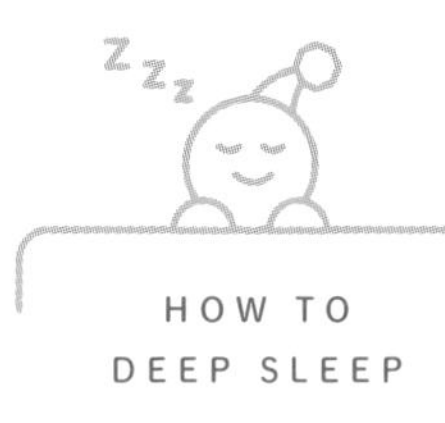

副腎疲労を解消する食習慣 2

「とるべき三大食品」

腸内環境を悪化させる食事を排除できたら、次は、腸を整える食事を積極的に摂取しましょう。特に意識してとりたいのが次の3つです。

①食物繊維

食品中に含まれる食物繊維は、腸内の善玉菌を増やしたり、腸内の老廃物を体外へ持ち出してくれたり、便通を促す働きもあります。

食物繊維の補給には、穀類、野菜、イモ類、キノコ類、海藻類、豆類などがおすすめです。

②発酵食品

発酵食品に含まれる乳酸菌は、腸内の善玉菌のエサとなり、腸内環境を整えるうえで最適です。

ただし、チーズやヨーグルトなどの乳製品は、先ほどのカゼインなどの観点から、副腎疲労の方にはおすすめしません。

日本人の腸には、漬物、梅干し、みそ汁、納豆、甘酒など、和食の食材として昔から馴染みのある発酵食品が適しています。

③食物酵素

食物酵素は、食品に含まれている酵素のことです。体内で産生される消化酵素の働きを助ける働きがあります。

食物酵素の補給源としては、大根やショウガなどの野菜、レモン、パイナップル、キウイなどの果物、マイタケなどのキノコ類、塩こうじ、みそ、納豆、梅干しなどが代表です。

酵素パワーを得るには、食品を加熱せずに、生でとる必要があります。

肉や魚を加熱する前後に、酵素の豊富な食品と組み合わせるのもよい方法です。消化しやすくなって、腸の負担が減ります。

たとえば、肉を焼く前に、ショウガや塩こうじ、みそで下ごしらえをしたり、焼き魚を食べるときに大根おろしを添えたりするのもいいでしょう。梅干しをごはんのお供にするのも、消化を促すうえでおすすめです。

HOW TO DEEP SLEEP

副腎疲労を解消する食習慣 3

「まごは（わ）やさしい」＋α

栄養バランスのいい食生活の基本として、「まごは（わ）やさしい」という言葉があります。

これは体にいい食材の頭文字をとった言葉で、覚えておくと便利です。具体的には、次の食材を指します。

- 「ま」……豆類。とくに大豆や大豆食品（納豆、みそなど）
- 「ご」……ゴマ、ナッツ類など
- 「わ」……ワカメを始めとする海藻類
- 「や」……野菜。とくに季節の野菜
- 「さ」……魚。小魚、貝類、イカ、タコなど。（有害重金属の汚染が心配される大型のカツオ・マグロは除く）
- 「し」……シイタケ。キノコ類全般
- 「い」……イモ類。サツマイモ、ジャガイモ

具だくさんのみそ汁がおすすめ

これらの7種類の食材をまんべんなくとることにより、自然に食事の栄養バランスが整います。

手の込んだ料理を作る必要はありません。

たとえば、「ご」がないなと思ったら、ごはんにゴマ塩を振ったり、「わ」がないときはみそ汁にワカメを入れたり、といった形で構いません。

献立が思い浮かばないときは、キノコやイモ類、野菜、海藻などを入れたみそ汁を作ると、「まごはやさしい」のうち、5種類の食材を一気にとることができます。みそは大豆食品であり、発酵食品でもありますから、腸内環境の改善にも役立ちます。

あとは、ごはんにゴマ塩をふれば完璧です。

外食したり、お弁当を購入するときも、できるだけ「まごは（わ）やさしい」が揃っているものを選ぶようにするといいでしょう。

HOW TO
DEEP SLEEP

副腎疲労を解消する食習慣 4

「サプリメントを上手に利用」

副腎疲労の人は、エネルギーが不足しています。その背景には、栄養バランスの悪い食生活により、**ビタミン・ミネラルが不足して、糖質・脂質・たんぱく質の三大栄養素を、体内で効率よくエネルギーに変換できていない**ことも大きな要因になっていると考えられます。

白米や精製小麦（パン、パスタなど）、白砂糖を、玄米や全粒粉、はちみつに変えるだけでも、ビタミン・ミネラルをかなり補えます。

理想は、前項の「まごは（わ）やさしい」の食生活に切り替えることですが、副腎疲労の第二段階、第三段階まで進行している人は、食事を作る気力もなく、栄養のことまで考える余裕などないのが実状でしょう。

そこで、ある程度回復するまでは、サプリメントを上手に活用してはいかがでしょうか。とくに、次の5つの栄養素を積極的にとりましょう。

副腎疲労の解消に有効な5つの栄養素

① マグネシウム

- **豊富な食品：豆類やナッツ類、海藻類、野菜**
- **おすすめサプリメント：グレートマグネシウム（マグネシウムの濃縮液）**

キング・オブ・ミネラルといわれ、人間の体の300種類以上の働きを助けます。三大栄養素を体内でエネルギーとして利用する際にも、マグネシウムが必要に。また、自律神経を安定させたり、副腎疲労の第一段階であるコルチゾールの過剰分泌を抑える働きもあります。

---

② ビタミンB群

- **豊富な食品：豚肉、魚、大豆、野菜**
- **おすすめサプリメント：マルチミネラルビタミン**

ビタミンB群も、三大栄養素をエネルギーに変換するときに必須のビタミン。とくに、パンやお菓子など、糖質をよく摂取する人は、ビタミンB群が不足しやすいので要注意。

---

③ 亜鉛

- **豊富な食品：カキなどの魚介類、肉、豆類、ナッツ類、野菜**
- **おすすめサプリメント：マルチミネラルビタミン**

三大栄養素のエネルギー代謝に重要な役割を持つミネラルです。亜鉛は消化酵素の活性にも深く関わっており、食べものの消化を助けて、胃腸の負担を減らします。

---

④ ビタミンD

- **豊富な食品：魚、干しシイタケ**
- **おすすめサプリメント：不活性型（天然型）のビタミンD**

カルシウムの吸収を助けるほか、免疫の調整にも関わっています。不足すると、アレルギー性疾患などの慢性炎症の引き金にもなり、副腎疲労の増悪を防ぐためにも、しっかりとりたい栄養素です。

---

⑤ オメガ3脂肪酸

- **豊富な食品：青魚、亜麻仁油、エゴマ油**
- **おすすめサプリメント：スーパーオメガ3**

魚の油に多く含まれるほか、亜麻仁油、エゴマ油といった食用油にも多く含まれますが、加熱すると劣化（酸化）しやすいため、サプリメントなら効率的に摂取できます。炎症を抑える働きがあり、脳の働きをよくする成分としても知られています。

※おすすめサプリメント情報は125ページをご覧ください。

HOW TO
DEEP SLEEP

ファスティング 1

体を細胞レベルからリセット

副腎疲労をその場しのぎではなく、根本的に解決するためには、いったん体を細胞レベルからリセットすることをおすすめします。その**もっとも効果的な方法がファスティング、つまり「断食」です。**

ファスティングすると、食事から得るたんぱく質の供給がストップするため、細胞内ではたんぱく質のリサイクルが起こります。つまり、細胞内に存在する不良たんぱくや、古くなったたんぱくを分解し、再利用することによって、体内のたんぱく質を維持しようとするわけです。これによって、細胞のリニューアルが起こります。

さらに、ファスティングによって腸内環境もリセットされ、腸が元気になります。副腎疲労の回復にはとても効果的で、もちろん、睡眠の質も確実によくなります。

なお、自己流のファスティングは、リスクを伴うので禁物です。とくにすでに副腎疲労を発症している人はコルチゾール不足によって低血糖になりやすく、しっかりとした事前準備が必要です。

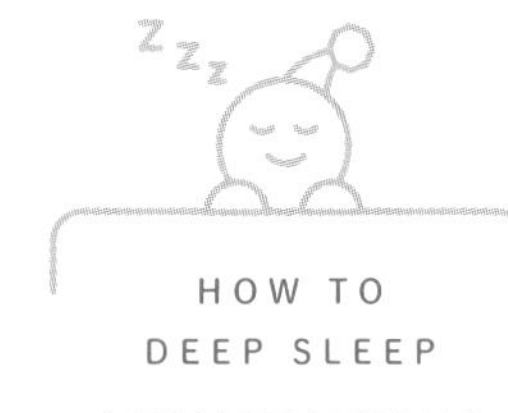

ファスティング 2

全体の流れと注意点

プログラム期間中の3つの注意点

①7日間は禁酒・禁煙
②ファスティング中は、車の運転を控える
③「準備食」の期間が延長する場合がある

ファスティングマイスターとして私が推奨しているファスティングプログラムは、全工程で7日間かけて行ないます。

最初は、ファスティングの効果を最大限に発揮するために、「準備食」の期間を2日間過ごします。その後、「ファスティング（断食）」を3日間行なったあと、今度は胃腸の状態を元に戻すために「回復食」の期間を2日間設定しています。

もちろん、7日間のプログラム期間中、仕事や家事などは、いつもと同じように行なうことが可能です。

ファスティングを行なう3日間も、特製のファスティングドリンクを飲んでいただきますので、日常生活に必要なエネルギーは十分確保できます。

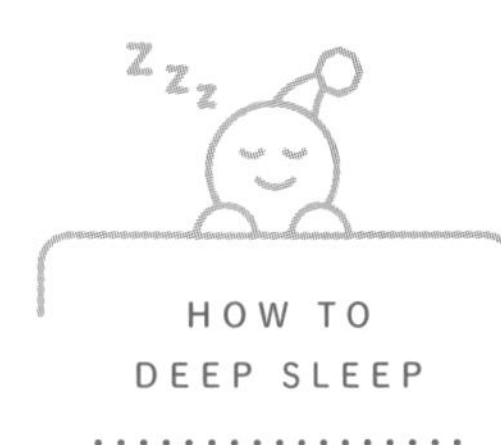

ファスティング 3

2日間の「準備食期」

では、さっそく最初の2日間の「準備食」から紹介していきましょう。
「準備食」では、次の食品を積極的にとります。

○「まごは(わ)やさしい」

これは112ページで紹介した食事です。栄養バランスのいい食事になりますので、ファスティングの準備食に最適です。

○玄米

できるだけ、白米ではなく、玄米をとるようにします。精製された白米は、摂取すると血糖値が急激に上がり、健康面で好ましくありません。

どうしても白米を食べたい場合は、雑穀を混ぜて「雑穀米」にしましょう。

○みそ汁

「まごは(わ)やさしい」の食材を手軽にとるには、みそ汁の具にするといいというお話しを113ページでしました。また、みそは発酵食品なので、腸を元気にするうえでも役立ち、準備食に適しています。

○亜麻仁油

体の「オイル交換」を行なうことも、ファスティングの重要な目的の1つです。体内の脂肪をどんどん燃やして、悪い油を外へ出すのですが、ファスティングの準備食の段階から、悪い油を入れずに、よい油をとるようにすることが望まれます。よい油の代表が、亜麻仁油です。

胃腸への負担を極力カット「準備食」の注意点

「準備食」をとるうえでの注意点もお伝えしておきます。

○20時までに食事を終える

20時以降に食事をとると、胃腸に負担がかかるので避けましょう。

仕事などの都合で、夕食を自宅でとれない場合も、20時までに済ませるようにします。「まごは（わ）やさしい」に則った食事であれば、外食でも、お弁当でも構いません。

○よく噛んで食べる

あまり噛まずにすぐ飲み込むと、これも胃腸に負担をかけます。よく噛むことで、食べものが細かく砕かれ、唾液と混ざって消化を助けます。

ファスティング中は、腸や肝臓にたくさん働いてもらうことになるので、準備食の期間中は、できるだけ内臓に負担をかけないようにします。

○腹八分目

食べすぎると、内臓が疲れた状態でファスティング３日間に突入することになります。ファスティングの主要な目的である体の「デトックス（解毒）」を十分に行なうためには、20時までに食事を終える、よく噛んで食べる、と合わせて、腹八分目を心がけましょう。

○水分は１日２リットル

水分は、ミネラルウォーターを１日２リットルとります。２リットルと聞いて「それは無理」と思った人は、午前と午後に１リットルずつとるといいでしょう。

たとえば、５００ミリリットルの水筒にミネラルウォーターを入れ、午前中に２本飲み、午後に２本飲むようにすると、無理なく摂取できます。

ミネラルウォーターだけでは、物足りない人は、ルイボスティを飲むことをおすすめします。ルイボスティはノンカフェインのお茶で、なおかつ利尿作用がありますので、デトックス効果がより高まります。

○排便を済ませておく

ファスティングに挑戦される人は、便秘に悩んでいるケースが多くみられます。

できれば、ファスティングを始める「準備食」の段階で、排便を済ませておくことが望まれます。そのほうが、デトックスを行なううえで有利だからです。

○避けるべき食品

アルコールとカフェインは、準備食の期間中はとらないようにしてください。お酒、コーヒーのほか、紅茶、緑茶、ウーロン茶、ジャスミン茶などのお茶も、これに該当します。

肉や乳製品、卵も、高たんぱく&高脂肪食品で、腸内に悪玉菌を増やして腸内環境を悪くするので避けましょう。

また、市販の加工食品も、人工甘味料や食品添加物など、体に好ましくないものが含まれていますので避けてください。

ファスティング3日間は、肝臓にがんばってもらう期間になりますので、準備食期では、これらはとらないようにし、その代わりに前述の「まごは（わ）やさしい」、玄米、みそ汁、亜麻仁油をとって準備します。

薬やサプリメントも、肝臓に負担をかけます。ただし、どうしても摂取する必要のある薬については、主治医と相談し、中断または摂取するようにしてください。

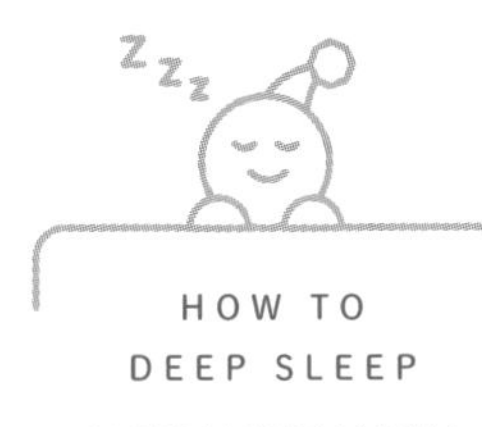

ファスティング 4

3日間の「ファスティング期」

「ファスティング期」の3日間は、ミネラルウォーター（2リットル）と、ルイボスティ、ファスティングドリンクの3つを準備してください。ミネラルウォーターは浄水器の水でも構いません。ファスティングドリンクは、当院で用意させていただきます。

まず1日目の朝一番に、コップ1～2杯の水を摂取します。これにより、腸の動きが活性化され、排便が促されます。そのあと、ファスティングドリンク320ミリリットルを、1日8回に分けてとります。ファスティングドリンクの原液40ミリリットルと水200ミリリットルを混ぜる割合が目安です。これで、日常生活に必要なエネルギーを確保できます。320ミリリットルを一気にとると、血糖値が急激に上がるので厳禁です。8回に分けることにより、血糖値を一定に保つことができ、空腹感を覚えずに済みます。飲む時間は、2時間おきを目安にとるといいでしょう。

ファスティングドリンクだけでは口寂しい人は、ルイボスティを飲みましょう。利尿作用とデトックス作用があり、香りによるリラックス効果も期待できます。

3日間の「ファスティング期」の注意点

ファスティングに関心があっても、空腹感に耐えられるかどうか、不安な人も多いと思います。実際に、1～2日目は、空腹感を訴える人が結構いらっしゃいます。

しかし実際のところ、1～2日目の空腹感は、おなかが空いているわけではなく、糖分の不足をキャッチした脳が「おなかが空いた」という信号を送ることで生じます。これに対しては、ファスティングドリンクを2時間おきに飲むことで血糖値が安定し、脳が空腹の信号を発信することはなくなります。

さらに、ファスティング3日目になると、体内の脂肪の燃焼が始まり、ケトン体という物質が脂肪の中から分泌され、脳のエネルギー源となって脳を満足させますので、空腹感を覚えることはほとんどなくなります。

また、ケトン体は脳の満腹中枢を刺激するため、空腹感がなくなります。

私自身、定期的にファスティングを行なっていますが、1日目、2日目は、ファスティングドリンクをこまめに飲んで空腹感を解消し、3日目以降はケトン体のおかげで空腹感はほとんど感じることはありません。

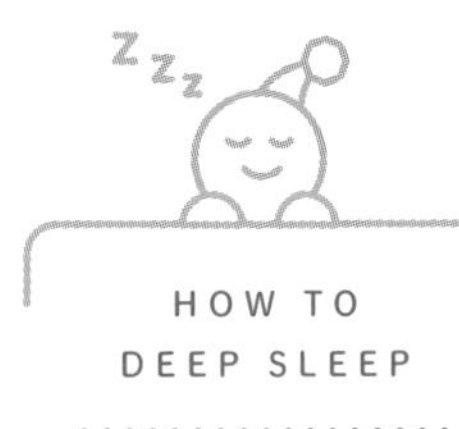

ファスティング 5

2日間の「回復食期」

3日間のファスティングが終わったら、今度は「回復食」の2日間に入ります。この2日間は、ファスティング7日間プログラムにおいて、腸の中を大掃除する最も大事な期間となります。

「準備食期」と「ファスティング期」に、体内のオイル交換を完了し、腸内環境をリセットできても、**「回復食期」に腸内環境に悪いものをとってしまうと、すべて水の泡になります。**

まず、回復食期の1日目は、朝「すっきり大根」で宿便を出すことから始めます。「すっきり大根」とは、ファスティングを終えたあと、最初に意識的にとる食事メニューです。詳しいレシピは、実践される人に個別にメールでお知らせします。

ファスティングで腸内環境を改善し、「回復食期」に「すっきり大根」で、おなかの中にたまった宿便をすべて洗い流すと、極上の爽快感が得られます。ファスティングを経験した人だけが実感できる醍醐味といえます。

ファスティングのサポートを希望の方はこちら

ファスティングに関心を持たれた人は、QRコードからサイトにアクセスしていただき、より詳細な情報をお受け取りください。

サプリメント

グレートマグネシウム

マルチミネラルビタミン（180カプセル）

ビタミンD（不活性型）（100カプセル）

オメガ3有機亜麻仁油（250ml）

ファスティングを終えると体が軽くなる

朝、宿便がすっきり出たら、味付けなしのおかゆ、または重湯をとります。ふだんなら味気ない食事に思えますが、ファスティング後は舌がリセットされて味覚が鋭敏になるので、おかゆが驚くほど甘く感じます。

2日目からは、梅干しを加えたおかゆと、薄味のみそ汁をとります。みそ汁に野菜を入れたり、漬物、野菜の煮物など、腸内の善玉菌のエサになる、消化のいい食材を増やしていきます。

回復食を終えた3日目以降は、やわらかめの白米とみそ汁に、漬物や野菜の煮物、フルーツのほか、亜麻仁油を加えます。

ファスティングでは、悪い油を出してオイル交換します。ですから、回復期には、よい油をとることが大切です。ただし、カロリーは高いので、回復食の1～2日目はとらず、3日目以降から亜麻仁油を摂取します。

4日目からは、肉や魚、アルコール、カフェインなどすべて解禁になります。添加物の多い加工食品などは、ファスティングに関係なく、日常的に避けることが賢明です。**ファスティング終了後は、体がすっきりして軽くなり、自然と体に悪いものは入れたくないという感覚になります。**

おわりに

本書を最後までお読みいただき、ありがとうございました。パート1のストレッチをやってみて、いかがでしたでしょうか。

姿勢の話になると、スマートフォンばかりが悪者にされがちですが、それ以外でも、日常生活のさまざまな場面で、悪い姿勢になる場面は多々あります。

ふだんデスクワークの人は、いくら正しい姿勢を意識しても、座っている時点で股関節が曲がっていますので、決していい姿勢ではありません。

家の中でも、前かがみの姿勢をせずに、家事や育児をこなすことは不可能です。

つまり、一日中、正しい姿勢を意識することは、現実的ではありません。

生活習慣も同様です。朝起きたときから夜寝るまでの「正しい過ごし方」をパート2で紹介しました。

ですが、夕食の時間が深夜になることもあるでしょう。お風呂から出たあとにビールを飲んで、家族や友人とわいわい賑やかに過ごしたい日もあるでしょう。

そのたびに、「ああ、また悪い姿勢になってしまった」「今日はよくない過ごし方をしてしまった」とネガティブに考えると、それがストレスになって、逆に、眠りの質を下げてしまうことも。

悪い姿勢になったと感じたら、その日のうちにストレッチでリカバリーする。あるいは、寝る時間が遅くなって、朝の目覚めがよくなかったら、その日は早めに帰宅して、お風呂でリラックスし、眠りの質を取り戻す。そうした柔軟な考え方で対応をしていくほうが長続きします。

最も大切なのは、ストレッチや正しい生活習慣を自然に習慣化していくことです。たとえできない日があったとしても、無理のない範囲で、意識して続けるようにしてみてください。

そのうちに慣れてくると、「やる」ことが当たり前になって、「やらない」と一日が終わらないし、始まらないという感覚になってきます。

そこまでいけば、眠りの質は格段によくなり、副腎疲労とは無縁の体になっていることでしょう。

迫田和也　さこだ　かずや

治療家。整体院「和-KAZU-」院長。慢性腰痛患者の「痛みの根治」を目指し、15年間で5万人に治療を行い、"腰痛バスター"の異名を持つ。その施術効果は評判を呼び、日本全国はもとより、海外からも施術を受けに訪れる患者が後を絶たない。ファスティングマイスター、健康美容食育士の資格を持ち、ファスティングダイエットのサポートや食事療法などの指導も行っている。施術を受けられない人のために開設したYouTubeチャンネル「Kazuya Sakoda」は、登録者数44万人を超える(2021年8月現在)。著書に『10秒押すだけ! 痛みを治す最強の整体』(KADOKAWA)がある。

パート3監修：ナチュラルアートクリニック(四ツ谷)院長　御川安仁

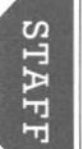

デザイン　**鈴木大輔・仲條世菜**(ソウルデザイン)　撮影　**岡戸雅樹**
カバー写真　BartekSzewczyk/Getty Images　イラスト　**細川夏子**

参考文献
『スタンフォード式 最高の睡眠』西野精治(サンマーク出版)
『疲れがとれない原因は副腎が9割』御川安仁(フォレスト出版)

驚くほどぐっすり眠れる！ 1分熟睡ストレッチ

2021年10月5日　第1版第1刷発行

著者 ……………………… **迫田和也**
発行者 …………………… **岡　修平**
発行所 …………………… **株式会社PHPエディターズ・グループ**
〒135-0061　東京都江東区豊洲5-6-52
☎03-6204-2931
http://www.peg.co.jp/
発売元 …………………… **株式会社PHP研究所**
東京本部　〒135-8137　江東区豊洲5-6-52
普及部　☎03-3520-9630
京都本部　〒601-8411　京都市南区西九条北ノ内町11
PHP INTERFACE　https://www.php.co.jp/
印刷・製本所 ………… **凸版印刷株式会社**

ISBN978-4-569-85021-4

公立幼稚園教諭・保育士採用試験対策シリーズ

2025年度

専門試験

幼稚園教諭・保育士（認定こども園）

長岡京市・八幡市・京田辺市

協同教育研究会 編

本書には，保育士採用試験を徹底的に分析したうえで，ポイント，演習問題，解説を掲載しています。また，演習問題には，以下のように5段階で難易度を示しています。問題に取り組む際の参考にしてください。

難易度	
■□□□□	非常にやさしい
■■□□□	やさしい
■■■□□	普通
■■■■□	難しい
■■■■■	非常に難しい

本書に掲載されている資料や法令文の標記・基準は，2024年2月現在の情報を掲載しています。

まえがき

本書は，長岡京市・八幡市・京田辺市の公立幼稚園教諭・保育士(認定こども園)採用試験を受験する人のために編集されたものである。

保育士は，0歳から小学校就学までの乳児・幼児に対して，年齢に応じた指導を行うことをその職務とする。具体的には，健康状態のチェック，遊び，絵画，音楽や運動など，心身の発達を伸ばす保育を行うものである。その他には，環境整備（清掃を含む），園児の行動記録など，仕事の範囲は多岐に渡る。

保育士試験は，その職務を全うできる有為な人材を，幅広い範囲から登用するために，公務員試験の原則に則り，公開平等の原則によって実施される。すなわち，一定の基準点に達すれば合格する資格試験とは根本的に違い，有資格者であれば，誰にでも門戸が開かれた選抜競争試験である。そのため毎年，多数の人が受験している人気職種である。

このような保育士という職務の重要性を鑑み，激烈な関門を突破するためには，まず自分の適性・素養を確かめると同時に，試験内容を十分に研究して対策を講じておく必要があろう。

本書はその必要性に応え，公立保育士採用試験で出題される「専門試験」，「論作文試験」，「面接試験」について，最近の出題傾向を徹底分析した上で，ポイント，問題と解説などを加えたものである。これによって短期間で学習効果が現れ，自信をもって試験に臨むことができよう。

公立保育士をめざす方々が本書を十分活用され，難関を突破して目標を達成されることを心からお祈りする。

協同教育研究会

＊目次＊

第1章

長岡京市・八幡市・京田辺市の公立幼稚園教諭・保育士（認定こども園）

試験概要

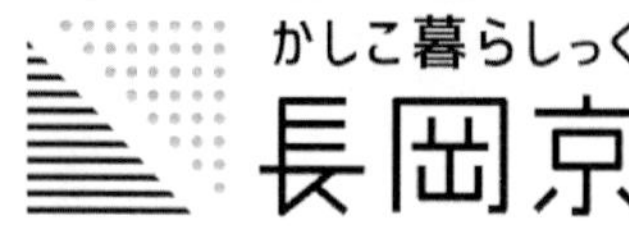

令和５年度 長岡京市 職員採用試験案内

【募集職種】

◇ 事務Ⅰ　　９名
◇ 事務Ⅱ　(障がい者)　１名
◇ 土木技師　１名
◇ 保健師　　１名
◇ 保育士　　１名
◇ 栄養士　　１名

一次試験日：令和5年9月17日（日）
受付会場：長岡京市役所 新庁舎4階 会議室402
受付期間：令和5年8月14日（月）～8月20日（日）
（注意）受付は本人持参のみ。郵送、代理人提出は不可。

※ 状況により、試験の実施方法等が変更になる場合があります。
その場合は長岡京市ホームページでお知らせします。

問い合わせ先
長岡京市　対話推進部　職員課　人事給与・人材育成担当
〒617-8501　京都府長岡京市開田一丁目１番１号
電話　０７５－９５１－２１２１（市役所代表）
電話　０７５－９５５－９６６２（職員課直通）
電話　０７５－９５５－９５０５（職員課直通）

長岡京市職員採用試験を次のとおり行います。

1　試験職種、採用予定人員及び受験資格

<table>
<tr><th>職　種</th><th>採用予定
人　員</th><th>受　験　資　格</th></tr>
<tr><td>事　務　I</td><td>9名</td><td>次の最終学歴に該当する人で、卒業又は令和６年３月までに卒業見込みの人
◇大　　学（平成１０年4月2日から平成１４年4月1日生まれ）
◇短期大学（平成１２年4月2日から平成１６年4月1日生まれ）
◇高等学校（平成１４年4月2日から平成１８年4月1日生まれ）</td></tr>
<tr><td>事　務　II
(障がい者対象)</td><td>1名</td><td>次の①～③のすべての要件に該当する人
①平成５年４月２日から平成１８年４月１日までに生まれた人
②学歴は問わないが、学校教育法による高等学校卒業程度以上の学力を有する人
③次のいずれかに該当する人
ア　身体障害者手帳の交付を受けている人
イ　都道府県知事又は政令指定都市市長が発行する療育手帳等の交付を受けている人
ウ　精神障害者保健福祉手帳の交付を受けている人</td></tr>
<tr><td>土木技師 I</td><td rowspan="2">1名</td><td>次の最終学歴に該当する人で、高等学校以上の土木専門課程を、卒業又は令和６年３月までに卒業見込みの人
◇大　　学（平成　５年４月２日から平成１４年４月１日生まれ）
◇短期大学（平成　７年４月２日から平成１６年４月１日生まれ）
◇高等学校（平成　９年４月２日から平成１８年４月１日生まれ）</td></tr>
<tr><td>土木技師 II
(社会人経験者)</td><td>昭和５３年４月２日以降に生まれた高等学校以上の土木専門課程を卒業した人で、民間企業等で土木に関する職務経験が８年以上ある人</td></tr>
<tr><td>保　健　師</td><td>1名</td><td>平成５年４月２日以降に生まれた人で、保健師免許を有する人、又は採用までに免許取得見込みの人</td></tr>
<tr><td>保　育　士</td><td>1名</td><td>平成５年４月２日以降に生まれた人で、保育士登録を受けている人、又は採用までに登録見込みの人</td></tr>
<tr><td>栄　養　士</td><td>1名</td><td>平成5年４月２日以降に生まれた人で、管理栄養士免許を有する人</td></tr>
</table>

（注意）

1. 地方公務員法第１６条に該当する方は受験することができません。
2. 「大学」「短期大学」「高等学校」とは、学校教育法による学校をいい、「高等専門学校」は「短期大学」とみなします。また、各学校を卒業もしくは卒業見込みである人が、別の学校の卒業資格で受験することはできません。なお、大学院修了者の受験区分は「大学」となります（「大学院」の受験区分はありません）。

3．「事務Ｉ」の「高等学校」は、最終学歴が中学卒（高等学校卒業程度の学力を有する人で平成１４年４月２日から平成１８年４月１日生まれの人）の場合も受験可能です。
4．「事務Ⅱ」の精神障害者保健福祉手帳には、有効期限があります。有効期限の更新手続には時間を要しますので、御注意ください。
5．「保健師」「保育士」の資格取得見込みでこの試験に合格した人が、資格取得できなかった場合は、採用を取り消します。

2　試験制度の概要

長岡京市では、幅広く優秀な人材を求めるため、企業などで実績の多い**「SPI3（総合能力試験）」**を導入しています。**一般的な公務員試験対策を必要としないため、公務員志望の方だけでなく、民間企業志望の方も広く受験することができます。**※事務Ⅱ（障がい者対象）はSPI３若しくは同程度の総合能力試験を行います。

また、「SPI３（総合能力試験）」以外に小論文や集団討論による試験、専門職では専門試験や実技試験を実施し、最終試験では個別面接による口述試験を実施します。

※状況により変更になる場合があります。

3 第１次試験

(1) 試験の方法

職種	試験科目
事務Ⅰ	基礎能力試験、小論文
事務Ⅱ	基礎能力試験、小論文、適性検査
土木技師Ⅰ・Ⅱ 保健師 栄養士	基礎能力試験、小論文、専門試験、適性検査
保育士	基礎能力試験、小論文、専門試験

試験科目		内容
基礎能力試験		基礎的知識・能力についての試験 （指定した科目についての学力を問うものではありませんので、事前の試験対策は必要としません。）
小論文		与えられた課題について文章による表現力、構成力及び課題に対する思考力をみる試験 （第２次試験の合否判定に使用します。）
適性検査		職務の適性についての検査
専門試験		その職に必要な専門知識についての試験
	土木技師（大卒・短卒）	数学・物理、応用力学、水理学、土質工学、測量、土木計画（都市計画を含む。）、材料・施工
	土木技師（高卒）	数学・物理・情報技術基礎、土木基礎力学（構造力学、水理学、土質力学）、土木構造設計、測量、社会基盤工学、土木施工
	保健師	公衆衛生看護学、疫学、保健統計学、保健医療福祉行政論
	保育士	社会福祉、子ども家庭福祉（社会的養護を含む。）、保育の心理学、保育原理・保育内容、子どもの保健 ＊障がい児保育については、上記のいずれかの分野で出題することがあります。
	栄養士	社会生活と健康、人体の構造と機能、食品と衛生、栄養と健康、栄養の指導、給食の運営

(2) 日　時　・　場　所

令和５年９月１７日（日）午前9時30分から

（受付：午前8時45分から午前9時20分までの間に受付を済ませてください。）

「学校法人　YIC学院　<専> YIC京都工科自動車大学校」で実施します。

（最終頁の会場案内図をご覧ください。）

(3) 試験終了予定時刻

◆事務Ⅰ・・・・・・・・・・・・・・・・・・・・・・・・・・・・・・午後０時４０分頃
◆事務Ⅱ（障がい者対象）・・・・・・・・・・・・・・・・・・・・・・午後２時２０分頃
◆土木技師（高卒）・・・・・・・・・・・・・・・・・・・・・・・・・午後４時１５分頃
◆土木技師（大卒・短卒）・・・・・・・・・・・・・・・・・・・・・・午後４時４５分頃
◆保健師・栄養士・・・・・・・・・・・・・・・・・・・・・・・・・・午後４時１５分頃
◆保育士・・・・・・・・・・・・・・・・・・・・・・・・・・・・・・午後３時１５分頃

※事務Ⅱ、土木技師、保健師、保育士、栄養士の受験者は昼食を各自で用意してください。
※状況により変更になる場合があります。

4　第２次試験

(1) 試　験　の　方　法

職　種	試　験　科　目
事　務　Ⅰ	集団討論、適性検査
事　務　Ⅱ	個別面接
土木技師Ⅰ・Ⅱ 保健師・栄養士	個別面接
保　育　士	実技試験、適性検査

試験科目	内　容
集　団　討　論	４～８人程度のグループで指示したテーマについて討論します。
適　性　検　査	職務の適性についての検査
個　別　面　接	個別面接による口述試験
実　技　試　験	その職に必要な実技能力についての試験

(2) 日　時　・　場　所

第１次試験実施日に発表するとともに、第１次試験合格者に通知します。

（令和５年１０月中に実施予定）

※状況により変更になる場合があります。

5　第３次試験

(1) 試　験　の　方　法

職　種	試　験　科　目
事　務　Ⅰ	個別面接
保　育　士	個別面接

※事務Ⅱ・土木技師・保健師・栄養士は第３次試験はありません。

試験科目	内　容
個　別　面　接	個別面接による口述試験

(2) 日　時　・　場　所

第２次試験実施日に発表するとともに、第２次試験合格者に通知します。

（令和５年１１月中に実施予定）

※状況により変更になる場合があります。

6　最終合格者発表

令和５年１２月上旬までに通知します。

※状況により変更になる場合があります。

7　合格から採用まで

この試験に合格すると採用候補者名簿に登載され、そのうちから採用されます。

8　採用予定日

令和６年４月１日

9 待 遇

(1) 初 任 給（令和５年４月１日時点、地域手当を含む。）

職 種	大学卒	短大卒	高校卒
事務Ⅰ・Ⅱ、土木技師Ⅰ・Ⅱ 保育士・栄養士	約214,000円	約193,000円	約177,000円
保健師	約227,000円	約218,000円	−

※職務の内容や経験年数により、増減があります。
※一定基準以上の職歴等がある者については、加算する場合があります。
（例：土木技師 職務経験8年の場合・・約272,000円）

(2) 諸 手 当

扶養手当、住居手当、通勤手当、特殊勤務手当、時間外勤務手当、期末勤勉手当等が、それぞれの支給条件に応じて支給されます。

(3) 勤 務 時 間

勤務時間は１日７時間４５分（午前８時３０分から午後５時１５分、正午から午後１時まで休憩。）、完全週休２日制です。ただし、職種、勤務場所により異なる場合があります。

(4) 福 利 厚 生

京都府市町村職員共済組合から、病気、負傷、入院、出産等に対して給付を受けられるほか、住宅や物品の購入、結婚、入学等に要する資金の貸付制度があります。

また、長岡京市職員厚生会では貸付及び各種の福利厚生事業を行っています。

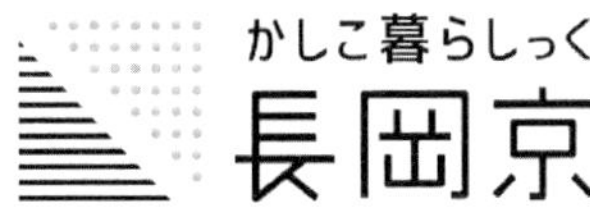

令和5年度 長岡京市
職員採用試験案内

＜ 1月試験 (保育士) ＞

申込受付：　郵送のみ

受付締切：　令和６年１月８日（月）必着

※申込受付の詳細は３ページをご覧ください。

【募集職種】

◇ 保　育　士　　３　名

問い合わせ先

長岡京市　対話推進部　職員課　人事給与・人材育成担当
〒617-8501　京都府長岡京市開田一丁目１番１号
電話　０７５－９５１－２１２１（市役所代表）
電話　０７５－９５５－９６６２（職員課直通）
電話　０７５－９５５－９５０５（職員課直通）

長岡京市職員採用試験を次のとおり行います。

1　募集職種、採用予定人員、受験資格

職種	採用予定人員	受験資格
保育士	３名	昭和６３年４月２日以降に生まれた人で、保育士登録を受けている人

（注意）地方公務員法第１６条に該当する方は受験することができません。

2　第１次試験

(1) 試験の方法

職種	試験科目
保育士	基礎能力試験、専門試験、実技試験

試験科目	内容
基礎能力試験	基礎的知識・能力についての試験 （指定した科目についての学力を問うものではありませんので、事前の試験対策は必要としません。）
専門試験	必要な専門知識についての試験 社会福祉、子ども家庭福祉（社会的養護を含む。）、保育の心理学、保育原理・保育内容、子どもの保健 ＊障がい児保育については、上記のいずれかの分野で出題することがあります。
実技試験	必要な実技能力についての試験

(2) 日時・場所

令和６年１月２１日（日）午前9時30分から

（受付：午前9時00分から午前9時20分までの間に受付を済ませてください。）

「長岡京市役所　新庁舎４階　会議室４０２」で実施します。

※昼食を各自で用意してください。　※状況により変更になる場合があります。

3　第２次試験

(1) 試　験　の　方　法

職　　種	試　　験　　科　　目
保　　育　　士	個別面接

試　験　科　目	内　　　容
個　別　面　接	個別面接による口述試験

(2) 日　時　・　場　所

第１次試験合格者に通知します。（令和６年２月中に実施予定）

※状況により変更になる場合があります。

4　最終合格者発表

令和６年３月上旬までに通知します。

※状況により変更になる場合があります。

5　合格から採用まで

この試験に合格すると採用候補者名簿に登載され、そのうちから採用されます。

6　採用予定日

令和６年４月１日　**※状況により変更になる場合があります。**

長岡京市の自治体情報

第２期長岡京市子ども・子育て支援事業計画【概要版】

令和２年３月

長岡京市

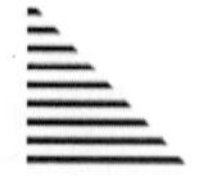

1 計画策定の背景・趣旨

核家族化の進展、地域のつながりの希薄化、児童虐待の顕在化、経済的に困難な状況にある世帯における子どもたちへの貧困の連鎖、若年層における自殺の深刻化など、子どもと家庭を取り巻く環境は大きく変化しています。

本市においては、『子ども・子育て支援法』に基づき、平成 27 年３月に『長岡京市子ども・子育て支援事業計画』を策定し、子どもの健やかな成長と子育て家庭を支援するため、保育の量的拡充や多様な保育サービスの提供、地域における子ども・子育て支援などに取り組み、次代を担う子どもたちが強く、たくましく生き抜けるよう、生まれる前から進学や就労まで、切れ目ない施策の一層の充実をはかってきました。

この度、『長岡京市子ども・子育て支援事業計画』が令和元年度で最終年度を迎えることから、引き続き計画的に施策を推進するため『第２期長岡京市子ども・子育て支援事業計画』を策定し、社会状況の変化に対応しつつ、各計画と連携しながら、子ども・子育て支援施策を総合的に推進していき、切れ目のない支援による子育て環境の充実をめざしていきます。

2 計画の位置づけ

本計画は、子ども・子育て支援法第 61 条に基づく子ども・子育て支援事業計画として、また、次世代育成支援対策推進法による「市町村行動計画」として策定するとともに、長岡京市第４次総合計画の子ども・子育てに関連する分野の部門別計画として位置づけます。

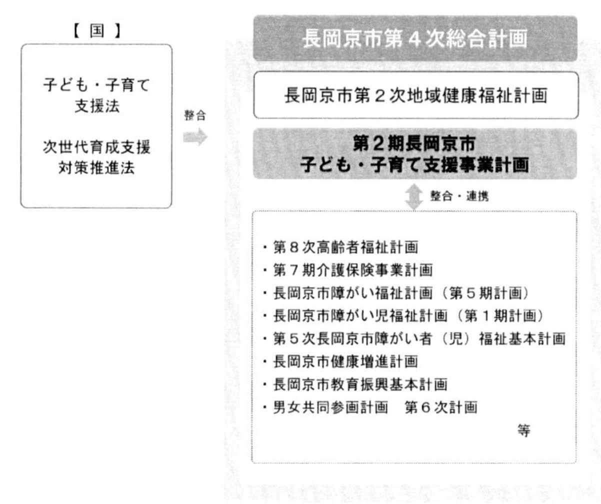

3 計画の期間

『子ども・子育て支援法』では、長岡京市は令和２年度から５年間を１期とした事業計画を定めるものとしています。本計画は、５年ごとに策定するものとされていることから、令和２年度から令和６年度までを計画期間とします。

令和２年度	令和３年度	令和４年度	令和５年度	令和６年度
第２期長岡京市子ども・子育て支援事業計画				

4 長岡京市の子どもと家庭の現状・課題

長岡京市子ども・子育て支援事業計画の基本目標ごとに本市の子どもや子育てを取り巻く課題を整理しました。

基本目標	現状	課題
子どもが健やかに育つ環境づくり	○子どもを健やかに生み育てるために、地域で子どもが遊ぶ場や機会が求められている（アンケート）	○子どもたちの生きる力の育成
子育て家庭を支える環境づくり	○身近に相談相手がいない人がいる（アンケート） ○子育てについて、多様な悩みを抱えている（アンケート）	○妊娠、出産、産後、子育ての不安が解消され、安心して子どもを生み育てることができる切れ目のない支援
子育てと仕事を両立できる環境づくり	○平成 30 年４月１日において、待機児童は 72 名とその対策が急務（市の統計） ○育児休業の取得については、母親の取得は進んでいるが、父親の取得は低い（アンケート）	○施設整備などのハード面と、保育士を始めとする人的資源の確保 ○仕事と子育ての両立に向けた、周知・啓発
子育てを社会で支える環境づくり	○子育てへの不安を抱える保護者が多くいる（アンケート） ○子どものしつけについての悩みがみられる（アンケート） ○身近に協力者がいない保護者の割合は１割半ば（アンケート）	○情報提供及び相談業務の充実 ○子どもの虐待を発見した際に、速やかに通告し連携、支援できる体制の強化 ○子どものライフステージにあわせ、保健、保育、教育、福祉等が総合的に支援する仕組み

5 施策の体系

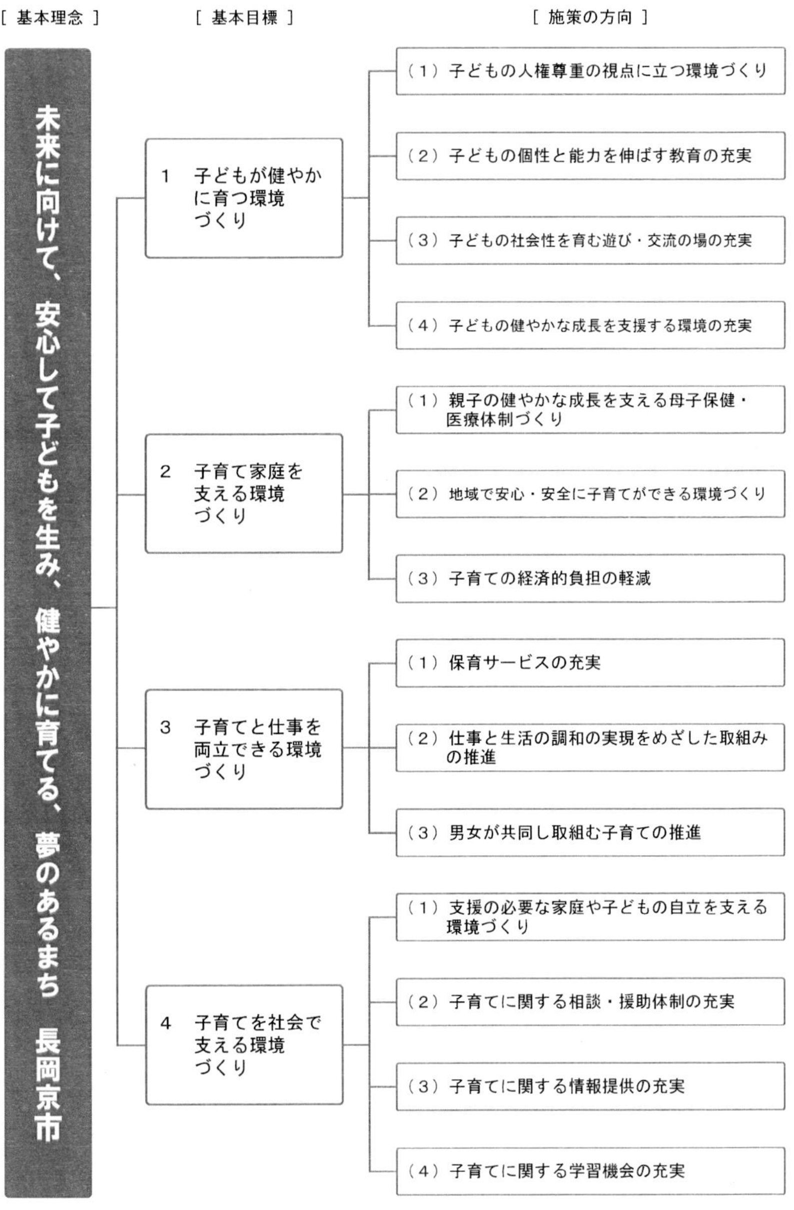
[基本理念]
[基本目標]
[施策の方向]
未来に向けて、安心して子どもを生み、健やかに育てる、夢のあるまち 長岡京市
1 子どもが健やかに育つ環境づくり
（1）子どもの人権尊重の視点に立つ環境づくり
（2）子どもの個性と能力を伸ばす教育の充実
（3）子どもの社会性を育む遊び・交流の場の充実
（4）子どもの健やかな成長を支援する環境の充実
2 子育て家庭を支える環境づくり
（1）親子の健やかな成長を支える母子保健・医療体制づくり
（2）地域で安心・安全に子育てができる環境づくり
（3）子育ての経済的負担の軽減
3 子育てと仕事を両立できる環境づくり
（1）保育サービスの充実
（2）仕事と生活の調和の実現をめざした取組みの推進
（3）男女が共同し取組む子育ての推進
4 子育てを社会で支える環境づくり
（1）支援の必要な家庭や子どもの自立を支える環境づくり
（2）子育てに関する相談・援助体制の充実
（3）子育てに関する情報提供の充実
（4）子育てに関する学習機会の充実

6 施策の展開

基本目標Ⅰ 子どもが健やかに育つ環境づくり

施策の方向（１）子どもの人権尊重の視点に立つ環境づくり

子どもの権利の趣旨について、さまざまな機会を活用し、幅広く市民への啓発を行うとともに、子どもたちが意見を発信できる機会や場を提供し、「子どもの参画」を推進していきます。

① 生命・人権を大切にする教育・保育の推進

【 主な取り組み 】
・人権・男女共同参画フォーラム、障がい者児の人権を考える市民のひろば
・人権教育・啓発推進
・発達支援保育実施事業（人権教育）

② 子どもの意見表明・意見反映の機会の提供

【 主な取り組み 】
・わたしの主張発表会

施策の方向（２）子どもの個性と能力を伸ばす教育の充実

子どもの個性と能力を伸ばす教育に積極的に取り組み、地域に開かれた専門的な教育機能を充実させます。また、特に自ら課題を発見し解決する問題解決能力、他者とのコミュニケーション能力、物事への論理的な考察力などの育成を重視します。

特別支援教育においては、共生社会、共生地域の形成に向けて、一人ひとりの子どもがその特性に合った指導を受けられるように、特別支援教育の充実を図ります。

① 地域に開かれた学校づくりの推進

地域の身近な学校教育施設の開放を積極的に進め、活動の場としてそれらを活用した事業の推進を図ります。

② 生きる力を育む学校教育の推進

【 主な取り組み 】
・英語暗唱大会、小学生アイデア作品展

③ 特別支援教育の充実

【 主な取り組み 】
・教育支援委員会

施策の方向（３）子どもの社会性を育む遊び・交流の場の充実

子どもが社会や地域に参加し、地域の中でさまざまな人や物事に触れ合い、体験や経験を重ねることによって、子どもの豊かな心を育てるよう、学習の場や機会を提供します。

① 多様な体験機会の充実

【 主な取り組み 】
・放課後子ども教室推進事業
・長岡京市少年少女発明クラブ
・子どもの読書啓発事業
・児童館各種体験学習教室事業
・やすらぎクラブ長岡京「多世代の交流」事業
・環境への意識向上推進事業
・環境都市宣言啓発推進事業
・保育所地域活動事業

② スポーツ・レクリエーション活動の充実

【 主な取り組み 】
・総合型地域スポーツクラブ育成事業

③ 遊び環境の整備・充実

【 主な取り組み 】
・児童室の一般開放
・児童館機能の充実事業
・公園緑地整備事業
・西山キャンプ場管理運営事業

施策の方向（４）子どもの健やかな成長を支援する環境の充実

若い世代が将来に夢と希望をもてるよう、職業観・勤労意識を醸成するとともに、若年無業者（ニート）やひきこもり等で悩む本人や家族に対し、それぞれの状況に応じ専門相談を実施し、就労支援の方法を一緒に考え、社会とつながるきっかけづくりや自立に向けた支援を行います。

① 子どもの自立を促す支援事業の推進

ニートや家庭に閉じこもりがちな若い世代についても、自立に向けた支援に取り組みます。

② 子どもの健全育成活動の推進

【 主な取り組み 】
・指導者育成事業
・地域で支える中学校教育支援事業
・教育支援センター事業

基本目標Ⅱ　子育て家庭を支える環境づくり

施策の方向（1）親子の健やかな成長を支える母子保健・医療体制づくり

長岡京子育てコンシェルジュにおいて、相談機能の充実を図るとともに、妊娠から出産、子育てまで、切れ目のない支援を実施します。

子どもの急病時の対応など、必要に応じて適切な医療が受けられる体制を整備するとともに、保健と医療の連携の強化を通じ、安心して子育てができる環境を整備します。

① 妊娠・出産から切れ目のない支援及び不妊治療のための支援

【 主な取り組み 】

- 子育てコンシェルジュ事業
- 妊婦健康診査事業
- Hello Baby 教室事業
- 不妊治療等の給付事業

② 母子の健康保持・増進のための支援

【 主な取り組み 】

- 新生児訪問事業
- 子育て応援教室事業
- 乳幼児健診事業
- 子育て相談会事業
- 発達相談事業
- 予防接種事業
- 産後ケア事業

③ 食育の推進

【 主な取り組み 】

- 食育推進事業

④ 歯科保健対策の充実

乳幼児期からむし歯予防に関する基礎知識の啓発・普及を推進します。

⑤ 思春期保健対策の充実

学校保健と連携し、性に関する正しい知識の啓発、喫煙や薬物の有害性などについての基礎知識の普及を図ります。

⑥ 小児医療体制の充実

親子がいつでも安心して適切な医療サービスを受けられるよう、緊急時を含めた小児医療体制の充実を図ります。

施策の方向（2）地域で安心・安全に子育てができる環境づくり

子どもや高齢者、障がいのある人（児）など市民すべてが安心して、さまざまな社会活動に参加できる環境が整ったまちを推進します。

① 子どもと子育て家庭に配慮したまちづくり

子ども連れでも安心して外出できるよう、既存の公共施設や道路の段差解消などバリアフリー化を促進します。

② 交通安全対策の推進

【 主な取り組み 】
・小学校学びの環境づくり事業　・幼児、小・中学校交通安全教育

③ 子どもと子育て家庭にとって安心・安全な居住環境づくり

居住環境については、法律等の適用を受けているひとり親世帯に対し安価な家賃の住宅が利用できるようサービス情報の提供や相談体制の充実を図ります。

④ 子どもが犯罪等にまきこまれない地域づくり

【 主な取り組み 】
・少年補導委員会事業

⑤ 災害時に強い地域づくり

子どもを含めた市民の防災意識の向上、自主防災活動の活性化を図ります。

施策の方向（3）子育ての経済的負担の軽減

子どもの医療費助成や就学前幼児教育・保育の無償化制度、児童手当等諸制度の普及促進など、子育て家庭の経済的負担の軽減を図ることにより少子化の要因を低減し、少子化の進行を抑制します。

① 医療費等の助成

【 主な取り組み 】
・子育て支援医療費助成事業　・ひとり親医療費支給事業

② 就園・就学の助成

【 主な取り組み 】

・幼児教育・保育の無償化事業
・私立幼稚園副食費の補足給付事業
・認可外保育施設利用助成事業
・私立幼稚園設備費補助事業
・私立幼稚園心身障がい児教育振興補助金事業
・小学校・中学校就学援助支援事業
・小学校・中学校就学援助支援事業（特別支援学級）

③ 各種手当等の支給

【 主な取り組み 】

・児童手当等支給事業
・障がい児福祉手当

④ 奨学金等の普及・啓発

【 主な取り組み 】

・技能修得資金等支給事業（府事業）

基本目標Ⅲ 子育てと仕事を両立できる環境づくり

施策の方向（１）保育サービスの充実（待機児童ゼロの対策）

保護者の就労状況の変化や住宅開発などによる保育ニーズの増加に対応できるよう、令和２年度に開設した定員110人規模の民間保育園に加え、100人規模の民間保育園1園の整備を進めるとともに、保育士を始めとする人的資源の確保を通して、施設の有効活用による受け入れの拡充を図るなど、ハード面とソフト面の両面から対策を講じて待機児童ゼロに向けて積極的に取り組みます。小規模保育施設の整備については、必要性を十分見極めるとともに、新たな施設を整備する際には連携施設の設定を前提とし、地域の実情を十分にふまえて支援します。

また、保護者の保育ニーズに応じた多様な教育・保育サービスを確保します。

① 保育サービスの充実

【 主な取り組み 】

・一時預かり補助事業
・延長保育事業
・発達支援保育実施事業（職員研修）
・ファミリーサポートセンター事業
・簡易保育施設補助事業
・駅前保育施設運営助成事業

② 保育所施設の計画的な整備

【 主な取り組み 】

・保育所管理運営事業
・保育所施設整備事業

③ 保育所運営に対する支援

【 主な取り組み 】

・民間保育所運営助成事業　　　　・地域型保育施設運営助成事業

④ 放課後児童対策の充実

【 主な取り組み 】

・放課後児童健全育成事業　　　　・放課後子ども教室推進事業【再掲】

施策の方向（２）仕事と生活の調和の実現をめざした取り組みの推進

働き方改革関連法「働き方改革を推進するための関係法律の整備に関する法律」を踏まえ、事業者への啓発活動などを進め、働き方の見直しを促進するとともに、ワーク・ライフ・バランスの周知や育児休業制度の利用促進に向けた啓発を行います。

① 継続就労可能な職場環境の整備のための働きかけ

男女が仕事と子育てを両立しつつ、就労の継続ができるよう、企業に対し子育てと仕事の両立、働き方改革について啓発します。また、子育てをする女性がさまざまな分野で再チャレンジできるよう相談・情報提供などの支援を推進します。

② 仕事と生活の調和（ワーク・ライフ・バランス）に関する広報・啓発（育児休業制度の利用促進）

【 主な取り組み 】

・仕事と生活の調和（ワーク・ライフ・バランス）の推進

・女性活躍推進事業

施策の方向（３）男女が共同し取り組む子育ての推進

男女共同参画意識の啓発・普及を推進するとともに、子育てに男女が共同で関わる環境を整えます。

子育てへの父親参加を促進するため、男性が家事・育児をするための意識づくりや、男性が家事・育児に参画するための学習の場やきっかけづくりに取り組みます。

① 男女共同参画に関する意識啓発、活動への支援の推進

固定的な性別役割分担意識が解消し、男女平等や、男女共同参画の意識が定着するよう、家庭教育や学校教育、生涯学習などさまざまな場面において男女平等の意識啓発を図ります。

② 男性の子育て・家庭生活への参加促進

【 主な取り組み 】
・子育て支援講座
・男女共同参画フロア運営事業

基本目標Ⅳ 子育てを社会で支える環境づくり

施策の方向（１）支援の必要な家庭や子どもの自立を支える環境づくり

支援が必要だと考えられる人が、より豊かで充実した生活が営めるよう、自立を支え、生活の安定を図るさまざまな支援の推進を通じ、ノーマライゼーションの環境を整えます。

児童虐待防止対策の一層の推進により、児童虐待のないまちをめざします。

① 児童虐待防止対策の強化と支援の必要な家庭を支える取り組みの推進

【 主な取り組み 】
・育児支援家庭訪問事業
・養育支援育児・家事援助事業
・子育て短期支援事業
・要保護児童対策地域協議会
・ペアレントプログラム（親支援プログラム）の充実
・子ども家庭総合支援拠点の整備
・ＤＶ相談、ＤＶ・児童虐待防止啓発事業

② ひとり親家庭への支援の充実

【 主な取り組み 】
・母子福祉団体補助事業
・母子家庭奨学金等支給事業（府事業）
・母子家庭及び父子家庭自立支援給付事業
・母子父子自立支援相談事業

③ 子どもの貧困対策の推進

【 主な取り組み 】
・子どもの貧困対策の推進

④ 障がい児等の療育体制の充実

【 主な取り組み 】
・障がい児等相談支援
・障がい児通所支援事業（児童福祉法）
・障がい福祉サービス（障害者総合支援法）
・地域生活支援事業
・日常生活用具・福祉機器等の給付事業
・障がい児等に対する負担軽減
・障がい児等福祉に関する情報提供
・発達支援保育実施事業

⑤ 外国人家庭の子どもへの支援の充実

さまざまな文化的、社会的背景を持つ外国人の子どもや家庭に対して、必要なサービスが利用できるよう、情報提供や相談支援の充実を図ります。

施策の方向（２）子育てに関する相談・援助体制の充実

子育てについて、身近なところで相談しやすい環境を整備するとともに、専門的または深刻な相談にも対応できるよう相談窓口の体制を充実します。

各種の相談事業についても、一人ひとりの状況を受け止め、家庭や地域の中で孤立しないように、必要な支援を行うとともに、地域でのさまざまな人や場へつながっていけるような支援を行います。

① 子育てに関する専門機関における相談機能の充実と連携の強化

【 主な取り組み 】
・子育てコンシェルジュ事業【再掲】　・家庭児童相談室
・子ども家庭総合支援拠点の整備【再掲】
・地域子育て支援拠点事業　・教育支援センター事業【再掲】

② 地域等における子育て相談支援機能の充実（地域子育て支援拠点事業の充実）

【 主な取り組み 】
・子育て支援連絡会　・地域子育て支援拠点事業【再掲】
・民間地域子育て支援センター助成事業

③ 子育て支援のためのネットワーク化の推進

【 主な取り組み 】
・市民活動応援補助金　・民間社会福祉活動振興助成
・地域福祉活動団体支援事業（民生児童委員協議会）
・地域福祉活動団体支援事業（社会福祉協議会）
・文庫連絡会補助事業　・子育てボランティア
・子育て支援活動事業（幼児家庭教育学級ぴよぴよクラブの企画運営）

施策の方向（３）子育てに関する情報提供の充実

親相互の交流や学習の機会等、さまざまな媒体の活用を通じて子育てに関する情報や知識の普及を図ることで、子育てに関する情報が得られやすい環境を整えます。

① 多様な媒体、関係機関と連携した情報提供の促進

【 主な取り組み 】
・子育て支援情報発信事業

施策の方向（４）子育てに関する学習機会の充実

家庭において、子どもの発達過程に応じ適切な子育てができるよう家庭教育に関する情報提供や相談、学習機会や、親子のきずなを深める体験・交流活動機会の充実を通じ、不安や負担を感じることなく自信をもって子育てに取り組める環境を整えます。

① 家庭教育の情報提供と機会の充実

【 主な取り組み 】
・市民講座開設事業
・ペアレントプログラム（親支援プログラム）の充実【再掲】

② 親子のふれあい体験機会の充実

【 主な取り組み 】
・子育て支援活動事業（子育てふれあいルームの開放）

③ 親意識の醸成

子どもを生み、育てることの意義と喜びを理解し、親となることの大切さを実感・学習できる機会の充実を図ります。

7 教育・保育及び地域子ども子育て支援事業の量の見込みと確保方策

（1）幼稚園、保育園及び認定こども園

区分		令和2年度	令和3年度	令和4年度	令和5年度	令和6年度
1号認定	量の見込み	862人	816人	776人	760人	742人
	確保策	862人	816人	776人	760人	742人
2号認定（教育）	量の見込み	250人	250人	250人	250人	250人
	確保策	250人	250人	250人	250人	250人
2号認定（保育）	量の見込み	1,175人	1,169人	1,172人	1,185人	1,211人
	確保策	1,257人	1,257人	1,317人	1,317人	1,317人
3号認定（0歳児）	量の見込み	140人	140人	140人	140人	140人
	確保策	163人	163人	163人	163人	163人
3号認定（1・2歳児）	量の見込み	740人	740人	745人	750人	755人
	確保策	754人	754人	794人	794人	794人

（2）地域子ども・子育て支援事業の量の見込み・確保方策

区分		令和2年度	令和3年度	令和4年度	令和5年度	令和6年度
利用者支援事業	量の見込み	1箇所	1箇所	1箇所	1箇所	1箇所
	確保策	1箇所	1箇所	1箇所	1箇所	1箇所
時間外保育事業	量の見込み	603人	597人	589人	585人	583人
	確保策	603人	597人	589人	585人	583人
放課後児童健全育成事業	量の見込み	1,068人	1,087人	1,097人	1,048人	1,015人
	確保策	1,068人	1,087人	1,097人	1,048人	1,015人
子育て短期支援事業	量の見込み	20泊数	20泊数	20泊数	20泊数	20泊数
	確保策	20泊数	20泊数	20泊数	20泊数	20泊数
乳児家庭全戸訪問事業	量の見込み	672件	663件	656件	649件	639件
	確保策	672件	663件	656件	649件	639件
養育支援訪問事業	量の見込み	261世帯	262世帯	259世帯	256世帯	253世帯
	確保策	261世帯	262世帯	259世帯	256世帯	253世帯
地域子育て支援拠点事業	量の見込み	26,974人回	27,104人回	26,843人回	26,504人回	26,178人回
	確保策	26,974人回	29,800人回	29,800人回	29,800人回	29,800人回
一時預かり（幼稚園）	量の見込み	34,000人日	33,227人日	32,676人日	32,632人日	32,751人日
	確保策	34,000人日	33,227人日	32,676人日	32,632人日	32,751人日
一時預かり（保育園）	量の見込み	4,336人日	4,295人日	4,239人日	4,209人日	4,192人日
	確保策	4,336人日	4,295人日	4,239人日	4,209人日	4,192人日
病児・病後児保育事業	量の見込み	1,300人日	1,287人日	1,270人日	1,261人日	1,256人日
	確保策	1,300人日	1,287人日	1,270人日	1,261人日	1,256人日
ファミリー・サポート・センター事業	量の見込み	1,300件	1,300件	1,300件	1,300件	1,300件
	確保策	1,300件	1,300件	1,300件	1,300件	1,300件
妊婦健康診査事業	量の見込み	8,270回	8,159回	8,073回	7,987回	7,864回
	確保策	8,270回	8,159回	8,073回	7,987回	7,864回

8 計画の推進

(1)計画の進捗管理・評価方法

計画の適切な進行管理を進めるために、ＰＤＣＡサイクルに沿って、事業を実施し、庁内関係各課を中心に主な取り組みの進行状況や施策に対する効果について評価するとともに、「長岡京市児童対策審議会(子ども・子育て会議)」にて、施策の実施状況について点検、評価し、この結果を公表するとともに、これに基づいて対策を実施するものとします。

【ＰＤＣＡサイクル】

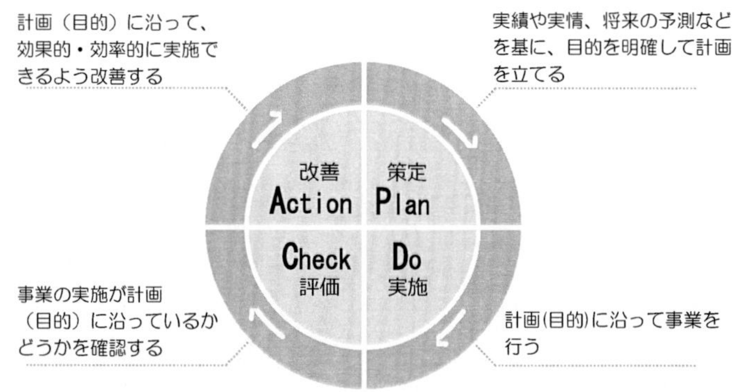
計画(目的)に沿って、
効果的・効率的に実施で
きるよう改善する
実績や実情、将来の予測など
を基に、目的を明確して計画
を立てる
改善
Action
策定
Plan
Check
評価
Do
実施
事業の実施が計画
(目的)に沿っているか
どうかを確認する
計画(目的)に沿って事業を
行う

※「ＰＤＣＡサイクル」とは、さまざまな分野・領域における品質改善や業務改善などに広く活用されているマネジメント手法で、「計画(Plan)」「実行(Do)」「評価(Check)」「改善(Act)」のプロセスを順に実施していくものです。

「第2期長岡京市子ども・子育て支援事業計画【概要版】」より

令和５年度（第１期）八幡市職員採用試験募集要項

１　試験職種、採用予定人数及び受験資格

職　　種	採用予定人数	受　　験　　資　　格
事務職Ａ（社会人経験者）	若干名	(1)　昭和４９年４月２日から平成８年４月１日に生まれた方 (2)　令和５年６月１日現在で民間企業等における正社員として、同一企業等において３年以上継続して勤務かつ合計５年以上の勤務経験がある方
		(注)　商法上の会社、民法上の法人等において、正規の会社員や団体職員、公務員として就業した期間とし、自営業、契約社員、派遣社員、アルバイト、パートタイマー等は含めません。 また、職務経験が複数の場合は、通算することができますが、同一企業等において３年以上継続して勤務経験があることを要件とします。
事務職Ｂ（手話通訳士）	若干名	(1)　昭和４２年４月２日以降に生まれた方 (2)　手話通訳士又は都道府県及び政令指定都市認定手話通訳者の資格を有する方又は令和５年９月３０日までに取得見込みの方
技師（土木）	若干名	(1)　昭和５２年４月２日以降に生まれた方 (2)　２級土木施工管理技士以上の資格を有する方又は学校教育法による高等学校、高等専門学校、大学等の土木専門課程を卒業した方又は令和５年９月３０日までに卒業見込みの方
技師（建築）	若干名	(1)　昭和５２年４月２日以降に生まれた方 (2)　２級建築士以上の資格を有する方又は学校教育法による高等学校、高等専門学校、大学等の建築専門課程を卒業した方又は令和５年９月３０日までに卒業見込みの方
幼稚園教諭 保育士	若干名	(1)　昭和５２年４月２日以降に生まれた方 (2)　幼稚園教諭免許及び保育士資格の両方を有する方又は令和５年９月３０日までに取得見込みの方
		(注)　採用職種（幼稚園教諭又は保育士等）、配属施設（幼稚園、保育園又はこども園）は採用時に決定します。 (注)　幼稚園教諭免許の更新対象となった方、更新された方は更新講習修了確認証も併せて提出してください。（令和５年９月３０日までに取得見込み可） (注)　保育士資格には、「保育士証」が必要です。（令和５年９月３０日までに取得見込み可）
保健師	若干名	(1)　昭和５２年４月２日以降に生まれた方 (2)　保健師免許を有する方

（注１）上記の受験資格にかかわらず、地方公務員法第１６条の各号に該当する方は受験できません。
（注２）上記の免許・資格を指定の期日までに取得できなかった場合や卒業できなかった場合、その他、受験資格を満たしていない場合は試験に合格されても採用することはできません。
（注３）日本国籍を有しない方は、公権力行使等の職（管理職を含む）に就くことはできません。

2　採用予定日

令和５年１０月１日～令和６年３月３１日

3　試験の日時及び場所

<table>
<tr><th colspan="2">区　　分</th><th colspan="2">日　　　　時</th><th>場　　所</th></tr>
<tr><td>第1次試験</td><td>全　職　種</td><td>7月9日(日)</td><td>午前9時１０分～正午(予定)</td><td rowspan="2">八幡市役所
又は
八幡市文化センター</td></tr>
<tr><td>第2次試験</td><td>全　職　種</td><td>8月２０日(日)</td><td>詳細は第１次試験合格者に郵送で通知します。</td></tr>
</table>

(注) 第１次試験日は、試験開始時間の１０分前までに会場にお越しください。

4　試験の方法、内容等

<table>
<tr><th colspan="2">試　験　区　分</th><th>内　容　・　対　象　職　種</th></tr>
<tr><td rowspan="3">第1次試験</td><td>教養試験</td><td>公務員として必要な一般的知識及び知能等について筆記試験を行います。（多肢選択式）
公務員試験に向けた準備をしていない民間企業志望者でも受験しやすい試験です。
【対象】事務職A、B</td></tr>
<tr><td>専門試験</td><td>専門知識や専門技術について筆記試験を行います。（多肢選択式）
【対象】技師（土木）、技師（建築）、幼稚園教諭・保育士、保健師</td></tr>
<tr><td>適性検査</td><td>職務の遂行に必要な適性について検査を行います。
【対象】事務職A、B、技師（土木）、技師（建築）、保健師</td></tr>
<tr><td rowspan="3">第2次試験</td><td>面　　接</td><td>個別面接を同日に２回行います。
【対象】全職種</td></tr>
<tr><td rowspan="2">実技試験</td><td>手話通訳に必要な能力について試験を行います。
【対象】事務職B</td></tr>
<tr><td>ピアノ演奏と絵本の読み聞かせについて試験を行います。
【対象】幼稚園教諭・保育士</td></tr>
</table>

5　合否通知等

<table>
<tr><th>区　　分</th><th colspan="2">発　表　の　時　期　及　び　方　法</th></tr>
<tr><td>第１次試験合否通知</td><td>７月下旬(予定)</td><td rowspan="2">受験者全員に郵送による文書通知を行います。</td></tr>
<tr><td>第２次試験合否通知</td><td>９月上旬(予定)</td></tr>
</table>

(注) 1．電話、メール等による合否照会にはお応えできません。
　　2．当該試験の受験資格を欠いている場合、合格を取り消します。

6　採用候補者名簿への登載及び採用

第２次試験の合格者のうち、八幡市職員採用候補者名簿への登載を希望された方は、成績上位の方から順に登載し、令和５年１０月１日以降に必要に応じて名簿登載順に採用します。名簿の登載有効期限は、令和６年３月３１日までです。（採用候補者名簿への登載は、採用を確約するものではありません）

7　受験申込みの手続き

※インターネットでの申込みはできません。

※ホームページからダウンロードした様式を使用される場合、用紙はＡ４とし、**履歴書は両面印刷**をしてください。（**両面印刷ができないときは、履歴書の表面と裏面を貼り合せて同形態**にしてください。）

※写真は申込み前６カ月以内に撮影（正面、無帽、上半身、縦４cm×横３cm）したものに限ります。
写真の裏面に氏名を記載してください。（同じ写真が計３枚必要です。）

※提出書類の記載事項の不備や書類が揃っていない場合は、受付けすることができません。
このために生じた申込みの遅延については責任を負えません。

郵送受付

受付期間	令和５年６月１日(木) ～ ６月１２日(月) 令和５年６月１２日（月）までの消印があるものに限り受付けます。
郵 送 先	〒６１４－８５０１ 八幡市八幡園内７５番地　八幡市役所政策企画部市長公室人事課 （封筒の表に「**採用試験申込書類在中**」と朱書きのうえ、必ず**簡易書留**で送付してください。）
提出書類	**①八幡市職員採用試験申込書** **②受験票、写真票**（それぞれに縦４cm×横３cmの写真を貼付したもの） **③市指定の履歴書**（縦４cm×横３cmの写真を貼付したもの） **④返信用封筒**（定形235ミリ×120ミリ）　**２通** ２通とも郵便番号、住所、氏名を明記し、うち、**１通のみに８４円分の切手**を貼り付けて提出してください。（受験票の送付に使用します。） **⑤受験資格に記載の資格を有することが証明できるもの**（資格書の写し等。ただし、卒業証明、卒業見込証明、成績証明は申込時には提出の必要はありません。なお、取得見込みの場合は、その旨と取得予定日を「資格・免許欄」に記載してください。
注意事項	・郵便事情による遅れについては、一切責任を負いませんので、余裕をもって提出してください。 ・受験票は、一定期間経過後にまとめて発送します。受験票が６月３０日（金）までに届かない場合は、人事課までお問い合わせください。

8　申込書及び履歴書の取り扱い

不合格の方で、受験申込みの際に提出いただいた履歴書及び写真票の返却を希望される方は、受験者本人が本人であることを証明する書類（受験票又は官公庁が発行する写真貼付の証明書）を持参のうえ、各試験の合否通知日から１カ月以内に人事課へお越しください。（ただし、申込書は返却できません）

また、郵送での返却を希望される方は、返信用封筒１通（定形235ﾐﾘ×120ﾐﾘ、郵便番号、住所、氏名、受験番号、申込書類の返却希望の旨を明記、84円分の切手を貼付）を各試験の合否通知日から１カ月以内に人事課へ郵送してください。（郵送料金の改定があった場合は、改定分の切手を貼付してください。）

なお、各試験の合否通知日から１カ月を経過した時点で、提出書類は廃棄処分させていただきます。

9　給与等

（1）給与は、八幡市職員の給与に関する条例等に基づき支給することになっています。初任給については次のとおりです。

（令和５年４月１日現在の基本給・月額）

区　分	大 学 卒	短 大 卒	高 校 卒	中 学 卒
全職種	１８５，２００円	１６９，８００円	１５８，９００円	１５０，１００円

・上記の額は、今後改定する場合があります。
・職歴等がある方は、その経歴に応じて初任給に加算する場合があります。
・このほか、地域手当、扶養手当、通勤手当、住居手当、期末・勤勉手当（いわゆるボーナス）等を、それぞれの支給規定に基づき支給します。

（2）福利厚生制度は、京都府市町村職員共済組合（又は公立学校共済組合）及び京都府市町村職員厚生会への加入により、各種の給付や貸付等が受けられます。

10　採用試験の問い合わせ

その他、この試験に関することは下記へお問い合わせください。

八幡市役所政策企画部市長公室人事課（市役所５階）
〒614-8501　京都府八幡市八幡園内７５
電話番号　　０７５－９８３－１７９２
ホームページ　　http://www.city.yawata.kyoto.jp/

台風などの自然災害等により、やむを得ず試験の日程・開始時刻を変更することがあります。
その場合は、八幡市ホームページでお知らせします。

八幡市の自治体情報

概要版

第2期　八幡市

子ども・子育て支援事業計画

《令和2年度～令和6年度》

みんなで　育み　育ち　支えあう
子どもにやさしいまちづくり

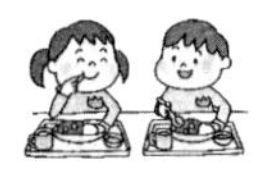

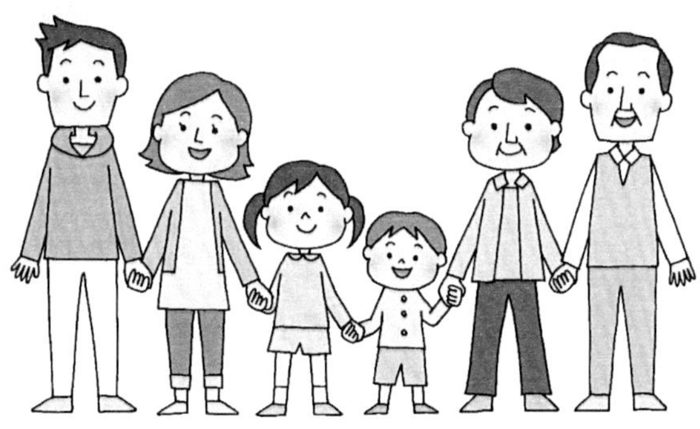

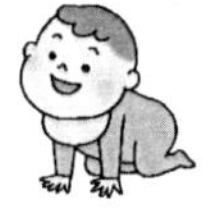

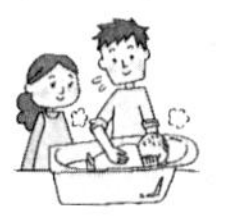

令和２年３月

八 幡 市

1 計画の概要

「八幡市子ども・子育て支援事業計画」は、本市における子育て施策の方向性や教育・保育事業や地域子育て支援事業の提供方策などについて示しています。

今回の「第2期八幡市子ども・子育て支援事業計画」は、これまでの取り組みを踏まえつつ、さまざまな子育ての不安に対応できる体制の強化や、子どもの貧困問題をはじめとした最近の課題への対応方策について示すとともに、保護者のニーズに対応できる事業提供体制を確保していくための計画とします。

2 八幡市の現状について

子どもの人口の推移と推計

子どもの人口は全体として減少傾向にあり、特に0歳と3～5歳の減少が顕著となっています。今後も減少傾向が続く見込みで、計画最終年度の令和6年度時点で0～11歳の人口は5,554人となる予想です。

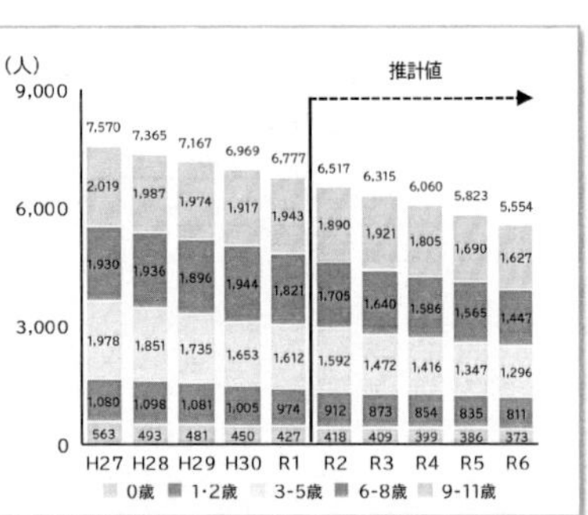

母親の就労状況

アンケート調査結果をみると、就学前児童・小学生ともに6割以上の母親が現在働いていると回答しています。前回調査よりも高くなっていることから、働く母親の数が増えていることがうかがえます。

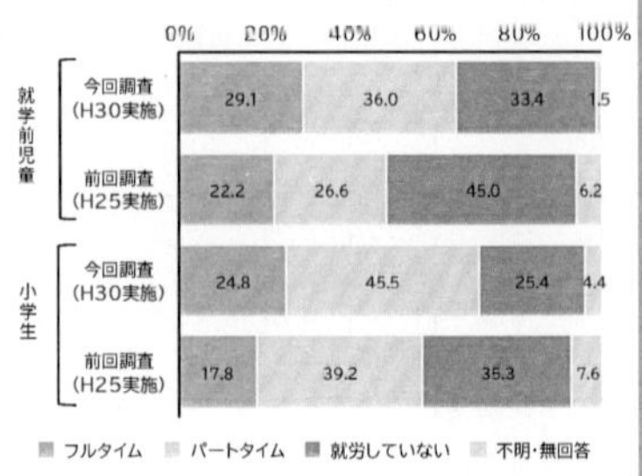

3 計画の基本的な考え方

みんなで　育み　育ち　支えあう
子どもにやさしいまちづくり

本計画では、国の基本指針や平成28年9月に制定した「八幡市子ども条例」を踏まえ、全ての子どもが幸福で健やかに育つ社会を実現するため、上掲の基本理念を定めました。

本市は、「子ども」「家庭」「地域」それぞれの視点を大切にしながら、子ども自身が未来に向かって育つとともに、親も子育てに希望を持って親として育ち、そして、子育てを社会全体で支えあう、子どもにやさしいまちづくりを目指します。

子どもの視点

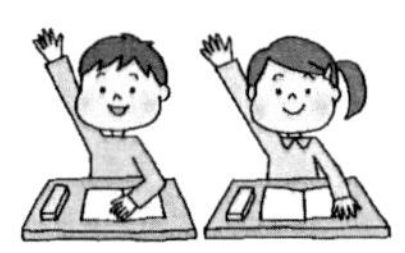

子どもの発達段階に応じた育ちの状況や一人ひとりの個性を踏まえ、全ての子どもが幸せであり、健やかに育つことのできる環境づくりを進めます。

家庭の視点

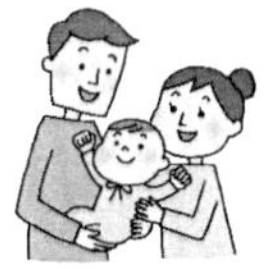

親が子育てに喜びや生きがいを感じ、親としても学んでいくとともに、家庭における子育ての不安や孤立感を和らげることのできる環境づくりを進めます。

地域の視点

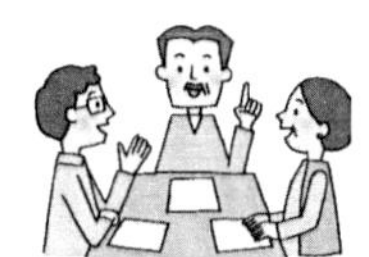

地域では、親子が地域の人々とつながりを持ち、安心感や充実感を持つことができる環境、企業においては、男女ともに子育てしながらでも働きやすい環境づくりを進めます。

4 施策の展開

《基本目標1》子どもの豊かな育ちを支える良質な教育・保育の推進

乳幼児期の重要性や特性を踏まえるとともに多様化する保育需要に対応し、親の就労や経済状況、子どもの発達の特性などに合わせた就学前教育・保育が提供できる体制を整備するとともに、保育園、幼稚園、認定こども園、学校等の連携強化や施設の改善など質的向上を図ります。

施策の方向	内容
幼児期からの一貫した教育・保育の推進	子どもたちの将来の社会的自立までを見通した長期的な視野のもとで教育を提供するために、就学前施設と小学校の相互連携をより一層充実させるとともに、集団の適正規模が確保された持続性のある施設運営体制の構築に取り組みます。
良質な教育・保育環境の整備	施設や設備の維持改修、集団の適正規模の確保や職員のスキルアップ等の環境整備に取り組むとともに、保護者の多様化するニーズに対応できるよう、一人ひとりにきめ細やかな教育機会を提供できる体制づくりを進めていきます。

《基本目標2》子ども・子育て支援の推進

全ての子育て家庭への支援を行う観点から、多様なニーズに対応できる、さまざまな支援サービスの充実を図ります。また、共働き家庭などの児童に限らず、全ての希望する児童が放課後を安心・安全に過ごし、多様な体験・活動を行うことができる場の確保に取り組みます。

施策の方向	内容
子ども・子育て支援事業の充実	身近な場所での交流や相談体制の充実に取り組み、地域全体で子育て家庭を支えるという視点のもと、子育て世代のニーズに対応するための事業の実施や、情報提供等を進めていきます。
総合的な放課後対策の推進	放課後児童クラブの質の確保を図りながら提供体制の維持に努めます。また、放課後児童クラブと放課後子ども教室の連携や、一体型事業の実施など、事業を適切に提供できる体制づくりに努めます。
子育てしやすい環境づくりの推進	子育てしやすい環境づくりを推進するため、子育て世代の経済的負担の軽減や職場環境の改善に向けた普及啓発活動に取り組むとともに、男女共同参画の考え方に基づいた啓発についても取り組んでいきます。

《基本目標3》子育て家庭を社会全体で支えるまちづくり

子ども・子育て支援は、保護者が子育てについての第一義的責任を持つという基本認識の下に、学校、地域、職域その他の地域社会のあらゆる分野の人々が、保護者を見守り、子育てに対する不安や負担、孤立感を和らげ、親としての成長を促すよう、子育て家庭を支援する社会全体の取り組みを推進します。また、子どもが快適な環境の中で生まれ育ち、のびのびと安全に活動できるよう、地域一体となった事故や犯罪から子どもを守る環境づくりを推進します。

施策の方向	内容
家庭や地域の子育て力の向上	子育て世帯が安心して子どもと向き合えるよう、地域における交流の機会や相談・情報提供の場を提供するとともに、子育て活動や学校活動の支援を通じて、地域が主体となった子育て環境のさらなる充実を図ります。
子どもの安全を守る生活環境の整備	子どもが地域で安心・安全に生活できるよう、見守り体制や生活環境の整備、交通安全教育、防犯対策の充実を推進します。また、子どもが安心して過ごせる地域づくりをめざして、公園や道路環境の整備を推進します。

《基本目標4》安心とゆとりのある子育てができる環境づくり

子どもの権利が尊重され、健やかに成長し、子どもの最善の利益が実現されるよう、子どもの視点に立った取り組みを進めます。そして、一人ひとりの子どもが健やかに成長できるよう、妊娠・出産期からの切れ目のない支援を進め、障がい、疾病、貧困、家族の状況などにより支援の必要性が高い子どもとその家族を含めた全ての子育て家庭への支援を推進します。

施策の方向	内容
配慮を要する子どもと家庭を支える環境の充実	全ての子どもの教育や保育を受ける権利を保障するため、障がい児支援や児童虐待への対応など専門的な支援を充実させるとともに、支援の必要な子どもの早期発見や早期支援の実現に向けた体制づくりを進めていきます。
安心して出産・子育てできる環境の整備	安心して妊娠・出産・子育てができるよう、適切な情報提供や助言を行うとともに、各種健診・相談や訪問事業等を通じて、出産前後の家庭へのきめ細やかなサポートを行うことで、保護者の育児負担の軽減と早期対応を図ります。
子どもの貧困対策の推進	子どもの貧困問題に対応するため、市内における貧困世帯の状況を把握するとともに、社会的孤立の防止や教育機会の提供、経済的に自立するための支援等を通じて、まち全体で貧困対策を推進していきます。

5 教育・保育及び子ども・子育て支援事業

本市では、市内全域を一つの教育・保育提供区域として設定し、現在の利用実態や今後のニーズを踏まえ、教育・保育及び地域子ども・子育て支援事業を実施します。

①教育・保育

認定区分	基準等	確保量		
		単位	R2	R6
1号認定	満3歳以上の教育のみ（保育の必要性なし）の就学前児童 対象施設：幼稚園、認定こども園	人	816	816
2号認定	満3歳以上の保育の必要性の認定を受けた就学前児童 対象施設：保育園、認定こども園	人	1,072	1,060
3号認定（0歳）	満3歳未満の保育の必要性の認定を受けた就学前児童 対象施設：保育園、認定こども園、地域型保育事業	人	140	139
3号認定（1・2歳）		人	567	560

②地域子ども・子育て支援事業

事業名	事業概要	確保量		
		単位	R2	R6
利用者支援事業	子どもや保護者が必要な支援を選択して円滑に利用できるよう、情報提供や相談・助言等を行うとともに、関係機関との連絡調整等を行う事業	か所	1	2
延長保育事業	保護者の就労形態の多様化等に伴う保育需要に対応するため、基本保育時間を延長して保育を行う事業	人	330	280
実費徴収に係る補足給付を行う事業	保護者の世帯所得の状況等を勘案して、教育・保育に必要な物品等の購入に要する費用又は行事への参加に要する費用等を助成し、市が定める基準に該当した場合に保護者の負担軽減を図るため助成を行う事業	-	-	-
多様な主体が本制度に参入することを促進するための事業	新規参入事業者に対する相談・助言等巡回支援や、私学助成（幼稚園特別支援教育経費）や障がい児保育事業の対象とならない特別な支援が必要な子どもを認定こども園で受け入れるための職員の加配を促進するための事業	-	-	-

事業名	事業概要	確保量		
		単位	R2	R6
放課後児童健全育成事業	保護者が労働等により昼間家庭にいない小学校に就学している児童に対し、授業の終了後に小学校内や児童センター等を利用して適切な遊び及び生活の場を与えて、その健全な育成を図る事業	人	932	776
子育て短期支援事業	保護者の疾病その他の理由により家庭において、子どもを養育することが一時的に困難となった場合に、児童養護施設等で一定期間、養育を行う事業	人日	44	38
乳児家庭全戸訪問事業	生後4か月までの乳児のいる全ての家庭を訪問し、子育て支援に関する情報提供や養育環境等の把握を行うほか、養育についての相談に応じ、助言その他の援助を行う事業	人	386	344
養育支援訪問事業	養育支援が特に必要であると判断した家庭に対し、保健師・助産師・家庭相談員等がその居宅を訪問し、養育に関する相談、指導、助言その他支援等を行うことにより、その家庭の適切な養育の実施を確保する事業	人	450	450
地域子育て支援拠点事業	就学前の子ども及びその保護者が気軽にいつでも自由に集い、子育て仲間と交流し、子育てに関する相談、情報提供、助言等の支援が受けられる場所を開設し、子どもの健やかな育ちを支援する事業	人回	22,104	19,644
一時預かり事業	家庭において保育を受けることが一時的に困難となった子どもについて、幼稚園、保育園、認定こども園において、一時的に預かり、必要な保育を行う事業	人日（幼稚園型）	11,308	9,283
		人日（一般型）	1,827	1,621
病児保育事業	子どもの病気が症状安定期または病気回復期にあり集団保育等が困難で、かつ保護者が就労等により家庭で保育することができない期間に、病院に付設された専用のスペースで一時的に保育を行う事業	人日	3,000	3,000
ファミリー・サポート・センター事業	育児の援助を受けたい人と行いたい人がファミリー・サポート・センターに会員として登録し、子どもの預かりや送迎等の相互援助活動を行う際に、連絡、調整を行う事業	人日	869	745
妊婦健康診査事業	妊婦の健康の保持及び増進を図るため、妊婦に対する健康診査及び妊娠期間中の適時に必要に応じた医学的検査を実施する事業	人回	4,852	4,329

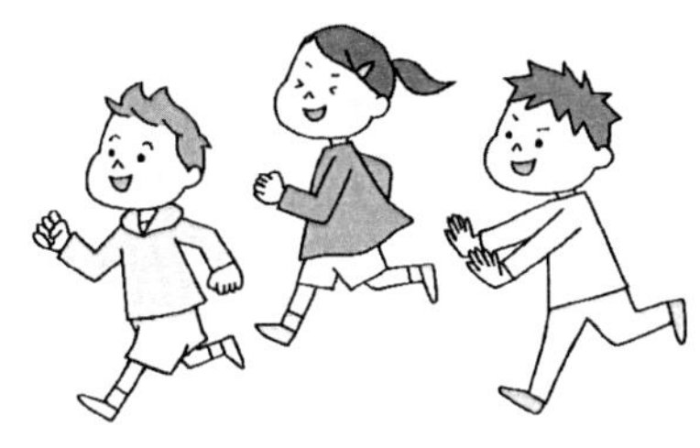

6 計画の推進に向けて

①計画の推進体制

本計画は、八幡市の子ども・子育て支援策を総合的に進める計画であり、本市の施策・事業も多岐に渡って掲載しています。そのため計画の推進にあたっては、庁内の子育て関連分野の部署だけでなく、他の関連分野の部署や関連機関との連携を図りながら、全庁的な体制のもとに計画の推進を図ります。

また、八幡市子ども・子育て会議条例に基づき、保護者、事業主代表、労働者代表、子ども・子育て支援事業従事者、学識経験者等から組織する八幡市子ども・子育て会議においても、計画の推進等について審議を行っていきます。

②計画の進捗管理・評価に向けて

計画の進捗については、八幡市役所福祉部が管理を行い、まちの現状や市民のニーズを常に把握しながら、実績や課題の整理を行うとともに、八幡市子ども・子育て会議に報告を行い、意見をいただくとともに、その結果を計画の見直しに反映することで、Plan（計画）、Do（実行）、Check（評価）、Action（改善）の４つで構成される PDCA サイクルの中で計画に基づく事業効果を高めていきます。

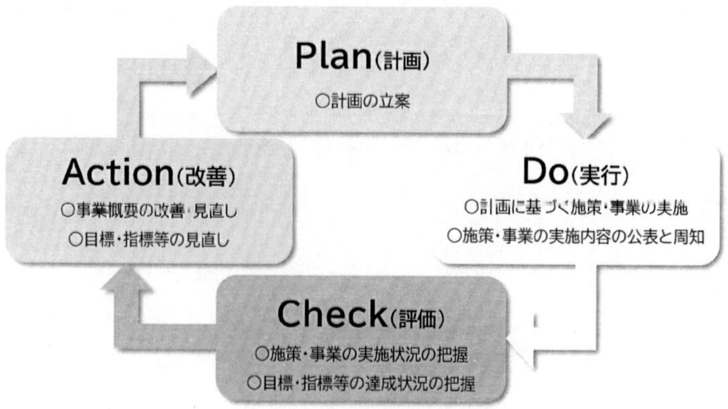

「第２期　八幡市子ども・子育て支援事業計画【概要版】」より

～京田辺市の未来を一緒に創りましょう！～

令和５年度　第１回

職員採用試験案内

第１次試験日

令和５年７月９日（日）

申込受付 令和５年６月１日（木）～６月１５日（木）

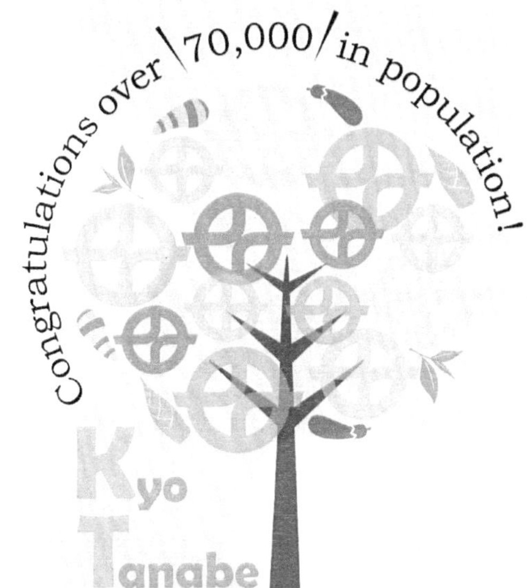

Congratulations over \70,000/ in population!
Kyo
Tanabe

京田辺市のまちづくりに熱意を持って取り組む職員を求めています!

京田辺市

京田辺市職員は、次のような職員を目指しています！

（京田辺市人材育成基本方針より）

1　高い倫理観・使命感、情熱を持ち、チームワークのとれる職員
2　積極果敢に挑戦し、未来を切り拓く職員
3　市民ニーズに敏感に反応しうる職員
4　高いコスト意識と経営感覚を備えた職員
5　自己啓発に強い意欲を持ち、仕事に積極的に取り組む職員

令和５年度第１回京田辺市職員採用試験を次のとおり実施します。

1　試験実施職種、採用予定人数及び受験資格

職　種	採用予定人　　数	受　験　資　格
事務職員	５名	平成８年４月２日以降に生まれた方
事務職員（障がい者対象）	若干名	平成５年４月２日から平成１７年４月１日までに生まれ、次のいずれかに該当する方 ・身体障害者手帳の交付を受けている方 ・療育手帳の交付を受けている方 ・精神障害者保健福祉手帳の交付を受けている方 ・児童相談所、知的障害者更生相談所、精神保健福祉センター、障害者職業センター、精神保健指定医により知的障害であると判定された方
技術職員〈土木〉	若干名	昭和６３年４月２日以降に生まれ、学校教育法による高等学校、高等専門学校、もしくは大学等で土木の専門課程を修了した方又は令和６年３月末日までに修了見込みの方
保健師	若干名	昭和５８年４月２日以降に生まれ、保健師の免許を有する方（取得見込みも含みますが採用時に免許を必要とします。）
保育士・幼稚園教諭	４名	平成５年４月２日以降に生まれ、保育士の資格と幼稚園教諭の免許の両方を有する方（取得見込みの方も含みますが、採用時に保育士証と幼稚園教諭免許状の両方を必要とします。）

【その他の要件】

○　欠格事項

全ての職種において、地方公務員法（昭和２５年法律第２６１号）第１６条の各号（禁錮以上の刑に処せられ、その執行を終わるまで又はその執行を受けることがなくなるまでの者等）のいずれかに該当する方は、受験できません。

2　試験実施日、場所及び内容

試験開催に関する情報について

・荒天時等による試験の開催状況や受験者に必要な情報につきましては、市ホームページにおいて掲載しますので、随時確認をお願いします。

⑴　第１次試験

実施日	実施場所	職　種	試験科目
令和５年 ７月９日 （日）	京田辺市役所 ほか	事務職員	教養（大学卒業程度）
		事務職員 （障がい者対象）	教養（大学卒業程度）
		技術職員 〈土木〉	基礎能力（高校卒業程度） 専門（土木：大学卒業程度）
		保健師	基礎能力（高校卒業程度） 専門（保健師）
		保育士・ 幼稚園教諭	基礎能力（高校卒業程度） 専門（保育教諭）

※申込み状況により、実施日・実施場所を変更する場合があります。

※事務職員（障がい者対象）の受験者は、第１次試験の受付時にお持ちの障がい者手帳等の写しを提出してください。

⑵　第２次試験

実施日及び実施場所	職　種	試験科目（予定）
第１次試験合格者に対して文書で通知します。（８月の土曜日、日曜日又は祝日を予定しています。）	事務職員	適性検査、記述、口述
	事務職員 （障がい者対象）	適性検査、記述、口述
	技術職員 〈土木〉	適性検査、記述、口述
	保健師	適性検査、記述、口述
	保育士・ 幼稚園教諭	適性検査、記述、口述、実技

⑶　第３次試験

実施日及び実施場所	職　種	試験科目
第２次試験合格者に対して文書で通知します。（９月の土曜日、日曜日又は祝日を予定しています。）	全職種	個別面接

試験科目		内　容
教養試験		公務員として必要な知識及び能力
基礎能力試験		基礎的な知識及び能力 **※事前の試験対策は不要です。**
記述		与えられた設問についての記述 ※第３次試験の面接資料に使用
専門試験	土木 （大学卒）	数学・物理、応用力学、水理学、土質工学、測量、土木計画（都市計画を含む。）、材料・施工
	保健師	公衆衛生看護学、疫学、保健統計学、保健医療福祉行政論
	保育教諭	社会福祉、子ども家庭福祉（社会的養護を含む。）、保育の心理学、教育学・教育法規、保育原理・保育内容、子どもの保健

適性検査	職務を遂行する上で必要な適性についての検査
口述	人物、意欲・姿勢、公務員としての素養など
実技	その職に必要な実技能力
個別面接	人物、意欲・姿勢、公務員としての素養など

※試験科目は一部変更することがあります。

※試験は、活字印刷文による出題及び口頭による面接により実施します。

3　試験結果の発表

それぞれの試験結果に基づき、合格・不合格を決定し、文書により受験者に通知します。

また、京田辺市役所前の掲示場に合格者の受験番号を掲示するほか、本市ホームページでも合格者の受験番号を掲示します。

4　合格から採用まで

この試験の最終合格者は、京田辺市長が作成する京田辺市職員採用候補者名簿に登載し、必要に応じ、この名簿登載者のうちから採用の決定を行います。(採用候補者名簿への登載は、採用を確約するものではありません。)

名簿登載有効期限は、令和７年３月３１日までとします。

5　採用予定日

令和６年４月１日

6　待遇

⑴　給与（令和５年６月１日現在、税込み）

○初任給（地域手当１０％を含む月額）

・大学卒者２１０，９００円　　・短大卒者１９２，８００円

・高校卒者１８０，５００円

・採用時３２歳の者（２２歳で大学卒業後、民間企業等における同業種の職務経験が継続して１０年である場合）２７０，６００円

（ただし、採用前の民間企業等での職務経験が異業種の場合は、給料の決定時に経験年数が減率されます。）

○状況に応じて、扶養手当、住居手当、通勤手当等が支給されます。

○期末・勤勉手当は、年４．４月分支給されます。（6月、１２月）

（ただし、採用１年目の６月は在職期間により支給率が減率されます。）

⑵　勤務時間等

基本的な勤務時間は１日７時間４５分、完全週休２日制です。

⑶　福利厚生

京都府市町村職員共済組合や京都府市町村職員厚生会への加入により、病気、けが、入院、結婚、出産などに対して給付金を受けられるほか、住宅や物品の購入、結婚、入学などに要する資金の貸付制度があります。

京田辺市の自治体情報

概要版

第２期
京田辺市子ども・子育て支援事業計画

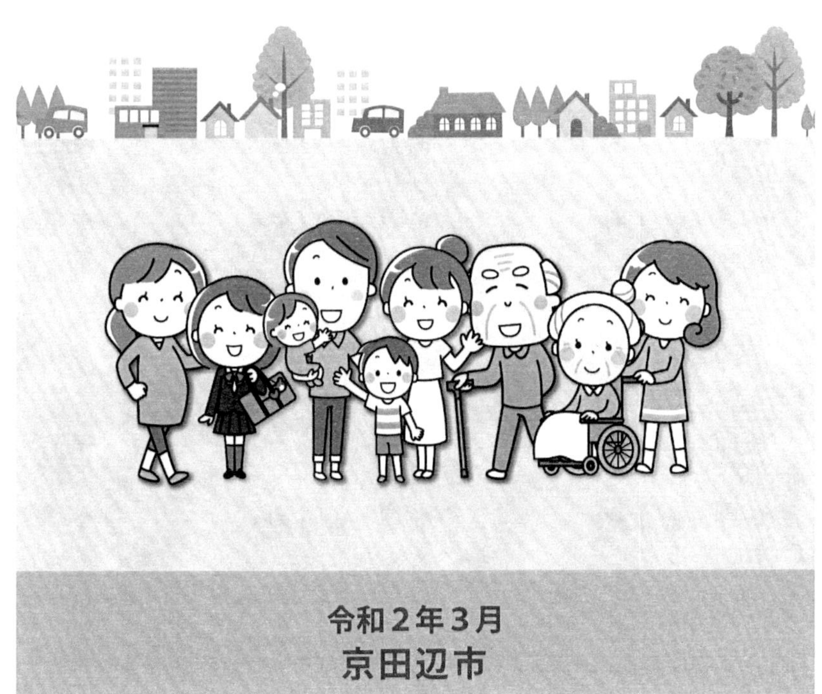

令和２年３月
京田辺市

1　計画策定の背景と趣旨

核家族化の進展、地域におけるコミュニティーの希薄化、児童虐待の顕在化、経済的に困難な状況にある世帯における子どもたちへの貧困の連鎖など、子どもと家庭を取り巻く環境は大きく変化しています。

京田辺市においては、平成 27 年 3 月に『京田辺市子ども・子育て支援事業計画』を策定し、これまで子ども・子育て支援を総合的・計画的に進めてきました。

この度、『京田辺市子ども・子育て支援事業計画』が令和元年度で最終年度を迎えることから、引き続き計画的に施策を推進するため『第２期　京田辺市子ども・子育て支援事業計画』を策定し、社会状況の変化に対応しつつ、各計画と連携しながら、子ども・子育て支援施策を総合的・計画的に推進していき、切れ目のない支援による子育て環境の充実を目指していきます。

2　計画の位置づけ

本計画は、子ども・子育て支援法第 61 条に基づく市町村子ども・子育て支援事業計画として、また、次世代育成支援対策推進法による「市町村行動計画」、子どもの貧困対策の推進に関する法律による「市町村計画」として策定するとともに、第４次京田辺市総合計画の子ども・子育てに関連する分野の部門別計画として位置づけます。

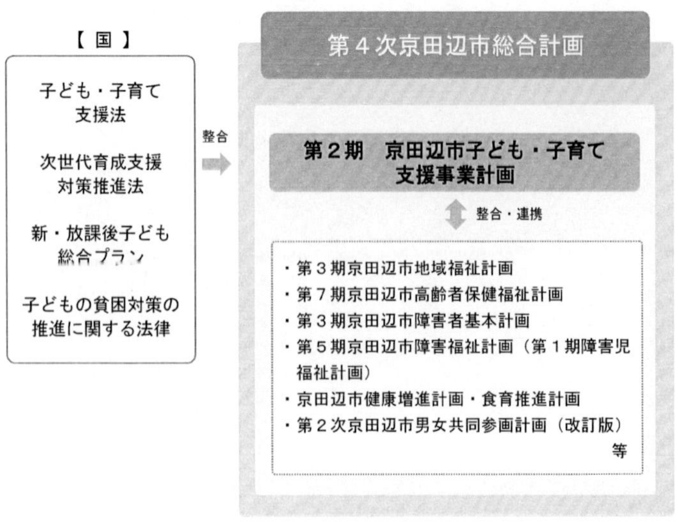

3　計画の期間

「子ども・子育て支援法」では、市町村は５年間を１期とした事業計画を定めるものとしていますので、本計画は、令和２年度から令和６年度までを計画期間とします。

4　子どもの人口の推移・推計

本市の０歳から５歳までの子どもの人口は平成 29 年以降減少しており、平成 31 年４月現在で 3,887 人となっています。特に他の年齢に比べ、０歳の減少率が高くなっています。また、今後も子どもの人口数は緩やかに減少していくと予測されます。

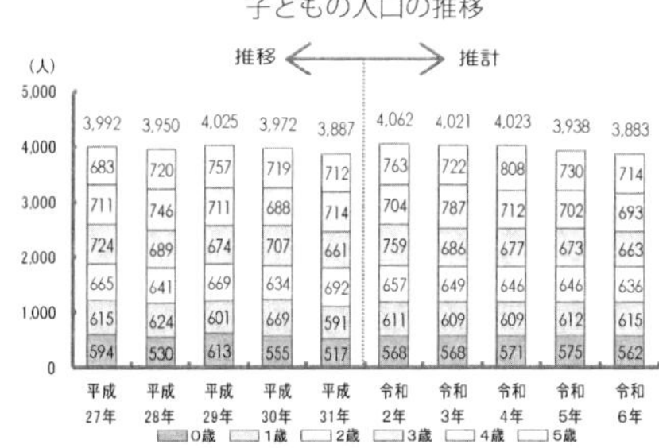

資料：住民基本台帳（各年４月１日現在）

5　基本理念

本計画では、第１期計画の基本理念「みんなで子育て 子どもきらきら 京田辺 － 子どもの輝きが、すべての市民を結ぶ －」を継承し、これからの京田辺を担う子どもたちの成長を地域とともに支え、未来に夢と希望のもてるまちをめざします。

みんなで子育て　子どもきらきら　京田辺

～ 子どもの輝きが、すべての市民を結ぶ ～

6　施策の体系

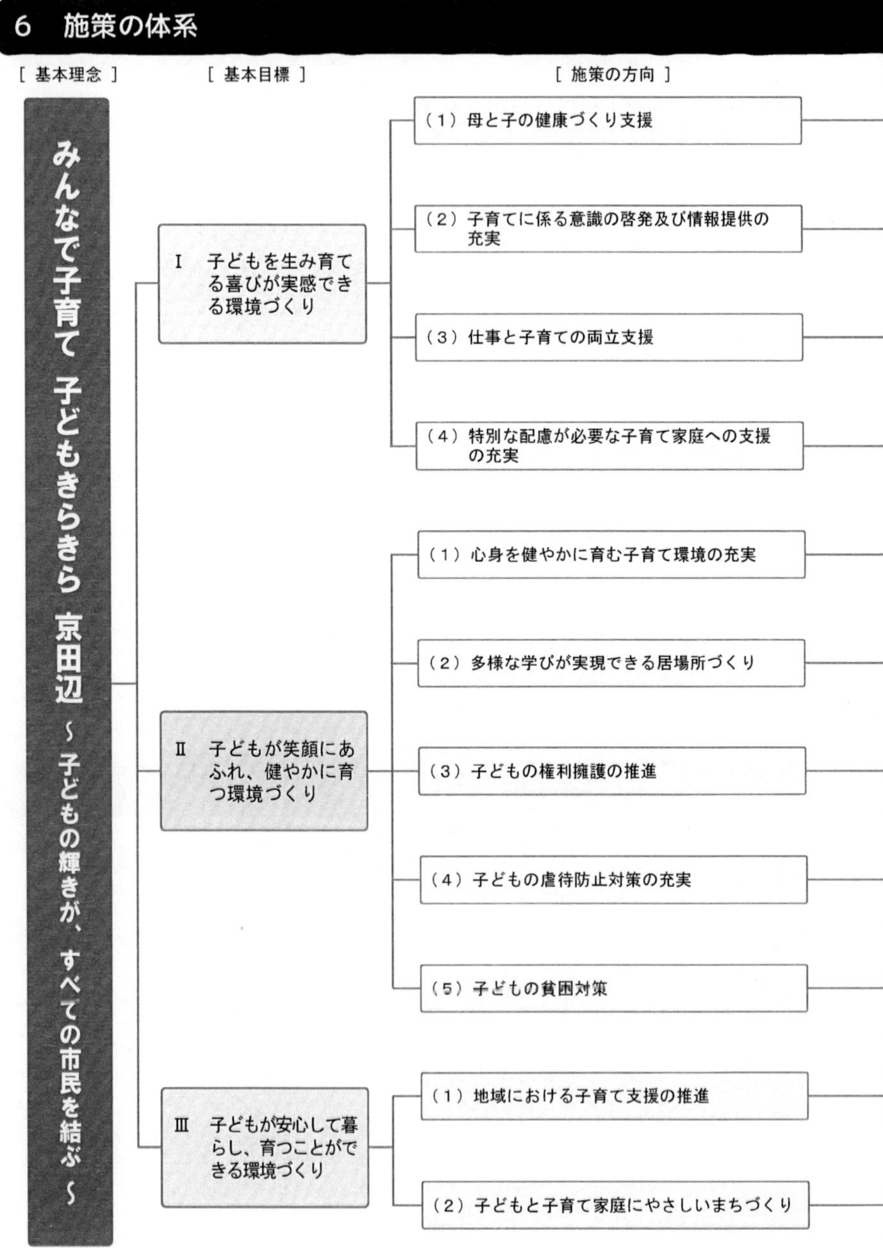
[基本理念]
[基本目標]
[施策の方向]
みんなで子育て 子どもきらきら 京田辺 ～子どもの輝きが、すべての市民を結ぶ～
Ⅰ　子どもを生み育てる喜びが実感できる環境づくり
（1）母と子の健康づくり支援
（2）子育てに係る意識の啓発及び情報提供の充実
（3）仕事と子育ての両立支援
（4）特別な配慮が必要な子育て家庭への支援の充実
Ⅱ　子どもが笑顔にあふれ、健やかに育つ環境づくり
（1）心身を健やかに育む子育て環境の充実
（2）多様な学びが実現できる居場所づくり
（3）子どもの権利擁護の推進
（4）子どもの虐待防止対策の充実
（5）子どもの貧困対策
Ⅲ　子どもが安心して暮らし、育つことができる環境づくり
（1）地域における子育て支援の推進
（2）子どもと子育て家庭にやさしいまちづくり

重点事業○子育て世代包括支援センターの運営事業　○子ども家庭総合支援拠点整備事業　○産後ケア事業　○妊婦・周産期の母子保健事業

実施事業・乳幼児期の健康診査事業　・乳幼児期の相談事業　・乳幼児期の訪問事業　・感染症予防対策の充実　・児童・生徒の健康づくり
・健康づくり事業における重点プロジェクト　・健康づくり事業における検（健）診等の実施　・子どもの発達支援事業　・医療体制の整備・充実のための働きかけ事業
・ひとり親家庭医療費助成事業　・子どもの医療費の助成　・子どもの事故防止、救急対応などの教育事業　・障がい児保育・教育などの推進

重点事業○子育て世代包括支援センターの運営事業　○地域みんなで子育て推進事業　○京田辺市男女共同参画計画に係る事業の推進
○情報発信強化事業　○子育てに係る情報提供体制の充実

実施事業・男女共同参画に係る啓発事業　・地域子育て支援事業　・将来における少子化や子育てに係る関心の喚起　・明日の親となるための子育て理解講座
・子どもの事故防止、救急対応などの教育事業　・民生児童委員・主任児童委員による相談　・子どもへの相談支援　・家庭児童相談室での相談
・事業所への啓発事業　・保育所（園）・幼稚園・こども園・学校・児童館・子育て支援拠点での相談事業　・児童虐待防止啓発事業　・子育て支援のネットワークづくり

重点事業○京田辺市男女共同参画計画に係る事業の推進　○公立中学校における給食実施事業
○市立幼保連携型認定こども園の整備事業　○民間保育園等の整備事業　○保育料の無償化　○留守家庭児童会施設の整備事業
○留守家庭児童会の推進事業　○新・放課後子ども総合プランの実施事業　○待機児童ゼロ事業

実施事業・事業所への啓発事業　・病児・病後児保育事業　・保育サービスの実施　・保育士・幼稚園教諭等の資質・専門性の向上
・保育サービスの第三者評価の実施　・苦情解決システムの整備　・施設の自主点検の継続実施　・男女共同参画に係る啓発事業　・女性相談
・ファミリー・サポート・センター事業　・小学校給食運営事業

重点事業○子育て世代包括支援センターの運営事業　○地域における子育て支援体制の充実事業
○田辺児童館・児童発達支援センターの今後のあり方検討事業　○障がい児保育事業の充実
○障がいがある児童の自立支援事業　○産後うつ啓発事業　○子ども生活・学習支援事業　○ひとり親家庭に対する相談体制の充実

実施事業・障がいがある児童の自立と社会参加促進事業　・各種健診・発達相談などにおける相談事業　・豊かな人間性を育む教育の推進　・家庭児童相談室での相談
・障がい児支援利用計画の作成事業　・障がい児施策の情報提供・啓発の実施　・障がい児保育・教育などの推進　・京田辺市障害福祉計画に係る事業の推進
・ひとり親家庭医療費助成事業　・ひとり親家庭の日常生活支援　・ひとり親家庭の各種手当の支給による支援　・ひとり親家庭の交流促進　・教育・保育費用の負担軽減
・自立促進総合対策事業

重点事業○子育て世代包括支援センターの運営事業　○保育士・幼稚園教諭等の確保事業　○子ども生活・学習支援事業

実施事業・意見発表などの機会の充実　・豊かな人間性を育む教育の推進　・安全教育の推進　・教育・保育内容の充実　・保育士・幼稚園教諭等の資質・専門性の向上
・国際化・情報化などの社会の変化に対応する教育の推進　・民生児童委員・主任児童委員への活動支援　・民生児童委員・主任児童委員による相談
・国際交流の推進　・家庭児童相談室での相談　・保育所（園）・幼稚園・こども園・学校・児童館・子育て支援拠点での相談事業　・各種手当等の支給による支援
・子どもの医療費の助成　・養育医療給付事業　・学力の充実・向上と個性を生かす教育の推進　・自然体験活動などの促進　・絵本にふれる機会の充実
・児童館事業の推進

重点事業○同志社大学等と連携した子どもの学びの機会づくり　○放課後子ども教室　○子どもの居場所づくりの推進事業

実施事業・各種教室・大会などの実施　・児童館等での子育て拠点事業　・スポーツクラブなどの育成　・地域組織によるスポーツの推進　・生涯学習人材バンク
・地域伝統的体験学習の推進　・子ども会育成事業の推進

重点事業○ＬＧＢＴへの理解促進事業　・○京田辺市“生きる”支援計画に基づく事業の推進

実施事業・障がいがある児童の自立と社会参加促進事業　・人権意識の高揚　・「生きる」という教育の実施　・いじめ防止対策の充実
・不登校児童に対するネットワークの構築　・障がい児保育・教育などの推進　・子どもの権利、児童福祉の理念の周知　・人権教育の充実　・乳幼児期の訪問事業
・民生児童委員・主任児童委員への活動支援　・女性相談　・外国人が住みやすいまちづくりの推進

重点事業○子育て世代包括支援センターの運営事業　○子ども家庭総合支援拠点整備事業　○要保護児童対策地域協議会の機能強化

実施事業・家庭児童相談室での相談　・乳幼児期の健康診査事業　・乳幼児期の訪問事業　・豊かな人間性を育む教育の推進　・乳幼児期の相談事業
・保育所（園）・幼稚園・こども園・学校・児童館・子育て支援拠点での相談事業　・民生児童委員・主任児童委員による相談　・女性相談　・児童虐待防止啓発事業

重点事業○仕事とくらしの相談室「ぷらす」による相談事業　○子ども生活・学習支援事業　○くらしサポート資金による貸付事業

実施事業・教育の支援　・生活の安定に資するための支援　・保護者に対する職業生活の安定と向上に資するための就労の支援　・経済的支援

重点事業○大学生等による子どもの多様な学びの機会提供に対する支援　○高齢者いきいきポイント事業
○子どもの居場所づくりの推進事業　○地域における子育て支援体制の充実事業

実施事業・地域伝統的体験学習の推進　・子ども会育成事業の推進　・市民活動の推進　・育児サークルの支援　・地域に開かれた保育事業の推進
・学力の充実・向上と個性を生かす教育の推進　・子ども・子育て支援事業計画に係る事業の推進　・保育・教育内容の充実　・平和推進事業　・児童館事業の推進

重点事業○インフラ長寿命化計画策定事業　○市立幼保連携型認定こども園の整備事業　○通学・通園路の安全対策事業
○公園の新設・整備事業　○園庭改善プロジェクト　○自転車の乗り方教室

実施事業・自然体験活動などの促進　・京田辺市環境基本計画に基づく総合的な環境施策の充実　・水辺の散策路環境整備事業の推進　・緑化の推進
・地域の防犯パトロールへの支援　・学校施設のバリアフリー化　・子どもの事故防止、救急対応などの教育事業　・循環型社会の構築　・交通安全対策の充実
・喫煙・受動喫煙防止事業　・地域での防犯対策の充実　・子ども連絡網の活用　・警察による交通安全教室の開催　・京田辺市バリアフリー基本構想の実施
・福祉のまちづくりの推進

7　教育・保育の量の見込みと確保方策

１号認定子ども（３歳以上教育希望＝従来の幼稚園枠）については、既存の市立幼稚園、私立幼稚園及び幼保連携型認定こども園により受入れを図ります。また、市立幼稚園の幼保連携型認定こども園への移行などによって施設定員の適正化を図ります。

２号認定子ども（３歳以上保育が必要＝従来の保育所枠）及び３号認定子ども（３歳未満保育が必要＝従来の保育所枠）については、既存の市立保育所、私立保育園、幼保連携型認定こども園及び企業主導型保育事業所の地域枠（※１）に加え、保育所等の新設及び市立幼稚園の幼保連携型認定こども園への移行による施設定員の増により受入れを図ります。

なお、各年度に生じる不足分については、保育所（園）及び幼保連携型認定こども園における利用定員の弾力化や広域入所（※２）によって対応し、待機児童を生じさせないように努めます。

※１　従業員以外の地域住民が利用できる定員枠　　※２　住居地以外の市町村に所在する保育所等への入所

	令和２年度					令和３年度				
	１号	２号		３号		１号	２号		３号	
	３歳以上教育希望	３歳以上保育が必要		１・２歳保育が必要	０歳保育が必要	３歳以上教育希望	３歳以上保育が必要		１・２歳保育が必要	０歳保育が必要
		教育希望が強い	左記以外				教育希望が強い	左記以外		
ニーズ量の見込み	933人	398人	833人	578人	99人	920人	392人	834人	558人	110人
提供量	1,433人		866人	498人	101人	1,439人		926人	520人	109人

	令和４年度					令和５年度				
	１号	２号		３号		１号	２号		３号	
	３歳以上教育希望	３歳以上保育が必要		１・２歳保育が必要	０歳保育が必要	３歳以上教育希望	３歳以上保育が必要		１・２歳保育が必要	０歳保育が必要
		教育希望が強い	左記以外				教育希望が強い	左記以外		
ニーズ量の見込み	920人	392人	835人	556人	111人	882人	376人	800人	558人	112人
提供量	1,439人		926人	520人	109人	1,364人		971人	548人	115人

	令和６年度				
	１号	２号		３号	
	３歳以上教育希望	３歳以上保育が必要		１・２歳保育が必要	０歳保育が必要
		教育希望が強い	左記以外		
ニーズ量の見込み	867人	370人	787人	555人	109人
提供量	1,364人		971人	567人	115人

8　地域子ども・子育て支援事業の量の見込みと確保方策

事業	区分		推計				
			令和２年度	令和３年度	令和４年度	令和５年度	令和６年度
時間外保育事業	ニーズ量		582人	576人	576人	564人	556人
	実施箇所数		8か所	9か所	9か所	10か所	10か所
	提供量		582人	576人	576人	564人	556人
放課後児童健全育成事業（留守家庭児童会）	ニーズ量		972人	985人	981人	1,007人	1,002人
	実施箇所数		8か所	9か所	9か所	9か所	9か所
	提供量		1,129人	1,169人	1,169人	1,169人	1,169人
子育て短期支援事業（ショートステイ事業）	ニーズ量		0人	0人	0人	0人	0人
	実施箇所数		2か所	2か所	2か所	2か所	2か所
	提供量		20人	20人	20人	20人	20人
地域子育て支援拠点事業	ニーズ量		66,675人	66,312人	66,312人	66,566人	65,840人
	実施箇所数		8か所	8か所	8か所	8か所	8か所
	提供量		69,262人	69,262人	69,262人	69,262人	69,262人
幼稚園における一時預かり事業	ニーズ量		23,860人	23,527人	23,549人	22,563人	22,188人
	実施箇所数		10か所	11か所	11か所	11か所	11か所
	提供量		85,200人	86,640人	86,640人	86,640人	86,640人
保育所、ファミリー・サポート・センターなどにおける一時預かり事業	ニーズ量		5,477人	5,447人	5,447人	5,469人	5,409人
	実施箇所数		5か所	5か所	5か所	6か所	6か所
	提供量	保育所等	13,920人	13,920人	13,920人	13,920人	13,920人
		ファミリー・サポート・センター	600人	600人	600人	600人	600人
病児・病後児保育事業	病児対応型	ニーズ量	1,025人	1,020人	1,021人	1,007人	993人
		実施箇所数	2か所	2か所	2か所	2か所	2か所
		提供量	2,880人	2,880人	2,880人	2,880人	2,880人
	体調不良児対応型	実施箇所数	—	—	—	1か所	1か所
		提供量	—	—	—	—	—
子育て援助活動支援事業（ファミリー・サポート・センター）	ニーズ量		2,945人	2,972人	2,978人	3,057人	3,010人
	提供量		4,515人	4,515人	4,515人	4,515人	4,515人
利用者支援事業	特定型		1か所	1か所	1か所	1か所	1か所
	母子保健型		1か所	1か所	1か所	1か所	1か所
妊婦に対する健康診査	ニーズ値		625人	625人	628人	633人	618人
	実施箇所数		・現状のとおり、京都府医師会及び大阪府医師会の医療機関並びに京都府助産師会の助産所と契約を行う ・上記以外の医療機関に対しては、引き続き助成事業を実施する ・検査項目については、現状及び国の方向性に沿って実施する				
乳児家庭全戸訪問事業	ニーズ値		568件	568件	571件	575件	562件
	実施箇所数		引き続き「こんにちは赤ちゃん訪問事業」を継続して実施する				
養育支援訪問事業など	ニーズ値		120件	130件	140件	140件	140件
	実施箇所数		必要に応じて家庭児童相談室と連携し、養育支援訪問を実施する				

9　計画の進行管理

計画を着実に推進するため、庁内関係各課を中心に進行状況について把握するとともに、「京田辺市子ども・子育て会議」にて、施策の実施状況について点検、評価し、この結果を公表するとともに、これに基づいて施策を実施するものとします。

計画の実施状況点検のための体制

京田辺市役所
市長
経営会議
（仮称）こども施策推進プロジェクト会議
事務局：輝くこども未来室
実施状況調査
実施状況報告
関係課
市民
実施結果の公表
ニーズの把握
実施状況の報告
評価・意見等
子ども・子育て会議
・公募市民
・学識経験者
・教育関係者
・保育関係者
・子育て支援関係者等

計画を進行管理するＰＤＣＡサイクルのイメージ

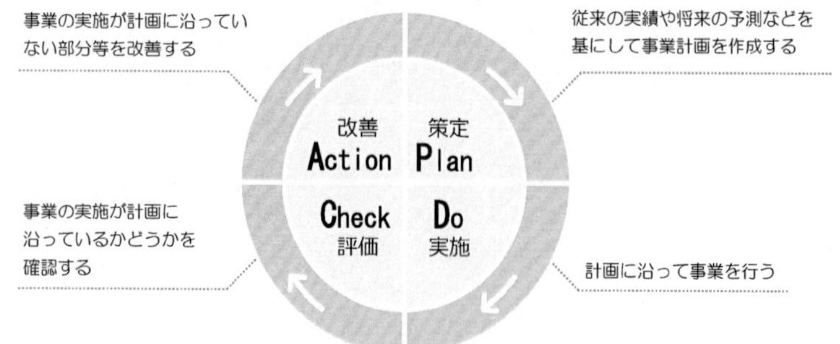
事業の実施が計画に沿っていない部分等を改善する
従来の実績や将来の予測などを基にして事業計画を作成する
改善
Action
策定
Plan
Check
評価
Do
実施
事業の実施が計画に沿っているかどうかを確認する
計画に沿って事業を行う

第２期京田辺市子ども・子育て支援事業計画　概要版
令和２年３月
発行　　京田辺市役所　輝くこども未来室
〒610-0393　　京都府京田辺市田辺 80
TEL　0774−64−1350
FAX　0774−64−1390

「第２期京田辺市子ども・子育て支援事業計画（概要版）」より

第2章

専門試験
社会福祉

POINT

1．社会福祉の意義

社会福祉とは何か

日本国憲法第25条には,「すべて国民は，**健康で文化的な最低限度の生活を営む権利**を有する」とある。この基本的人権は,すべての国民に保障される「侵すことのできない永久の権利」にして,「現在及び将来の国民に与へられる」(第11条)ものである。

社会福祉の基本理念

社会福祉は，全ての国民に対して，下記の各種の基本理念を実現する。

〈リハビリテーション〉

全ての障害者に対して，人間たるにふさわしい状態を回復することである。私たちは，障害があっても，その人らしい生き方が実現できるよう，生活全般にわたって，つまり機能障害や能力障害の可能な限りの回復と同時に，社会的不利の回復を権利として保障しなければならない。

〈ノーマライゼーション〉

全ての障害者に対して，健常者と同様に普通の生活条件・様式・環境を提供する社会を実現していくこと，誰もがごく当たり前に日常生活を送れることを目指す。

〈メインストリーミング〉

アメリカにおける障害者福祉の理念として，特に1950年代の教育現場で起こった障害があるために教育の「本流」(mainstream)からはずされることがあってはならないとする考え方である。つまり,「心身に障害のある子どもを可能な限り制約の少ない環境の中で障害のない子どもと共に教育しようという動き」である。

〈自立生活運動〉

重度の障害者が主体となって，1970年代に展開された障害者の新しい体系的な自立論であり，社会的影響力をもった思想でもある。新しい自立観は,自立困難とされた重度の障害者までもその主たる対象として含み得るような体系的な自立概念を提起した。

〈インクルージョン〉

障害者(障害児を含む)，つまり特別なニーズをもつ人びとの教育を実現するために必要とされる基本理念。障害者のみならず，特別な教育的ニーズをもつ人びとをも「包含」できるような学校を創設し，そうした学校を含む社会のあり方の基本理念となっているのがインクルージョンである。

〈QOL(quality of life)〉

生活の質ともいう。自分らしい生活や人生の満足感を高めることであり，より良い生活に焦点をあてた考え方のこと。

〈ウェルビーイング〉

「個人の権利を保障し，自己実現を目指し，理想的な目標として掲げる福祉」を意味する。「ウェルフェア」が救貧的・慈恵的・恩恵的な思想を背景とし，社会的弱者への制度や援助観を指すのに使用されるのに対して，「ウェルビーイング」は，QOLの豊かさを示す概念としてウェルフェアよりも充実している。

2. 社会福祉の制度と法体系

社会福祉関連法規は多数ある。ここでは代表的なものだけに限定して取り上げるが，法改正には常に目を配り，またその他の福祉関連法規についても概念や用語をよく理解しておきたい。

〈社会福祉法〉

日本の社会福祉の目的・理念・原則と対象者別の各社会福祉関連法に規定されている福祉サービスに共通する基本的事項を規定した法律。従来の行政主導により措置の対象者及び内容を判断し，保護・救済を行ってきた仕組みとしての措置制度を一部改正し，社会福祉を利用者本位の制度として確立するため，福祉サービスの利用者の利益を保護し，地域福祉を推進することを可能にする目的を有する。1951 年に社会福祉事業法として制定され，2000 年に名称改正された。

〈生活保護法〉

日本国憲法第25条の生存権の理念に基づいて，国が生活困窮者に対して，その困窮度に応じた必要な保護を行ない，健康で文化的な最低限度の生活維持を保障するとともに，その自立を助長することを目的とした法律。1950年制定。

〈児童福祉法〉

児童の健全育成と福祉の増進を図ることを目的とする法律。1947年制定。その後，法改正により，「全て国民」から「全て児童」に主語が書き換えられた。改正第1条では，「全て児童は，児童の権利に関する条約の精神にのっとり，適切に養育されること，その生活を保障されること，愛され，保護されること，その心身の健やかな成長及び発達並びにその自立が図られることその他の福祉を等しく保護される権利を有する。」と示され，児童の権利として保障されることになった。

〈母子及び父子並びに寡婦福祉法〉

母子家庭の福祉を図るため，母子福祉法として1964年7月に公布・施行された。その後は法改正を行い，母子家庭に加えて，配偶者のない女子(寡婦)に対しても，そして現在では父子家庭にまで福祉の措置を講じるため，現行の名称に改められた。

〈介護保険法〉

要支援や要介護状態の者のために，保健医療サービスや福祉サービスの給付を目的とした法律。1997年12月に制定，2000年4月に施行された。

〈身体障害者福祉法〉

身体障害者の自立と社会経済への参加を促進することを目的とした法律。1949年制定。わが国の法律の名称として初めて「障害者福祉」を用いたのが同法であった。

〈知的障害者福祉法〉

知的障害者の自立と社会経済への参加を促進することを目的とした法律。1960年に精神薄弱者福祉法として公布，1998年名称変更。

〈障害者総合支援法〉

障害者の日常生活及び社会生活を総合的に支援するための法律。2005 年，障害者自立支援法として制定。2012 年に改正・改題。2013 年度から難病のある人も同法の対象に含められた。

〈その他の重要な福祉関連法規〉

日本赤十字社法，民生委員法，子ども・子育て支援法，児童虐待の防止等に関する法律，いじめ防止対策推進法，老人福祉法，高齢者の医療の確保に関する法律，障害者基本法，障害を理由とする差別の解消の推進に関する法律，発達障害者支援法，身体障害者補助犬法などがある。

3．社会保障の制度

社会保障制度とは，「社会保険」，「社会福祉」，「公的扶助」，「保健医療・公衆衛生」からなり，国民の生活を生涯にわたって支えるものである。

〈社会保険〉

国民が病気，けが，出産，死亡，老齢，障害，失業など生活の困窮をもたらすいろいろな事故に遭遇した場合に一定の給付を行い，その生活の安定を図ることを目的とした強制加入の保険制度。基本となる健康保険法，自営業者などが加入する国民健康保険法，公務員や私立学校教職員が加入する国家公務員共済組合法・地方公務員等共済組合法・私立学校教職員共済法，船員を対象とし対象事故の範囲も広い船員保険法，高齢者の医療を確保し医療費の調整を行う高齢者の医療の確保に関する法律，介護を保障する介護保険法がある。

〈社会福祉〉

生活上の障害や困難を克服したり，緩和・予防することを社会的責任において援助し，社会構成員としての自立的な生活の回復をはかり，維持し，さらには向上させることを目的とした制度・政策・実践などの諸活動の総体。

〈公的扶助〉

生活に困窮する国民に対して，最低限度の生活を保障し自立を助けようとする制度。国民に対して所得を保障する公的年金などがある。

〈保健医療・公衆衛生〉

公衆衛生は，日本国憲法第25条第1項の生存権(健康で文化的な最低限度の生活を営む権利)を保障するために，同条第2項で規定されている生存権保障の柱の一つである。公衆衛生は個人だけではなく，集団及び社会全体を対象に，①直接国民に健康診断，予防接種，保健指導，特定の疾患の治療の援助，②保健医療従事者の教育体制の整備，保健医療機関の整備，③薬事行政，④食品衛生，⑤上下水道やごみ処理などの生活環境整備，⑥労働衛生，学校衛生，衛生統計など，健康の維持増進に関する活動分野は多岐にわたる。

4. 社会福祉の専門職・従事者

福祉業務に従事する国家資格や専門職の中で代表的なものを掲載する。なお，国家資格は名称独占(資格を持っている人だけがその名称を名乗ることができる)であることに注意したい。

〈社会福祉士〉

専門的知識及び技術をもって，身体上もしくは精神上の障害があること，または環境上の理由により日常生活を営むのに支障がある者の福祉に関する相談に応じ，助言，指導，福祉サービスを提供する者，または医師その他の保健医療サービスを提供する者その他の関係者との連絡及び調整その他の援助を行うことを業とする専門職。国家資格。

〈介護福祉士〉

専門的知識及び技術をもって，身体上または精神上の障害があることにより日常生活を営むのに支障がある者につき心身の状況に応じた介護を行い，並びにその者及びその介護者に対して介護に関する指導を行うことを業とする専門職。国家資格。

〈精神保健福祉士〉

専門的知識及び技術をもって，精神科病院その他の医療施設において精神障害の医療を受け，または精神障害者の社会復帰の促進を図ることを目的とする施設を利用している者の地域相談支援の利用に関する相談，その他の社会復帰に関する相談に応じ，助言，指導，日常生活への適応のために必要な訓練その他の援助を行うことを業とする専門職。国家資格。

〈介護支援専門員(ケアマネージャー)〉

要介護者や要支援者の相談や心身の状況に応じるとともに，サービス(訪問介護，デイサービスなど)を受けられるようにケアプラン(介護サービス等の提供についての計画)の作成や市町村・サービス事業者・施設等との連絡調整を行う専門職。また，要介護者や要支援者が自立した日常生活を営むのに必要な援助に関する専門的知識・技術を有するものとして介護支援専門員証の交付を受けた者。

5. 援助技術

社会福祉の援助活動を「**ソーシャルワーク(相談援助)**」と総称することができる。専門職としての社会福祉援助者には責任をもって職務を遂行するための専門性が求められる。この専門性は，福祉倫理，専門知識，専門技術から構成される。人間のウェルビーイングの増進を目指し，社会変革を進め，人間関係における問題解決を図り，人びとのエンパワメントと解放を促進する。人権と社会正義の原理がソーシャルワークの基本である。

〈バイステックの7原則〉

バイステックの提唱したケースワークの7原則である。①個別化，②受容，③意図的な感情表出，④統制された情緒的関与，⑤非審判的態度，⑥利用者の自己決定，⑦秘密保持

〈コノプカのソーシャルグループワーク理論〉

コノプカによれば，ソーシャルグループワークとはソーシャルワークの一つの方法であり，意図的なグループ経験を通じて，個人の社会的に機能する力を高め，また個人，集団，地域社会の諸問題により効果的に対処しうるよう人びとを援助するものである。

〈ロスのコミュニティ・オーガニゼーション理論〉

ロスは，コミュニティ・オーガニゼーションの実践において，地域住民の共通の問題を発見し，住民が参加して計画的にその対策を図るプロセスを強調した。加えて，具体的に達成すべきタスク・ゴール(課題目標)とともに，住民参加の自己決定や協力的活動，そしてコミュニティの問題解決能力を向上させるプロセス・ゴール(過程目標)の設定を論及した。

6．利用者保護制度

〈第三者評価制度〉

社会福祉事業者の提供するサービスの質について，当事者以外の公正・中立な第三者機関が専門的かつ客観的な立場から評価する制度。法的根拠：社会福祉法第 78 条。

〈苦情解決制度〉

福祉サービスの利用者がより快適なサービスを受けられるようにするため，利用者からの苦情を適切に解決する制度。法的根拠：社会福祉法第 82 条。

〈運営適正化委員会〉

福祉サービス利用者の苦情などを適切に解決し，利用者の権利を擁護する目的のために設置されている組織。法的根拠：社会福祉法第 83 条。

演習問題

1 日本の社会福祉の歴史に関する記述として適切なものを，次の①～⑤から１つ選びなさい。　(難易度■■■□□)

① 日本における慈善救済の始まりは，光明皇后が四天王寺に建てたと伝承されている四箇院であるといわれている。

② 国民すべてを対象とした国による救済としての社会福祉は，1874(明治7)年に制定された恤救規則に始まる。

③ 1929(昭和4)年，恤救規則を補強するため，恤救規則に代わり救護法が制定され，社会福祉はさらに充実したものとなった。

④ 1946(昭和21)年，GHQから出された「社会救済に関する覚書」によって，現行の生活保護法が制定された。

⑤ 1961(昭和36)年，国民健康保険が完全普及し，国民年金法が施行されたことにより，国民皆保険・皆年金が実現した。

2 次のア～オのうち，社会福祉法に関する記述として正しいものの組み合わせを，あとの①～⑤から１つ選びなさい。　(難易度■■■■□)

ア 1951(昭和26)年に公布された社会福祉事業法を，2000(平成12)年に改正・改称したものである。

イ 社会福祉法の成立を受けて，2000(平成12)年，介護保険法が成立，施行された。

ウ 社会福祉法は社会福祉基礎構造改革の一環として成立した。

エ 社会福祉法における社会福祉事業とは，第１種社会福祉事業及び第２種社会福祉事業をいう。

オ 赤い羽根共同募金は，社会福祉法の共同募金の規定に基づいて，都道府県が行っている事業である。

① ア，イ，ウ　② ア，オ　③ ア，ウ，エ
④ イ，ウ　⑤ イ，エ，オ

3 社会福祉援助技術に関する記述として正しいものを，次の①～⑤から１つ選びなさい。　(難易度■■■□□)

① 社会福祉援助技術のうち，集団援助技術(グループワーク)は間接援助技術である。

② 社会福祉援助技術のうち，個別援助技術(ケースワーク)は直接援助技術である。

③ 社会福祉援助技術のうち，地域援助技術(コミュニティワーク)は関連援助技術である。

④ 社会福祉援助技術のうち，ケアマネジメントは直接援助技術である。

⑤ 社会福祉援助技術のうち，社会福祉調査法(ソーシャルワーク・リサーチ)は関連援助技術である。

4 次のア～オの社会福祉に関する専門職のうち，国家資格であり，かつ名称独占資格であるものの組み合わせとして正しいものを，あとの①～⑤から１つ選びなさい。 (難易度■■□□□)

ア 社会福祉士　イ 社会福祉主事　ウ 児童福祉司

エ 介護福祉士　オ 保育士

① ア，イ，ウ　② ア，ウ，オ　③ ア，エ，オ

④ イ，ウ，エ　⑤ イ，ウ，オ

5 社会福祉の基礎的理念に関する記述として適切なものを，次の①～⑤から１つ選びなさい。 (難易度■■■□□)

① 日本国憲法第25条では，個人の尊重と国民の幸福追求権等について規定している。

② 国民の生存権保障のための国の責務は憲法では規定されていない。

③ ウェルビーイングとは，個人の権利や自己実現が保障され，身体的，精神的，社会的に良好な状態のことをさす。

④ ナショナルミニマムとは，一人の市民としての生活という視点から捉えた最低限度の生活のことである。

⑤ シビルミニマムとは，国家の政策的判断において保障される国民の最低限度の生活のことである。

6 次のア～オのうち，社会福祉の理念に関する記述として正しいものの組み合わせを，あとの①～⑤から１つ選びなさい。 (難易度■■■□□)

ア QOLとは「生活の質」と翻訳され，個人の生活に関する主観的な満足感をいう。

イ ソーシャルインクルージョンとは，社会の中で孤立しやすい立場にあ

る人々を社会連帯の中へ積極的に組み込もうとする考え方。

ウ　バリアフリーとは，すべての人にとって使いやすい製品，環境，情報づくりをめざす考え方のことである。

エ　ノーマライゼーションとは，発育に遅れがある者に適切な療育を与えることである。

オ　ユニバーサルデザインとは，すべての人に普通の生活を保障しようとする考え方である。

①　ア，イ　②　ア，ウ　③　ア，オ　④　ウ，エ
⑤　ウ，オ

7 社会福祉の対象と主体に関する記述として適切なものを，次の①～⑤から1つ選びなさい。（難易度■■■□□）

①　社会福祉の援助の対象者は健康で文化的な最低限度の生活に欠く者と憲法に規定されている。

②　わが国において社会福祉の対象の拡大にともない，福祉サービスの利用料は応能負担から応益負担へと変わりつつある。

③　社会福祉の対象は，普遍主義から選別主義へと変わってきた。

④　国や地方公共団体は社会福祉の実践主体とされている。

⑤　社会福祉法人や社会福祉の専門職は，社会福祉の運動主体とされている。

8 次のア～エは，イギリスの社会福祉の歴史に関する記述である。年代の古いものから順にならべた場合に正しいものを，あとの①～⑤から1つ選びなさい。（難易度■■■■□）

ア　ベヴァリッジを委員長とした「社会保険および関連サービスに関する委員会」が国民の生活安定を確保するためのベヴァリッジ報告を提案した。

イ　慈善事業を地域単位で組織化しようとした慈善組織化協会運動によって，慈善事業が社会事業に変化する契機となった。

ウ　生活困窮者に対する救済を目的としてエリザベス救貧法が定められた。

エ　イギリスの医療制度である国民保健サービスとコミュニティケアとよばれる在宅福祉サービスの総合的な調整を図ることを目的に，国民保健サービス及びコミュニティケア法が定められた。

①　ア－イ－ウ－エ　②　ア－ウ－イ－エ　③　ウ－ア－イ－エ
④　ウ－イ－ア－エ　⑤　ウ－イ－エ－ア

9 次のア～エのうち，日本の社会福祉にかかわった人物に関する記述として正しいものの組み合わせを，あとの①～⑤から１つ選びなさい。

(難易度■■□□□)

ア　石井十次――日本の「知的障害者教育・福祉の父」と呼ばれる。

イ　留岡幸助――非行少年のための感化教育施設を開設した。

ウ　野口幽香――貧困児童のための幼稚園という名称で保育所を開設した。

エ　石井亮一――岡山に日本最初の孤児院を創設した。

①　ア，イ　②　イ，ウ　③　ウ，エ　④　ア，エ
⑤　イ，エ

10 福祉六法に該当しない法律を，次の①～⑤から１つ選びなさい。

(難易度■■□□□)

①　知的障害者福祉法
②　社会福祉法
③　児童福祉法
④　母子及び父子並びに寡婦福祉法
⑤　生活保護法

11 社会福祉基礎構造改革の目的として適切でないものを，次の①～⑤から１つ選びなさい。　(難易度■■□□□)

①　利用者の立場に立った社会福祉制度の構築
②　サービスの質の向上
③　社会福祉事業の拡充と活性化
④　地域福祉の推進
⑤　介護保険法の成立

12 福祉事務所に関する記述として適切なものを，次の①～⑤から１つ選びなさい。　(難易度■■■□□)

①　都道府県福祉事務所は，福祉六法を所管している。
②　町村福祉事務所の設置は，義務ではなく任意である。
③　福祉事務所には，社会福祉士の配置が義務である。
④　福祉事務所の所員は，職務上援護を要する者の家庭を訪問しなければならない。

⑤　福祉事務所は，保健医療に関する事務はしてはならない。

13 次のア～オのうち，社会福祉事業の種類に関する記述として正しい記述の組み合わせを，あとの①～⑤から１つ選びなさい。

(難易度■■■□□)

ア　第１種社会福祉事業は，行政及び社会福祉法人が行うのが原則である。

イ　第２種社会福祉事業は，社会福祉法人が行うのが原則である。

ウ　第１種社会福祉事業を経営しようとする時は，都道府県知事等への許可が必要である。

エ　老人居宅介護等事業は，第２種社会福祉事業とされる。

オ　共同募金は，第２種社会福祉事業とされる。

①　イ，ウ　　②　イ，エ　　③　ア，ウ　　④　ア，エ

⑤　ア，オ

14 次は「全国保育士会倫理綱領」の一部である。空欄(　A　)～(　C　)に当てはまる語句の組み合わせとして正しいものを，あとの①～⑤から１つ選びなさい。

(難易度■■■□□)

私たちは，子どもが現在(いま)を幸せに生活し，未来(あす)を生きる力を育てる保育の仕事に誇りと責任をもって，自らの(　A　)の向上に努め，一人ひとりの子どもを心から尊重し，次のことを行います。

私たちは，子どもの育ちを支えます。

私たちは，(　B　)の子育てを支えます。

私たちは，子どもと子育てに(　C　)をつくります。

①　A－人間性と専門性　　B－親　　C－やさしい社会

②　A－倫理観と技術　　B－保護者　　C－安心できる社会

③　A－倫理観と技術　　B－親　　C－安心できる社会

④　A－人間性と専門性　　B－保護者　　C－やさしい社会

⑤　A－人間性と専門性　　B－親　　C－安心できる社会

15 社会福祉従事者とその根拠法令として誤っているものを，次の①～⑤から１つ選びなさい。

(難易度■■□□□)

①　保育士 ―――――― 児童福祉法

②　婦人相談員 ――― 売春防止法

③　介護福祉士 ―――― 社会福祉士及び介護福祉士法
④　介護支援専門員 ― 介護保険法
⑤　児童福祉司 ―――― 社会福祉法

16 社会福祉援助技術を展開した人物とその記述として適切でないものを，次の①～⑤から１つ選びなさい。　(難易度■■■■□)

①　ホリス ―――――― システム論的アプローチを提唱
②　ハミルトン ―――― 診断主義個別援助技術の理論を体系化
③　リッチモンド ――― 友愛訪問員の活動をケースワークとして理論的に体系化
④　パールマン ―――― 問題解決アプローチを提唱
⑤　アダムス ――――― ケースワークの要素として４つのPを提唱

17 集団援助技術に関する記述として適切なものを，次の①～⑤から１つ選びなさい。　(難易度■■■■□)

①　集団援助技術は，利用者と支援者とが面接を通じて利用者の立場から環境を調整する。
②　集団援助技術の働きかけは，大きな集団を対象とする。
③　集団援助技術では，メンバーの相互作用は援助の媒体にはならない。
④　集団援助技術は，地域の診断，組織化，連絡調整等を行い，住民を援助する。
⑤　集団援助技術は，集団の持つ諸特性を活用して構成員個々の成長や発達を図る。

18 間接援助技術として適切でないものを，次の①～⑤から１つ選びなさい。　(難易度■■■■□)

①　ソーシャルアクション
②　ソーシャルアドミニストレーション
③　ソーシャルワーク・リサーチ
④　ケアマネジメント
⑤　ソーシャルプランニング

19 少子高齢社会に関する記述として適切なものを，次の①～⑤から１つ選びなさい。 (難易度■■■□□)

① 合計特殊出生率とは，一世帯における子どもの平均数である。
② 65歳以上の高齢者人口が7%を超えた社会は「高齢社会」とされる。
③ 晩婚化は出生数減少の一因とされる。
④ 働く女性の晩産化は，少子化の原因には該当しない。
⑤ 育児の心理的負担は，主観的な理由のため少子化の原因とはならない。

20 次は少子化社会対策基本法第２条(施策の基本理念)の一部である。空欄(A)～(C)に当てはまる語句の組み合わせとして正しいものを，あとの①～⑤から１つ選びなさい。 (難易度■■■□□)

少子化に対処するための施策は，(A)が子育てについての第一義的(B)を有するとの認識の下に，国民の意識の変化，生活様式の多様化等に十分留意しつつ，(C)の形成とあいまって，家庭や子育てに夢を持ち，かつ，次代の社会を担う子どもを安心して生み，育てることができる環境を整備することを旨として講ぜられなければならない。

① A－父母と家族　B－権利　C－持続可能な社会
② A－父母その他の保護者　B－義務　C－男女共同参画社会
③ A－父母と家族　B－義務　C－持続可能な社会
④ A－父母その他の保護者　B－責任　C－持続可能な社会
⑤ A－父母その他の保護者　B－責任　C－男女共同参画社会

解答・解説

1 ⑤

解説

① 光明皇后ではなく，聖徳太子。四箇院とは敬田院，施薬院，療病院，悲田院の4つの施設で，このうち悲田院が今日の社会福祉施設である。ただし，聖徳太子の悲田院は伝承で，記録上最古は723年，皇太子妃時代の光明皇后が建てたものである。

② 恤救規則は国民の相互扶助が基本で，国による救済の対象は「無告ノ窮民」すなわちどこにも頼るところのない人々に限定されていた。

③ 恤救規則では対応できなくなったため，救護法が制定されたが，働く力のある困窮者は対象とされない制限扶助主義がとられた。

④ 1946(昭和21)年の生活保護法(旧生活保護法)は不十分な点があったため，1950(昭和25)年，現行法が制定された。

⑤ 正しい。しかし，今後は医療も年金も制度改革が必至である。

2 ③

解説

ア 社会福祉法は日本の社会福祉事業に共通する基本事項を定めており，他の社会福祉に関する法律にも影響を与えることから，改正，改称した。

イ 誤り。社会福祉法の成立と介護保険法は直接的な関係はない。介護保険法の成立は1997(平成9)年，施行が2000(平成12)年。

ウ 少子高齢社会の進展や核家族化による家族機能の低下など，社会状況の変化に対応するため，社会福祉基礎構造改革が実施された。従来の措置制度から，サービス利用者が契約する制度となったことから，権利擁護制度も設けられた。

エ 社会福祉法第2条に規定されている。

オ 誤り。「赤い羽根」として知られる共同募金を行うのは，都道府県ではなく共同募金会である。規定は社会福祉法第113条第2項，第3項による。

3 ②

解説

① 集団援助技術(グループワーク)は直接援助技術。社会福祉援助技術は，直接援助技術，間接援助技術，関連援助技術に分けられる。集団援助技術は，グループでの討議などを通して問題解決を目指す技術。

② 正しい。個別援助技術(ケースワーク)は利用者(クライアント)とケースワーカーが面接を行うことで，利用者が抱えている問題を解決していく技術。

③ 地域援助技術(コミュニティワーク)は間接援助技術。地域援助技術は，地域社会で共通する福祉課題の解決を目指す技術。

④ ケアマネジメントは関連援助技術。ケアマネジメントとは，利用者と多様な社会資源を結びつける技術。

⑤ 社会福祉調査法(ソーシャルワーク・リサーチ)は間接援助技術で，いわゆる社会調査の1つ。

4 ③

解説

ア 社会福祉士及び介護福祉士法を根拠法令とする国家資格で，名称独占資格。なお，名称独占資格とはその資格を有しない者はその名称を使用できないというもので，業務を行うことはできる。業務も禁止されているのは，医師などの業務独占資格。

イ 社会福祉主事は国家資格ではなく，行政の社会福祉の業務を行うための任用資格である。根拠法令は社会福祉法。

ウ 児童福祉司は児童相談所に置かなければならない職員で，国家資格ではないが，社会福祉主事の資格より専門的かつ高度なものと言われている。

エ 社会福祉士及び介護福祉士法を根拠法令とする国家資格で，名称独占資格。

オ 児童福祉法を根拠法令とする国家資格で，名称独占資格。

5 ③

解説

① 個人の尊重と国民の幸福追求権等は，日本国憲法第13条において規定している。

② 日本国憲法第25条では国民の生存権とその保障のための国の努力義務について規定している。第25条は法律用語として「社会福祉」を初めて用いている点で重要である。

③ 正しい。福祉とは，従来は貧困者に対する救済(ウェルフェア)を意味していたが，近年では，個人の権利や自己実現が保障され，身体的，精神的，社会的に良好な状態(ウェルビーイング)が福祉の思想として考え

られている。

④ ナショナルミニマムとは，国家の政策的判断において保障される国民の最低限度の生活のこと。今日の社会福祉の制度や政策は，ナショナルミニマムの保障を基本としている。

⑤ シビルミニマムとは，一人の市民としての生活という視点から捉えた最低限度の生活のこと。

6 ①

解説

ア 正しい。QOL(生活の質)とは，自己の生活に関する主観的な満足感をいい，患者の自立性の尊重や，慢性疾患および障害との共存等の疾病構造の変化を背景に重要な理念となっている。

イ 正しい。ソーシャルインクルージョンとは，すべての人々を孤立や排除等から援護し，社会の構成員として包み，支えあう理念である。EUやその加盟国では社会的排除に対処する戦略として位置づけられ，日本でも社会的に弱い立場にある人々へのソーシャルインクルージョンの必要性が提言されている。

ウ 誤り。バリアフリーとは，障害者の社会参加推進のため，障害のある人の生活に影響を及ぼす障壁を取り除くこと。すべての人にとって使いやすい製品，環境，情報づくりをめざす考え方はユニバーサルデザイン。

エ 誤り。ノーマライゼーションは，障害等の有無に関係なく，すべての人に普通の生活を保障しようとする考え方。

オ 誤り。ユニバーサルデザインについて記述しているのはウである。

7 ②

解説

① 日本国憲法では社会福祉の援助の対象者は具体的には規定されていない。歴史的には，障害者等の限定された者から社会福祉ニーズのある国民全体へと社会福祉の援助の対象者は拡大してきている。

② 正しい。日本においては，福祉サービスの利用料は，介護保険のように応能負担から応益負担へと変化する傾向が認められる。

③ 社会福祉の対象者は，世界的にも選別主義から普遍主義へと変わってきている。

④ 国や地方公共団体は社会福祉の政策主体として社会福祉政策の形成を

担う。社会福祉政策の具体的な行動を担う社会福祉の実践主体は，行政，社会福祉法人，専門職等である。

⑤ 社会福祉の運動主体は地域住民等のことであり，制度の改編や改革を求めて，社会福祉政策主体に対し問題提起や各種提案を行う。

8 ④

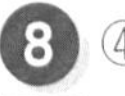

イギリスでは，1601年に世界初の救貧法であるエリザベス救貧法が，1834年に改正救貧法が制定された。両者ともに貧困を怠惰の結果として捉えたため，厳しい制限主義であった。1870年代前後から，慈善組織化協会運動，セツルメント活動，貧困調査等が行われ，貧困の原因が，資本主義社会の構造的な問題であることを明らかにした。世界的大恐慌の1920年代には，イギリスは深刻な失業者の増大に陥り，1934年に失業法が制定され，1601年以来の救貧法は実質的に廃止になった。第二次世界大戦中の1942年，ベヴァリッジ報告が公表され，戦後にはその提言を基に社会保険を軸とした世界的に模範となる社会保障体制が確立された。1970年代後半の経済的危機の時代より，福祉見直し論が唱えられ，1980年代の保守党のサッチャー政権下では社会福祉政策は大きく転換した。1990年代にはグリフィス報告を受けて，国民保健サービス及びコミュニティケア法が成立してコミュニティケア改革が行われた。

9 ②

ア 石井十次(1865～1914)は，1887年岡山に日本最初の孤児院を創立し，1910年には宮崎県に孤児院を移転し孤児の労働による自立を指導した。大阪のスラム街にも保育所や夜間学校を開設した。

イ 留岡幸助(1864～1934)は，感化院(現在の児童自立支援施設)教育を実践した日本の社会福祉の先駆者。1899年東京に非行少年のための感化教育施設を開設した。

ウ 野口幽香(1866～1950)は，1900年に森島美根とともに日本最初の貧民のための保育所二葉幼稚園を創設し，1922年母子寮を付設した。

エ 石井亮一(1867～1937)は，後の滝乃川学園となる日本最初の知的障害児の教育・福祉施設を創設し，日本の「知的障害児教育・福祉の父」と呼ばれる社会事業家である。

 ②

解説

福祉六法とは，現行の生活保護法(1950 年)・児童福祉法(1947 年)・身体障害者福祉法(1949 年)・知的障害者福祉法(1960 年に精神薄弱者福祉法として成立。1998 年名称変更)・老人福祉法(1963 年)・母子及び父子並びに寡婦福祉法(1964 年に母子福祉法として成立。2014 年名称変更)をいう。

① 該当する。知的障害者福祉法は知的障害者の援助と必要な保護を行うことにより，その福祉の増進を図ることを目的とする法律。

② 該当しない。社会福祉法は 1951 年制定の社会福祉事業法を前身とし，〈社会福祉基礎構造改革〉により 2000 年に同法が全面改正され法律名が改称された。社会福祉の目的や理念，原則を定め，各種の社会福祉関連法における基本的事項も規定している。

③ 該当する。児童福祉法は児童が心身ともに健やかに生まれると同時に育成されるよう，保育，母子保護，児童虐待防止対策を含むすべての児童の福祉を目的とする法律。

④ 該当する。母子及び父子並びに寡婦福祉法は母子・父子家庭及び寡婦(配偶者と離婚・死別などした女子であって，かつて配偶者のいない女子として民法第 877 条の規定により児童を扶養していたことのあるもの)の福祉に関する原理を明らかにし，その生活の安定と向上のため必要な援助を目的とする法律。

⑤ 該当する。生活保護法は最低限度の生活を保障し，自立した生活を送るための支援を目的とする。

 ⑤

解説

社会福祉基礎構造改革とは，2000 年に「社会福祉の増進のための社会福祉事業法等の一部を改正する等の法律」として成立した福祉分野の法改正を指す。同法の成立前に，児童福祉法の改正(1997 年)による新しい保育所利用手続の導入(行政との契約方式)や介護保険法の成立(1997 年)が行われているため⑤は誤り。社会福祉基礎構造改革により，社会福祉事業法は社会福祉法へと改められ，また社会福祉各法における措置制度の多くが利用者による契約制度に変えられ，また利用者保護制度(「地域福祉権利擁護事業」「苦情解決システム」)が整えられ，福祉サービスの質の向上のための規定も改正に盛り込まれた。また社会福祉事業活性化のための社会福祉法人設立要件の見直しや，都道府県・市町村が主体となり住民参加のもとで地域福祉計画を作成することを明文化し，地域福祉の推進を企図した。

 ②

解説

① 1993(平成5)年4月に老人及び身体障害者福祉分野で，2003年(平成15年)4月には知的障害者福祉分野で，それぞれ施設入所措置事務等が都道府県から市町村へ移譲されたため，都道府県福祉事務所は従来の福祉六法から福祉三法(生活保護法，児童福祉法，母子及び父子並びに寡婦福祉法)を所管することになった。

② 適切である。都道府県及び市(特別区を含む)は設置が義務付けられ，町村は任意で設置することが可能。

③ 福祉事務所には社会福祉士の配置が義務ではなく，社会福祉法第15条において指導監督を行う所員と現業を行う所員は，社会福祉主事でなければならない，と規定されている。

④ 福祉事務所の現業を行う所員は，所の長の指揮監督を受けて，援護，育成又は更生の措置を要する者等の家庭を訪問し，又は訪問しないで，これらの者に面接し，本人の資産，環境等を調査し，保護その他の措置の必要性の有無及びその種類を判断し，本人に対し生活指導を行う等の事務を司る。

⑤ 指導監督を行う所員及び現業を行う所員は，職務の遂行に支障がない場合に，他の社会福祉又は保健医療に関する事務を行うことを妨げない。

13 ④

解説

ア 正しい。第1種社会福祉事業とは，利用者への影響が大きいために，経営安定を通じた利用者の保護の必要性が高い事業(主として入所施設サービス)とされる。経営主体は行政及び社会福祉法人が原則。

イ 誤り。第2種社会福祉事業とは，比較的利用者への影響が小さいために，公的規制の必要性が低い事業(主として在宅サービス)とされる。経営主体に制限はなく，すべての主体が届出をすることにより事業経営が可能。

ウ 誤り。行政および社会福祉法人が施設を設置して第1種社会福祉事業を経営しようとする時は，都道府県知事等への届出が必要になる。その他の者が第1種社会福祉事業を経営しようとする時には都道府県知事等の許可が必要。

エ 正しい。老人居宅介護等事業(ホームヘルプサービス), 老人福祉センター, 身体障害者福祉センター等は第2種社会福祉事業とされる。

オ 誤り。共同募金は, 社会福祉法第113条にて第1種社会福祉事業と規定されている。

14 ④

解説

Aには「人間性と専門性」, Bには「保護者」, Cには「やさしい社会」が当てはまる。保育士の倫理については「保育所保育指針」(平成29年3月告示)において, 保育士は倫理観に裏付けられた専門的知識, 技術及び判断をもって, 子どもを保育する, と明記されていることから, 高い専門性と人間性が求められ, 子どもの育ちや子育てに対する社会的支援の担い手として, 保育士の責務は重要になっている。2003(平成15)年に全国保育士会によって発表された「全国保育士会倫理綱領」は保育士の倫理についての行動規範であり, 子どもの最善の利益の尊重, 利用者の代弁, 地域の子育て支援, チームワークと自己評価等が記されている。

15 ⑤

解説

① 正しい。保育士は以前は保母や保父の名称であったが, 1999(平成11)年4月の児童福祉法施行令の改正により「保育士」という名称に変更された。

② 正しい。婦人相談員は, 売春防止法第35条により, 社会的信望があって熱意と識見を持っている者から都道府県知事又は市長が委嘱し, 要保護女子等の発見・相談・指導等を行う。

③ 正しい。介護福祉士は, 社会福祉士及び介護福祉士法に基づく名称独占の国家資格。

④ 正しい。介護支援専門員は, ケアマネジャー(略称「ケアマネ」)とも呼ばれ, 介護保険法に規定された専門職で, 居宅介護支援事業所や介護保険施設に必置とされ, 介護サービス計画(ケアプラン)の立案を担う。

⑤ 誤り。児童福祉司は, 児童福祉法に規定されている児童相談所に任用され, 児童の福祉に関する事務を担当する者である。

 ⑤

解説

① 適切。ホリス(1907～87)は「状況の中の人」という視点から心理社会的アプローチを提唱した。

② 適切。ハミルトン(1892～1967)はアメリカの社会福祉研究者であり，『ケースワークの理論と実際』を著した。診断主義による個別援助技術の理論を体系化し，その確立と発展に大きく貢献した。

③ 適切。リッチモンド(1861～1928)は，ケースワークという言葉を用い，個別援助技術の過程を，情報の収集・調査，社会診断，社会治療の3つに分け，個別援助技術を専門的・科学的なものへと発展させた。「ケースワークの母」と称される。

④ 適切。パールマン(1905～2004)は問題解決アプローチの提唱者として知られる。4つのPである，Person(利用者)・Problem(問題)・Place(施設・機関)・Process(過程)を提唱し，問題(Problem)を抱えた利用者(Person)に対し面接や指導を行う施設・機関(Place)が必要とし，ワーカーとクライエントが問題解決の過程(Process)を展開するとした。

⑤ 適切ではない。4つのPはパールマンの学説。アダムス(1860～1935)はアメリカのソーシャルワークの先駆者。世界最大規模のセツルメントハウスとなったハルハウスをシカゴに設立した。1931年，ノーベル平和賞を受賞する。

17 ⑤

解説

① 利用者と支援者とが面接を通じて利用者の立場から環境を調整し，また社会福祉諸サービスの提供により利用者自身の対処能力を支援することで課題の解決を図ることは個別援助技術である。

② 集団援助技術は，主に小集団を対象として行う。利用者と支援者とが参加する小さなグループ活動の展開を通じて，対象となる人々の課題解決を支援することが特徴。

③ 集団援助技術では，メンバーの相互作用，プログラム，社会資源が援助の媒体となり，個々のメンバーの成長と社会的な目標の達成に貢献する。

④ 地域の診断や組織化，福祉資源の開発，連絡調整等は住民の地域福祉活動を援助するコミュニティ・ワーク(地域援助技術)である。

⑤ 適切。集団援助技術とは，グループ内活動を通じ，集団の持つ諸特性

を活用することで，グループ構成員の変容や成長を図る。

18 ④

解説

① 適切。ソーシャルアクション(社会活動法)は，世論の喚起，行政対応の促進や立法を目的に，制度の改善や新たな制度・サービスの拡充を行政や議会に働きかけ，社会福祉を推進する組織的活動。

② 適切。ソーシャルアドミニストレーション(社会福祉運営管理)は社会福祉サービスを合理的効率的に展開する方法。

③ 適切。ソーシャルワーク・リサーチ(社会福祉調査)は社会調査により福祉の実態と問題点を明らかにし，利用者への問題の把握とニーズの発見，援助の評価，援助者への提案を行う。

④ 適切ではない。ケアマネジメントは，関連援助技術とされ，最適な社会福祉サービスを効果的・迅速に提供することを目的とした援助技術。

⑤ 適切。ソーシャルプランニング(社会福祉計画法)は地域社会のノーマライゼーションを目指し社会福祉を増進するための目標や方法等を設定する。

19 ③

解説

① 合計特殊出生率とは，人口動態統計による15歳から49歳までの女性の年齢別出産率の合計であり，一人の女性が生涯に生む平均の子どもの数に相当する。この値が人口の置換水準(2.08)を下回ると人口の減少が始まる。日本は2005年の合計特殊出生率が1.26と史上最低を記録した。なお2022年の合計特殊出生率は1.26で過去最低であった。

② 国際連合の基準では，高齢者(65歳以上)人口が7%を超えた社会を「高齢化社会」，14%を超えた社会を「高齢社会」と規定している。

③ 適切。20～30代の未婚率は1975年から上昇傾向であり，晩婚化が出生数減少の一因として指摘されている。

④ 働く女性にとっては，仕事と子育てを両立できる環境が十分整っていなかったため晩婚化や晩産化につながり，出生率の動向に影響を与えたとされる。出産・育児と仕事の両立が大きな課題である。

⑤ 夫婦が希望する子どもの数よりも実際の子どもが少ない理由としては，子育ての費用や教育費の問題が最も多く，そのほかには育児の心理的負

担や子どもの育つ社会環境の問題があるとされている。

 ⑤

解説

Aには「父母その他の保護者」，Bには「責任」，Cには「男女共同参画社会」が当てはまる。2003年7月に「少子化社会対策基本法」及び「次世代育成支援対策推進法」が制定され，保育関係事業のみならず，若者の自立や働き方の見直し，地域の子育て支援を含めた総合的な取組を進める枠組みが作られた。2004年6月には，少子化社会対策基本法に基づき少子化に対処するために政府が講じるべき指針として「少子化社会対策大綱」が閣議決定され，2004年12月には，大綱の具体的な実施計画として，少子化社会対策会議において，新エンゼルプランに代わる「子ども・子育て応援プラン」を作成し，「若者の自立とたくましい子どもの育ち」「仕事と家庭の両立支援と働き方の見直し」「生命の大切さ，家庭の役割等についての理解」「子育ての新たな支え合いと連帯」の4つの重点課題について取組が進められた。さらに，2007年12月には「子どもと家族を応援する日本」重点戦略が取りまとめられるとともに，「仕事と生活の調和(ワーク・ライフ・バランス)憲章」及び「仕事と生活の調和推進のための行動指針」が，仕事と生活の調和推進官民トップ会議で決定された。2010年1月には「子ども・子育てビジョン」が閣議決定された。2012年は，子ども・子育て関連3法と呼ばれる「子ども・子育て支援法」，「認定こども園法の一部改正」，「子ども・子育て支援法及び認定こども園法の一部改正法の施行に伴う関係法律の整備等に関する法律」が成立し，これらに基づく制度を「子ども・子育て支援制度」という。2013年は，「待機児童解消加速化プラン」を策定し，2017年度末までに50万人分の保育の受け皿を確保した。2015年には，「子ども・子育て新制度」が施行され，幼児教育・保育・地域の子ども・子育て支援を総合的に推進することを目的としている。2016年，「ニッポン一億総活躍プラン」が閣議決定され，少子高齢化の問題に対して，日本経済が更なる好循環を形成するために，三本の矢の経済政策を一層強化するとともに，広い意味での経済政策として，子育て支援や社会保障の基盤を強化し，新たな経済社会システムづくりに挑戦するとした。2019年，「幼児教育・保育の無償化」が始まり，3～5歳までの幼稚園，保育所，認定こども園などを利用する子供たちの利用料が無償化された。なお，0～2歳の住民税非課税世帯の子供たちも対象とされている。2020年は，第4次少子化社会対策大綱が作成され，「希望出生率1.8」の実現に向け，結婚・子育て世代が将来にわたる展望を描ける環境をつくることや，多様化する子育て家庭の様々なニーズに応えることなどが基本的な考え方である。

第3章

専門試験
子ども家庭福祉

POINT

1．現代社会における子ども家庭福祉の意義

子ども家庭福祉の理念と概念

子ども家庭福祉は，社会福祉分野の中でもとくに「子ども」と「家庭」を対象とした福祉を意味している。今日のわが国の子ども家庭福祉は，

ウェルビーイングという社会福祉の基本理念のもと，**基本的人権の尊重**，ノーマライゼーション，**子どもの最善の利益**など，子どもと家庭を取り巻く各種の理念や概念を踏まえた取り組み

を目指している。

現代社会と子ども家庭福祉

〈1.57ショック〉

1989年に，合計特殊出生率が直近の丙午の年(1966年)の1.58を下回り1.57を記録した際にマスコミ等が中心となって用いた言葉である。その後，合計特殊出生率は下がり続け，2005年には最低の1.26を記録した。2020年は1.34，2021年は1.30，2022年は1.26であり，低水準の状態が続いている。

〈少子化の原因〉

少子化の原因としては，女性の高学歴化と社会進出による晩婚化，結婚をしない人の増加(非婚化)，夫婦が子どもを産まない選択をするようになったこと(夫婦の出生率の低下)などがある。いずれも，子どもが欲しくても産むことのできない環境の要因が影響しており，単に制度や政策による取り組みだけでなく，民間レベルの取り組みや従来の子育て観の変容など，少子化の原因をめぐる問題には社会全体の取り組みが求められている。

〈家族の規模の縮小〉

地域社会のつながりが希薄化する中，**核家族化**や**ひとり親世帯**では，かつての三世代家庭のように，子育て経験のある相談相手が身近にいないために，保護者の育児への不安が高い状況を作り出している。

2. 子どもの人権擁護

子どもの人権擁護にかかわる制度

〈第三者評価制度〉

社会福祉法では，福祉事業者が自らのサービスを自己評価することや，提供するサービスの質を当事者(事業者及び利用者)以外の公正・中立な第三者機関が専門的かつ客観的な立場から評価する**第三者評価**を受けることの努力義務を定めている。

〈子どもの権利ノート〉

児童養護施設などに入所する子どもが自身に認められている権利を知り，施設生活の中で自分の権利を主張できることが当たり前であることを理解してもらうために活用されるものとして，「**子どもの権利ノート**」がある。

3. 子ども家庭福祉の制度と実施体系

子ども家庭福祉の制度と法体系

〈児童福祉六法〉

子ども家庭福祉の主要関連法規である

- **児童福祉法**
- **児童手当法**
- **児童扶養手当法**
- **特別児童扶養手当法**
- **母子及び父子並びに寡婦福祉法**
- **母子保健法**

の6つを総称して「**児童福祉六法**」と呼ぶ。児童福祉六法については，それぞれ詳しく学習しておきたい。

〈子ども家庭福祉に関連するその他の法律〉

子ども家庭福祉に関係する法律としては，児童福祉六法の他に，「障害者基本法」「児童買春，児童ポルノに係る行為等の規制及び処罰並びに児童の保護に関する法律」「児童虐待の防止等に関する法律(児童虐待防止法)」「配偶者からの暴力の防止及び被害者の保護等に関する法律(DV防止法)」「発達障害者支援法」「障害者総合支援法」「障害者差別解消法」などがある。それぞれの法律と子ども家庭福祉の関連について，十分に学習しておきたい。

子ども家庭福祉の実施体系

〈子ども家庭福祉の行政〉

子ども家庭福祉の行政は，こども家庭庁，都道府県・指定都市，市町村の3つのレベルで実施されている。

こども家庭庁は,「こどもまんなか」社会を実現することを目標に掲げている。長官官房，成育局，支援局から構成される。長官官房は，こども政策全体の司令塔として，予算編成や政策の立案，広報活動など庁全体の代表窓口的な役割を果たしている。成育局は，保育所や認定こども園などの教育・保育給付の充実等，全てのこどもが健やかで安全・安心に成長できる環境の実現を目指している。支援局は，児童虐待防止対策，社会的養護，こどもの貧困の解消に向けた支援や障害児支援など，様々な困難を抱えるこどもや家庭に包括的な支援を行う。また，都道府県・指定都市は各地方の広域的にわたる行政施策に関する機能を，市町村は地域住民に密着した行政施策を担っている。

〈子ども家庭福祉の実施機関〉

子ども家庭福祉の実施機関としては「**児童相談所**」「**福祉事務所**」「**保健所・保健センター**」「**児童福祉審議会**」などがある。それぞれ詳しく学習しておきたい。

児童福祉施設

児童福祉施設については，児童福祉法第7条に,「この法律で，児童福祉施設とは，助産施設，乳児院，母子生活支援施設，保育所，幼保連携型認定こども園, 児童厚生施設, 児童養護施設, 障害児入所施設, 児童発達支援センター, 児童心理治療施設，児童自立支援施設及び児童家庭支援センターとする」と規定されている。これら施設については,「**児童福祉施設の設備及び運営に関する基準**」なども参照して，その機能や役割，設置基準について十分に理解しておきたい。

4．子ども家庭福祉の現状と課題

少子化と地域子育て支援

少子化対策は，核家族化や共働き夫婦の一般化，地域社会の子育て機能の低下等の問題への対応とともに，従来から次のような施策による取り組みが行われている。それぞれについて確認をしておきたい。

・エンゼルプラン(1994 年)
・新エンゼルプラン(1999 年)
・少子化対策プラスワン(2002 年)
・少子化社会対策基本法(2003 年)
・次世代育成支援対策推進法(2003 年)
・子ども・子育て応援プラン(2004 年)
・子ども・子育てビジョン(2010 年)
・子ども・子育て関連 3 法(2012 年)
・少子化社会対策大綱～結婚，妊娠，子供・子育てに温かい社会の実現をめざして～閣議決定(2015 年)
・ニッポン一億人総活躍プラン(2016 年)
・子育て安心プラン(2017 年)
・新子育て安心プラン(2020 年)

母子保健と児童の健全育成

〈母子保健〉

母子保健は,「母性並びに乳幼児に対する保健指導，健康診査，医療その他の措置を講じ, 母子の保健の向上を目指すもの」であり, 市町村の保健センターなどがサービスを提供している。母子に関する健康診査，保健指導，療養援護等，医療対策や母子保健関連施策の動向について，それぞれ学習しておきたい。

〈児童の健全育成〉

児童の健全育成のための施設として児童厚生施設(児童館，児童遊園)が，健全育成にかかる取り組みとして放課後児童健全育成事業(放課後児童クラブ)がある。また，文部科学省と厚生労働省では，新・放課後子ども総合プランを策定し，放課後児童クラブと放課後子供教室の一体的な実施等を推進している。

児童虐待・DV(ドメスティック・バイオレンス)とその防止

〈児童虐待の動向と種類〉

児童虐待は増加の一途をたどっている。児童虐待をめぐる動向としては，2000 年に「**児童虐待の防止等に関する法律(児童虐待防止法)**」が成立し，児童相談所を中心に虐待への対応の強化が図られている。

児童虐待の分類については，**児童虐待防止法第２条**に次のように定められている。

身体的虐待	児童の身体に外傷が生じ，又は生じるおそれのある暴行を加えること。
性的虐待	児童にわいせつな行為をすること又は児童をしてわいせつな行為をさせること。
ネグレクト	児童の心身の正常な発達を妨げるような著しい減食又は長時間の放置，保護者以外の同居人による前二号又は次号に掲げる行為と同様の行為の放置その他の保護者としての監護を著しく怠ること。
心理的虐待	児童に対する著しい暴言又は著しく拒絶的な対応，児童が同居する家庭における配偶者に対する暴力，その他の児童に著しい心理的外傷を与える言動を行うこと。

〈ドメスティック・バイオレンス(DV)の動向〉

ドメスティック・バイオレンス(DV)とは「配偶者など親密な関係にある者から振るわれる暴力」のことで，DVの被害は近年急増している。

〈DVの形態と対応〉

DVの形態について内閣府は，①身体的暴力，②精神的暴力，③性的暴力の3つの形態を示している。近年ではこのほかにも④経済的暴力，⑤社会的暴力(社会的隔離)などの形態がある。

DVの被害にあっている場合，恐怖や不安のため自ら相談できなくなることが少なくない。保育所等においてDVの被害を確認した場合は，福祉事務所，配偶者暴力相談支援センター，警察など関連機関との連携をとり対応することが大切である。

少年非行等への対応

〈少年法による少年の定義〉

少年法では「少年」を満20歳未満としている(令和4年度から成年年齢が18歳に引き下げられた後も，18, 19歳の者は少年の定義に含まれるが「特定少年」の扱いとなり，検察官送致(送検)後の対応が原則20歳以上の者と同様になるなど，17歳未満の者とは異なる取り扱いがなされる)。

〈非行少年の種類〉

・犯罪少年：罪を犯した14歳以上20歳未満の少年
・触法少年：犯罪に触れる行為をした満14歳未満の少年
・虞犯少年：その性格又は環境に照らして，将来，罪を犯し，または刑罰法令に触れる行為をする恐れのある少年

〈家庭裁判所の対応〉

少年の非行に対して家庭裁判所では以下のような判断が行われる。

審判による決定事項	内容
保護処分	・保護観察所による保護観察 ・児童自立支援施設・児童養護施設への送致 ・少年院への送致
児童相談所送致	・「児童福祉法」に基づく支援が相当と判断された場合
試験観察	・処分の決定のために家庭裁判所調査官が適当な期間観察すること
不処分	・保護処分が必要ないと認められた場合

貧困家庭，外国籍の子どもとその家庭への対応

〈貧困家庭への対応〉

厚生労働省の調査によると，2021年のわが国の子どもの貧困率は11.5%，さらにひとり親家庭の貧困率は44.5%と子どもの貧困が問題となっている。なお，2014年には，「**子どもの貧困対策の推進に関する法律**」が施行されている。

〈外国籍の子どもへの対応〉

グローバル化が進む今日のわが国では，あらゆる地域で外国人の姿がみられるようになった。こうした中で，保育士にも外国籍の子どもや保護者と身近にかかわる機会が増え，とくに，日本語を母語としない子ども・保護者との意思疎通の問題や，文化や教育方法の違いなどに対応する力が求められている。

地域における連携・協働とネットワーク

〈要保護児童対策地域協議会〉

2004年の児童福祉法改正により法定化された，要保護児童の適切な保護を図るために，関係機関等により構成される協議会。

〈次世代育成支援対策地域協議会〉

2003年に制定された次世代育成支援対策推進法に基づき，地方公共団体等が「次世代育成支援対策の推進に関し必要な措置についての協議会を組織する」ものである。2015年までの時限立法であったが，2025年3月まで延長されることになった。

演習問題

1 児童福祉施設の中で措置施設でないものを，次の①～⑤から１つ選びなさい。

(難易度■■■□□)

① 児童自立支援施設　② 児童養護施設　③ 乳児院
④ 児童心理治療施設　⑤ 児童家庭支援センター

2 次の文は，「児童虐待の防止等に関する法律」の第１条である。(　ア　)～(　オ　)に当てはまる語句の組合せを，あとの①～⑤から１つ選びなさい。

(難易度■■□□□)

この法律は，児童虐待が児童の(　ア　)を著しく侵害し，その心身の成長及び(　イ　)に重大な影響を与えるとともに，我が国における将来の世代の育成にも懸念を及ぼすことにかんがみ，児童に対する虐待の禁止，児童虐待の予防及び(　ウ　)その他の児童虐待の防止に関する国及び地方公共団体の責務，児童虐待を受けた児童の保護及び(　エ　)のための措置等を定めることにより，児童虐待の防止等に関する施策を促進し，もって児童の権利利益の(　オ　)に資することを目的とする。

	ア	イ	ウ	エ	オ
①	人権	発達	通告	自立の支援	監護
②	身体	人格の形成	早期発見	保護者	擁護
③	人権	人格の形成	通告	自立の支援	監護
④	身体	発達	早期発見	保護者	擁護

⑤　人権　　人格の形成　　早期発見　　自立の支援　　擁護

3 次は「児童虐待の防止等に関する法律」の「第５条　児童虐待の早期発見等」に関する条文である。(　A　)〜(　D　)に当てはまる語句を語群から選ぶとき，正しい組み合わせを，あとの①〜⑤から１つ選びなさい。

(難易度■■□□□)

(　A　)，児童福祉施設，病院，都道府県警察，婦人相談所，教育委員会，配偶者暴力相談支援センターその他児童の(　B　)に業務上関係のある団体及び学校の教職員，児童福祉施設の職員，医師，歯科医師，(　C　)，助産師，看護師，弁護士，警察官，婦人相談員その他児童の福祉に職務上関係のある者は，児童虐待を発見しやすい立場にあることを自覚し，児童虐待の(　D　)に努めなければならない。

〔語群〕

ア　保育所　　イ　地域　　ウ　学校　　エ　福祉
オ　保育　　カ　教育　　キ　保育士　　ク　保健師
ケ　民生委員・児童委員　　コ　学校の教職員
サ　防止　　シ　早期発見　　ス　通告

①　A－ウ　B－エ　C－ク　D－シ
②　A－ウ　B－カ　C－キ　D－サ
③　A－イ　B－オ　C－ケ　D－ス
④　A－イ　B－エ　C－コ　D－シ
⑤　A－ア　B－オ　C－キ　D－サ

4 児童生活支援員の説明について適切なものを，次の①〜⑤から１つ選びなさい。

(難易度■■■□□)

①　福祉事務所内にある家庭児童相談室において，問題を抱える親に助言や指導を行う。
②　母子家庭や寡婦の福祉に関して実情を把握し，自立に必要な相談や指導を行う。
③　児童自立支援施設で不良行為等により生活指導を必要とする児童に支援を実施する。
④　児童相談所で心理検査や面接を行い問題を明らかにし，助言・指導を実施する。

⑤　児童の福祉に関する相談に応じ，専門的技術に基づいて必要な指導を行う。

5 次は「児童憲章」の一部である。空欄(A)～(C)に当てはまる語句を語群から選ぶとき，正しい組み合わせを，あとの①～⑤から１つ選びなさい。　(難易度■■□□□)

われらは，(A)の精神にしたがい，児童に対する正しい観念を確立し，すべての児童の幸福をはかるために，この憲章を定める。

児童は，(B)として尊ばれる。

児童は，社会の一員として重んぜられる。

児童は，よい(C)の中で育てられる。

〔語群〕

ア　家庭　　イ　人　　ウ　児童福祉法

エ　環境　　オ　国民　　カ　児童の権利に関する条約

キ　地域社会　　ク　子ども　　ケ　日本国憲法

①　A－ウ　B－ク　C－キ

②　A－カ　B－イ　C－ア

③　A－ケ　B－オ　C－ア

④　A－ウ　B－オ　C－エ

⑤　A－ケ　B－イ　C－エ

6 次の法律を年代の古い順に左から並べたものとして正しい組み合わせを，あとの①～⑤から１つ選びなさい。　(難易度■■■■■)

ア　児童手当法　　イ　児童福祉法　　ウ　児童扶養手当法

エ　母子保健法　　オ　特別児童扶養手当等の支給に関する法律

①　ア－ウ－エ－オ－イ

②　ア－エ－ウ－イ－オ

③　イ－オ－ウ－ア－エ

④　イ－ウ－オ－エ－ア

⑤　イ－ウ－ア－エ－オ

7 子どもの権利を定めた条約や法律について適切でないものを，次の①～⑤から１つ選びなさい。 (難易度■■■■□)

① 児童憲章は，すべての児童の幸福が図られるよう，1951年5月5日に制定されたものである。

② 児童憲章の前文には，児童が「人として尊ばれる」「社会の一員として重んぜられる」「よい環境の中で育てられる」ことが述べられている。

③ 「児童の権利に関する条約(子どもの権利条約)」は，1989年に国際連合総会で採択された，子どもの人権に関する世界で最初の国際的な条約である。

④ 「児童の権利に関する条約(子どもの権利条約)」では，15歳未満を「児童(子ども)」と定義している。

⑤ 「児童の権利に関する条約(子どもの権利条約)」全体では，「生きる権利」「守られる権利」「育つ権利」「参加する権利」が守られることが述べられている。

8 「児童の権利に関する条約」について，条約の内容として適切でないものを，次の①～⑤から１つ選びなさい。 (難易度■■■□□)

① 18歳未満の人を子どもとする。

② 全ての子どもは人種，皮膚の色，性，言語，宗教，出身，財産，心身の障害などによって差別されない。

③ 国は，18歳未満の子どもを戦争に参加させてはならない。

④ 子どもが身体的にも精神的にも，いかなる暴力や虐待を受けないよう，国が対策をとらなければならない。

⑤ 子どもは無理矢理働かされたり，そのために教育を受けられない仕事や健康を害する仕事をさせられたりしない。

9 子どもの権利の擁護者として「児童の権利に関する条約」の成立に影響を与えた人物を，次の①～⑤から１つ選びなさい。 (難易度■■■□□)

① 石井十次

② ヤヌシュ・コルチャック

③ 留岡幸助

④ トーマス・ジョン・バーナード

⑤ エレン・ケイ

10 次の記述に該当する児童福祉の実施機関を，あとの①～⑤から１つ選びなさい。 (難易度■■■□□)

児童及び妊産婦の福祉に関し，家庭その他からの相談に応じ，必要な調査及び指導を行うこと並びにこれらに付随する業務を行う。

① 保健所　② 都道府県　③ 児童相談所　④ 市町村
⑤ 児童福祉審議会

11 次の文は，児童相談所に関わる「児童福祉法」第12条の記述である。(　　)にあてはまる語句として正しいものを，あとの①～⑤から１つ選びなさい。 (難易度■■□□□)

(　　)は，児童相談所を設置しなければならない。

① 市町村　② 市町村長　③ 都道府県　④ 都道府県知事
⑤ 保健所

12 「児童福祉法」に規定されている保育士の業務として適切なものを，次の①～⑤から１つ選びなさい。 (難易度■■■□□)

① 保育士は，児童の健康相談に応じ又は健康診査を行い，必要に応じ保健指導を行う。
② 保育士は，その担当区域内における児童に関し，その担当区域を管轄する児童相談所長又は市町村長にその状況を通知し，意見を述べる。
③ 保育士は，児童及び妊産婦の福祉の増進を図るための活動を行う。
④ 保育士は，児童の保護その他児童の福祉に関する事項について，相談に応じる。
⑤ 保育士は，児童の保育及び児童の保護者に対する保育に関する指導を行う。

13 次の文は，専門職者に関する「児童福祉法」第13条第４項の記述である。(　　)にあてはまる語句として正しいものを，あとの①～⑤から１つ選びなさい。 (難易度■■■□□)

(　　)は，児童相談所長の命を受けて，児童の保護その他児童の福祉に関する事項について，相談に応じ，専門的技術に基づいて必要な指導を行う等児童の福祉増進に努める。

① 民生委員　② 児童委員　③ 保育士　④ 社会福祉士

⑤　児童福祉司

14 次の児童福祉の事業の名称として適切なものを，あとの①～⑤から１つ選びなさい。　　　　　　　　　　　　　　　　　　（難易度■■■□□）

保護者の疾病その他の理由により家庭において養育を受けることが一時的に困難となつた児童について，内閣府令で定めるところにより，児童養護施設その他の内閣府令で定める施設に入所させ，又は里親その他の内閣府令で定める者に委託し，当該児童につき必要な保護を行う事業。

①　地域子育て支援拠点事業
②　乳児家庭全戸訪問事業
③　放課後児童健全育成事業
④　児童自立生活援助事業
⑤　子育て短期支援事業

15 2019（令和元）年６月に改正された児童福祉法の「児童相談所の体制強化及び関係機関間の連携強化等」に当てはまらないものを，次の①～⑤から１つ選びなさい。　　　　　　　　　　　　　　　（難易度■■■■□）

①　都道府県は，児童相談所が措置決定その他の法律関連業務について，常時弁護士による助言・指導の下で適切かつ円滑に行うため，弁護士の配置又はこれに準ずる措置を行うものとするとともに，児童相談所に医師及び保健師を配置する。
②　児童福祉司の数は，人口，児童虐待相談対応件数等を総合的に勘案して政令で定める基準を標準として都道府県が定めるものとする。
③　児童虐待を行った保護者について指導措置を行う場合は，児童虐待の再発を防止するため，医学的又は心理学的知見に基づく指導を行うよう努めるものとする。
④　児童福祉司及びスーパーバイザーの任用要件の見直し，児童心理司の配置基準の法定化により，職員の資質の向上を図る。
⑤　都道府県は，児童相談所の行う業務の質の評価を行うことにより，その業務の質の向上に努めるものとする。

16 児童福祉施設の設備及び運営に関する基準において，保育士の設置が義務づけられていない施設を，次の①～⑤から１つ選びなさい。

(難易度■■■□□)

① 障害児入所施設
② 児童養護施設
③ 児童発達支援センター
④ 児童心理治療施設
⑤ 児童厚生施設

17 児童福祉に関して市町村の事務とされていないものを，次の①～⑤から１つ選びなさい。 (難易度■■■□□)

① 保育の実施
② 要保護児童発見者からの通告受理
③ 障害児福祉手当の支給
④ 補装具の交付
⑤ 保育士試験の実施及び保育士の登録

18 「児童の権利に関する条約」に関する記述として適切なものを，次の①～⑤から１つ選びなさい。 (難易度■■■□□)

① 1959年11月に国連で採択された。
② 国際的機関が採択した最初の児童権利宣言である。
③ 日本は1994年(平成6年)に批准した。
④ 親は，子に与える教育の種類を選択する優先的権利を有することが規定された。
⑤ 前文で「児童は，人として尊ばれる」「児童は，社会の一員として重んぜられる」「児童は，よい環境の中で育てられる」と示している。

19 次の説明の(　　)にあてはまる名称として正しいものを，あとの①～⑤から１つ選びなさい。 (難易度■■■□□)

待機児童の解消を目指し，女性の就業率の上昇を踏まえた保育の受け皿整備，幼稚園やベビーシッターを含めた地域の子育て資源の活用を進めるため，(　　)が取りまとめられた。

(　　)では，４年間で約14万人の保育の受け皿を整備するほか，「地域の特性に応じた支援」「魅力向上を通じた保育士の確保」「地域のあらゆる子育て資源の活用」を柱として，各種取組を推進している。

① 次世代育成支援対策推進法
② 新子育て安心プラン
③ 少子化社会対策基本法
④ 新エンゼルプラン
⑤ 緊急保育対策等５か年事業

20 次の文は，児童福祉施設の設備及び運営に関する基準に定められる，認可保育所に関する児童福祉施設最低基準についての記述である。(　A　)～(　D　)にあてはまる数字として正しいものを，あとの①～⑤から１つ選びなさい。　(難易度■■■□□)

保育士の数は，乳児おおむね(　A　)人につき１人以上，満１歳以上満(　B　)歳に満たない幼児おおむね６人につき１人以上，満３歳以上満４歳に満たない幼児おおむね(　C　)人につき１人以上，満４歳以上の幼児おおむね(　D　)人につき１人以上とする。ただし，保育所１につき２人を下ることはできない。

① A－2　B－2　C－10　D－20
② A－2　B－3　C－10　D－30
③ A－3　B－3　C－20　D－30
④ A－3　B－2　C－20　D－20
⑤ A－3　B－3　C－30　D－30

21 近年のわが国における少子化の要因として考えにくいものを，次の①～⑤から１つ選びなさい。　(難易度■□□□□)

① 婚姻年齢の上昇
② 夫婦の出生力の低下
③ 子育てや教育への経済的負担
④ 非婚傾向の増加
⑤ 労働時間の減少

22 児童の年齢の定義とその根拠法令の組み合わせについて適切でないものを，次の①～⑤から１つ選びなさい。　(難易度■■■□□)

① 18歳未満――母子及び父子並びに寡婦福祉法

② 満15歳に達した日以後の最初の3月31日が終了するまで――労働基準法

③ 18歳に達する日以後の最初の3月31日までの間にある者―児童手当法

④ 満18歳に満たない者――児童福祉法

⑤ 6歳以上13歳未満の者――道路交通法

23 児童生活支援員の任用資格として適切なものを，次の①～⑤から１つ選びなさい。　(難易度■■■□□)

① 保育士の資格を有する者

② 都道府県知事の指定する児童福祉施設の職員を養成する学校その他の養成施設を卒業した者

③ 学校教育法の規定による大学において，社会福祉学，心理学，教育学若しくは社会学を専修する学科又はこれらに相当する課程を修めて卒業した者

④ 3年以上児童福祉事業に従事した者であって，都道府県知事が適当と認めた者

⑤ 医師であって，精神保健に関して学識経験を有する者

24 「子供の貧困対策に関する大綱」が令和元年11月29日に閣議決定された。その中に示されている基本的な方針として誤っているものを，次の①～⑤から１つ選びなさい。　(難易度■■■■□)

① 貧困の連鎖を断ち切り，全ての子供が夢や希望を持てる社会を目指す。

② 親の妊娠・出産期から子供の社会的自立までの切れ目のない支援体制を構築する。

③ 支援が届いていない，又は届きにくい子供・家庭に配慮して対策を推進する。

④ 経済的な支援では，世帯の経済的自立につながる保護者の就労支援を中心に位置付け，金銭等の給付は行わないこととする。

⑤ 地方公共団体による取組の充実を図る。

解答・解説

 ⑤

解説

① 児童自立支援施設は，不良行為等の理由により生活指導を要する児童に必要な指導を行って自立を支援する。都道府県知事の委任を受けた児童相談所長が入所及び通所措置を行う。

② 児童養護施設は，主に行政から委託された社会福祉法人が運営している公的な措置施設である。

③ 乳児院は，乳児や孤児を養育し，相談その他の援助を行う。乳児の入所措置は，都道府県の知事の委任を受けた児童相談所長が親権者の同意を得て行う。

④ 児童心理治療施設は，家庭環境など環境上の理由により社会生活への適応が困難である児童を，短期間入所又は通所させ，治療及び生活指導を主として行うことを目的とする。また，退所した者について相談その他の援助も行う。平成29年4月1日より，情緒障害児短期治療施設から改称された。

⑤ 児童家庭支援センターは，児童福祉に関する相談支援活動を行う。

 ⑤

解説

児童虐待事件の増加に伴い，2000年に「児童虐待の防止等に関する法律」が制定された。この法律では，児童虐待を明確に定義し，虐待の防止と早期発見，虐待を受けた子どもの適切な保護などが定められた。また，その後の改正で，国及び地方公共団体の責務の強化，児童虐待にかかわる通告義務の範囲の拡大などの規定が整備された。2007年の改正では，立ち入り調査の強化，保護者に対する面会・通信等の制限の強化がなされた。2017年の改正で，児童の保護に関して司法関与の強化が行われた。

3 ①

解説

児童相談所は児童の福祉増進のため，児童福祉法に基づいて指定都市及び児童相談所設置市に設置され，児童の生活全般に関して保護者や学校からの相談に応じ，児童や家庭について調査や判定を行って，必要な指導や措置をとる機関である。児童虐待の防止等に関する法律第6条第1項で「児童虐待を受けたと思われる児童を発見した者は，速やかに，これを市町村，都道府県の設置する福祉事務所若しくは児童相談所又は児童委員を介して市町村，都道府県の設置する福祉事務所若しくは児童相談所に通告しなければならない。」とされていることについての出題が多い。

4 ③

解説

① 家庭児童相談室の家庭相談員のこと。

② 母子自立支援員のこと。福祉事務所において母子家庭などの実情把握と生活全般にわたる相談や指導を行う。

③ 児童生活支援員のことで適切。児童自立支援施設において，保育士は児童生活支援員の任用資格とされている。

④ 児童心理司のこと。2005年(平成17年)に従来の心理判定員から児童心理司に呼称が変更された。

⑤ 児童福祉司のこと。児童福祉法第13条第3項により，児童福祉司は社会福祉主事より専門的な資格と考えられる(都道府県知事の指定する養成校等卒業者や講習会修了者，大学で心理学・教育学・社会学を修めて卒業後実務経験を経た者，医師，社会福祉士，社会福祉主事として2年以上児童福祉事業に従事した者等)。

5 ⑤

解説

児童憲章は1951(昭和26)年5月5日に制定された。5月5日はこどもの日(1948〈昭和23〉年の国民の祝日に関する法律で制定)であり，児童憲章制定記念日でもある。制定したのは，当時の厚生省中央児童福祉審議会の提案に基づき日本国民各層・各界の代表で構成された児童憲章制定会議である。法令ではないものの，一定の公的規範としての性格を有している。引用文は前半部分で，後半は「すべての児童は」で始まる一から十二までの文章が列記されている。児童憲章は，わが国で最初の子どものための権利宣言である。**A**には**ケ**の日本国憲法が当てはまる。**B**には**イ**の人が当てはまる。**C**には，**エ**の環境が当てはまる。

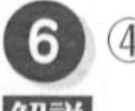

6 ④

解説

ア 児童手当法は1971(昭和46)年に制定され，翌年1月から施行された。

2010(平成 22)年度から 2011(平成 23)年度まで「児童手当」に代わり「子ども手当」が支給され，2012(平成 24)年度からは改正された児童手当に移行している。

イ　児童福祉法は 1947(昭和 22)年に制定され，翌年 1 月から施行された。

ウ　児童扶養手当法は 1961(昭和 36)年に制定され，翌年 1 月から施行された。父又は母と生計を同じくしていない児童が育成される家庭に児童扶養手当を支給する。

エ　母子保健法は 1965(昭和 40)年に制定され，翌年 1 月から施行された。

オ　特別児童扶養手当等の支給に関する法律は 1964(昭和 39)年 7 月 2 日に制定され，同年 9 月 1 日から施行された。心身に障害を持つ児童の保護者に対して支給される。

7 ④

解説

「子どもの権利条約」では，児童は，18 歳未満のすべての人としている。なお，この条約は，平成元(1989)年に国際連合で採択され，日本が批准したのは，平成 6(1994)年である。

8 ③

解説

「児童の権利に関する条約」(子どもの権利条約)は，世界的な視野から，児童の人権の尊重，保護の促進を目指し 54 の条項から成り立っている。その内容は，生きる権利(生存権)，育つ権利(発達権)，保護される権利(虐待・放任・搾取からの保護)，参加する権利(自由に意見を表明したり活動したりする権利)に分類することもできる。なお，①は第 1 条(子どもの定義)，②は第 2 条(差別の禁止)，④は第 19 条(虐待放任からの保護)，⑤は第 32 条(経済的搾取・有害労働からの保護)に規定されている。

9 ②

解説

①　石井十次(1865 ～ 1914)は社会事業家。日本で最初の孤児院である岡山孤児院を創設した。

②　ヤヌシュ・コルチャック(1878 ～ 1942，本名：ヘンリク・ゴルトシュミット)はポーランドの医師・児童文学作家。孤児救済と子どもの教育に献身。「児童の権利に関する条約」は，コルチャックによる「子どもの権

利」のアイディアに基づき，ポーランド政府が提案した。

③ 留岡幸助(1864 ～ 1934)は牧師，社会事業家。感化教育を実施し非行少年の救護に努めた。

④ トーマス・ジョン・バーナード(1845～1905)はイギリスの社会事業家。1870年にロンドンで孤児院のバーナード・ホームを開設，また里親制度や小寮舎制度に先駆的に取り組んだ。

⑤ エレン・ケイ(1849 ～ 1926)はスウェーデンの女性教育家。著書『児童の世紀』において「教育の最大の秘訣は教育しないことにある」と説き，子どもの自由な創造性を重視した。

10 ④

解説

① 保健所は，相談に関しては，児童福祉法第12条の6第1項第二号において「児童の健康相談に応じ，又は健康診査を行い，必要に応じ，保健指導を行うこと」と規定されている。

②, ③ 都道府県は，児童福祉法第11条第1項第二号のロにおいて「専門的な知識及び技術を必要とするものに応ずる」とされている。また同法第12条で都道府県は児童相談所を設置することを規定している。

④ 児童福祉法第10条第1項第三号の規定である。同条第1項第一号では「児童及び妊産婦の福祉に関し，必要な実情の把握に努めること」，同条第1項第二号では「児童及び妊産婦の福祉に関し，必要な情報の提供を行うこと」とされる。

⑤ 児童福祉審議会は，児童・妊産婦等の福祉，母子保健等に関して調査・審議し，行政庁に答申や意見具申を行う。

11 ③

解説

児童相談所は，児童福祉行政の第一線の専門行政機関であり，児童福祉法第12条及び第59条の4により，都道府県・指定都市には義務設置され，市町村は任意設置できると規定されている。2006年から中核市等も設置できることになった。児童相談所の業務は，市町村や家庭からの相談に応じて，調査・診断・判定の上で，効果的な援助を行うことであり，児童の一時保護，児童福祉施設入所，里親等委託等の措置を実施したり，民法上の業務である，親権者の親権喪失宣告請求，児童の後見人の選任等も行う。

児童福祉司，児童心理司，児童指導員，保育士，医師等の専門職のチームによって業務にあたる。

12 ⑤

① 保健所の業務(第12条の6第1項第二号)。

② 児童福祉司の業務(第14条第2項)。

③ 児童委員の業務(第17条第1項第六号)。

④ 児童福祉司の業務(第13条第4項)。

⑤ 保育士の業務(第18条の4)。児童福祉法第18条の4において，保育士とは，「第18条の18第1項の登録を受け，保育士の名称を用いて，専門的知識及び技術をもつて，児童の保育及び児童の保護者に対する保育に関する指導を行うことを業とする者」と規定されている。2001年の児童福祉法改正によって名称独占の資格として法制化された。保育所勤務のほかには，乳児院，児童養護施設，知的障害児施設等の児童福祉施設に配置されている。

13 ⑤

児童福祉法第13条第4項の規定。児童福祉司は，児童の福祉に関して，親や児童からの相談業務にあたる。任用の要件は，(1)都道府県知事の指定する児童福祉司若しくは児童福祉施設の職員を養成する学校その他の施設を卒業し，又は都道府県知事の指定する講習会の課程を修了した者，(2)学校教育法に基づく大学又は旧大学令に基づく大学において，心理学，教育学若しくは社会学を専修する学科又はこれらに相当する課程を修めて卒業した者であつて，内閣府令で定める施設において1年以上相談援助業務(児童その他の者の福祉に関する相談に応じ，助言，指導その他の援助を行う業務をいう)に従事したもの，(3)医師，(4)社会福祉士，(5)精神保健福祉士，(6)公認心理士，(7)社会福祉主事として，2年以上相談援助業務に従事した者であって，内閣総理大臣が定める講習会の課程を修了した者，(8)その他内閣府令で定めるもの。

14 ⑤

子育て短期支援事業とは，保護者が病気や仕事により家庭で児童の養育

が困難な場合や，冠婚葬祭，出張など社会的な事由により一時的に家庭で児童を養育できない場合，また夫等の暴力等により，緊急一時的に保護を必要とする母子等を原則として一週間を限度として児童福祉施設で一時的に養育することで，児童及びその家庭への子育て支援を図る事業。対象の児童福祉施設には，実施施設市町村が指定した児童養護施設，母子生活支援施設，乳児院，里親等があり，利用者の課税状況により負担金が必要となる。児童福祉法第6条の3第3項で規定されている。

 ③

解説

児童福祉法は昭和22(1947)年に公布され，平成16(2004)年の改正では児童虐待に対応するための措置が盛り込まれた。また，平成28(2016)年に行われた改正では，第1条及び第2条が大幅に改正され，さらに，第1条及び第2条は「児童の福祉を保障するための原理」であり，児童に関する全ての法令の施行に当たって，常に尊重されなければならない，という条文が同法第3条として加えられた。令和元(2019)年の改正では，国，都道府県及び市区町村における体制の強化を進めるための改正が行われた。③は，同じく改正された「児童虐待の防止等に関する法律」に当てはまるものである。

 ⑤

解説

児童福祉施設の設備及び運営に関する基準とは児童福祉法第45条に基づいて制定された厚生省令で，児童福祉施設の設備・運営に関する最低基準が規定されている。この最低基準が遵守されるよう，行政による監査が実施される(最低基準の遵守は当然のことであり，基準を上回るように努める必要がある)。同基準の第38条において，児童厚生施設には児童の遊びを指導する者の設置が義務化され，児童の遊びを指導する者の任用要件として第38条第2項第二号に保育士があげられているが，社会福祉士等でも可能であるため義務づけられているとまでは言えない。この他には，児童自立支援施設，母子生活支援施設では，保育士の設置が義務づけられていない。

 ⑤

解説

保育士試験の実施及び保育士の登録は市町村の事務ではない。保育士となるには，都道府県知事の指定する保育士を養成する学校その他の施設を卒業した者や保育士試験に合格した者が，都道府県の備える保育士登録簿に氏名，生年月日その他厚生省令で定める事項の登録を行う。保育士試験は，都道府県が実施する試験制度であるが，平成16年から都道府県知事が指定する指定試験機関に試験事務を行わせることが可能となった。保育士登録に関しては，都道府県から委託を受けて登録事務処理センターが保育士登録の事務を実施している。

18 ③

解説

① 1959年11月に国連で採択されたのは「児童の最善の利益」を基本理念に掲げた，「児童の権利宣言」である。

② 国際的機関が採択した最初の宣言は，1924年に国際連盟が第5回総会で採択した「児童の権利に関するジュネーヴ宣言」である。

③ 「児童の権利に関する条約」は，国連において1989年11月に採択され，18歳未満の子どもを児童とし，児童の生存・養育・保護，意見表明，良心・思想の自由等の諸権利とその保護を認めている。

④ 1948年12月に国連で採択された「世界人権宣言」第26条のこと。

⑤ 1951年5月5日制定された「児童憲章」。国と地方自治体が，保護者とともに児童を健やかに育成する責任を負うことを定めた。

19 ②

解説

① 次世代育成支援対策推進法により，101人以上の労働者を雇用する事業主は，従業員の仕事と家庭の両立を図るために必要な雇用環境の整備などについて「一般事業主行動計画」を策定し届けることになった。

② 2020(令和2)年12月に発表された新子育て安心プランは，女性の就業率の上昇を踏まえた保育の受け皿整備，幼稚園やベビーシッターを含めた地域の子育て資源の活用。

③ 2003(平成15)年7月制定された少子化社会対策基本法は，子育て支援のため，雇用環境の整備，保育サービスの充実，地域社会の子育て支援の強化等を定めた。

④ 新エンゼルプランは2000(平成12)年度から5か年の少子化対策。

⑤ 緊急保育対策等5か年事業は1994(平成6)年のエンゼルプランの一環として策定された。

 ③

解説

児童福祉施設の設備及び運営に関する基準第33条第2項によると，認可保育所における保育士の数は，乳児が3人に対して保育士が1人以上，1～2歳児が6人に対して保育士が1人以上，3歳児が20人に対して保育士が1人以上，4歳以上児が30人に対して保育士が1人以上とされている。職員はこの保育士の他に嘱託医，調理員をおかなければならない。保育所における保育時間は，1日に8時間が原則とされ，その地方における乳児又は幼児の保護者の労働時間その他家庭の状況等を考慮して，保育所の長がこれを定めるとしている(同法第34条)。

 ⑤

解説

近年のわが国における少子化の要因としては，婚姻年齢の上昇，夫婦の出生力の低下，子育てや教育への経済的負担，非婚傾向の増加の点が指摘されている。また，その他の要因の1つとしては，30代男性を中心とした育児世代の長時間労働もあげられている。長時間労働によって育児期に子どもに向き合う十分な時間を持つことができず，育児休業制度の利用も少ないため，子育てと就業の両立が困難となっている環境が問題である。この点で，これまでの働き方を見直し，仕事と生活の調和を実現することが重要となっている。

 ①

解説

① 母子及び父子並びに寡婦福祉法第6条第3項において「この法律において『児童』とは，20歳に満たない者をいう。」と規定されている。

② 労働基準法では，児童は満15歳に達した日以後の最初の3月31日が終了するまでと定義している。

③ 児童手当法では，児童の年齢の定義は，手当の支給を年度途中で切らない考え方に基づいている。

④ 児童福祉法第4条に規定される児童は満18歳未満の者である。

⑤ 道路交通法では児童は6歳以上13歳未満の者と定義されている。

 ①

解説

児童自立支援施設は，犯罪などの不良行為を行い，または行うおそれがある児童や，生活指導を要する児童を入所・通所させて，必要な指導を行い自立を支援する児童福祉施設。児童福祉施設の設備及び運営に関する基準第83条において，児童生活支援員は，保育士の資格を有する者，社会福祉士の資格を有する者，3年以上児童自立支援事業に従事した者のいずれかに該当する者でなければならないと規定されている。 ②，③，④は，児童指導員の任用資格の条件の一部であり，⑤は児童自立支援専門員の任用資格の条件の1つである。

 ④

解説

出題の資料では，「経済的支援に関する施策は，様々な支援を組み合わせてその効果を高めるとともに，必要な世帯への支援の利用を促していく」とされており，経済的支援についても，母子父子寡婦福祉資金貸付金等や養育費の確保に関する支援などが示されている。

第4章

専門試験
保育の心理学

POINT

1. 子どもの発達と理解

子どもに対してより良い保育を行うためには，目の前の子どもの発達についての見通しをもつことが不可欠である。そのためには，乳幼児期はもちろん老年期までの各発達段階の特徴や課題について理解をしておく必要がある。

また，発達を取り巻く環境についても把握をし，子どもの理解に役立てていくことが大切である。

発達

発達とは，出生から死に至るまでの身体的・精神的機能を変えていく過程である。

発達の考え方には

成熟優位説(遺伝の影響を重視)――ゲゼル
環境有位説(環境の影響を重視)――ワトソン
相互作用説(遺伝と環境両方の影響を重視)――シュテルン

がある。代表的な研究者と合わせて覚えておきたい。

発達理論

〈ピアジェの認知発達段階説〉

子どもは生まれたときから環境と相互作用しており，環境に対する認識の枠組みが段階的に(質的に)変化していくという説。

第１段階(0 ～ 2 歳)を**感覚運動期**
第２段階(2 ～ 7 歳)を**前操作期**
第３段階(7 ～ 12 歳)を**具体的操作期**
第４段階(12 歳～)を**形式的操作期**

と分けられる。幼児期に該当する第２段階は表象(イメージ)を用いて頭の中で考えることができるようになるが，論理的思考はまだ難しく，自己中心性(自分と他人の視点を区別できず，自分の視点からしか物事を理解できない性質)が強い時期としている。

〈エリクソンの心理社会的発達段階説〉

生涯発達の観点で乳児期から老年期までを８つの段階に区分し，各段階の発達課題(心理社会的危機)を乗り越えることが次の課題に向かう力になるという説。各段階に直面する発達課題は次のように整理される。

発達段階	発達課題
乳児期(0～1歳)	基本的信頼 対 不信
乳児期前期(1～3歳)	自律性 対 恥・疑惑
乳児期後期(3～6歳)	自主性 対 罪悪感
学童期(6～12歳)	勤勉性 対 劣等感
青年期(12～20歳)	同一性 対 同一性拡散
成人初期(20～30歳)	親密性 対 孤立
成人期(30～65歳)	生殖性 対 自己陶酔
老年期(65歳～)	統合性 対 絶望

そのほかの発達理論として，**ヴィゴツキーの発達理論**や**バルテスの生涯発達理論**，また，発達を取り巻く環境については**ブロンフェンブレンナーの生態学的システム理論**なども覚えておきたい。

2. 各発達段階の特徴

ここでは大まかな内容とキーワードのみ記すが，各発達段階の特徴や課題について，実際の子どもの姿や他者との関わりを含めて理解をしておきたい。また，発達の連続性を意識することも大切である。

〈新生児期・乳児期〉

・誕生時の視力は0.02程度，複雑な図形，顔図形への選好注視
・世界中の音韻に対する弁別能力(～生後6ヶ月)→母語への適応(～1歳)
・物理的環境との関わり(原始反射→循環反応)，対象の永続性の理解
・他者との関わり(共鳴動作，エントレインメント)
・愛着の形成(安全基地の確立・基本的信頼感の獲得)
・二項関係→三項関係(共同注意)の成立(9ヶ月革命)，社会的参照

〈言語発達の目安〉

泣き・叫喚(1ヶ月)→クーイング(2～3ヶ月)→過渡的喃語(4ヶ月)→規準喃語(6ヶ月)→会話様喃語(10ヶ月)→初語(1歳)

〈幼児期〉

・自我の芽生えと第一反抗期，基本的生活習慣の獲得
・表象(イメージ)の使用，ふり遊び，見立て遊び，ごっこ遊びの展開

・内的作業モデル(愛着表象)の発達，分離不安の低下と探索活動の活発化
・言葉によるコミュニケーションの確立，内言の発達(ひとり言)
・心の理論の獲得(4～5歳)，社会的な遊びの発達(パーテンによる分類)

〈学童期・青年期〉
・学校社会への適応(一次的ことば→二次的ことば)，小1プロブレム
・認知発達(前操作期→具体的操作期→形式的操作期)，メタ認知の発達
・仲間集団の形成と発達(ギャングエイジ，チャムグループ→ピアグループ)
・他者視点の取得，自己意識の高まり，社会的比較，9歳(10歳)の壁
・思春期(第二次性徴に伴う心理的変化の時期)，第二反抗期，心理的離乳
・アイデンティティの探索，モラトリアム

〈成人期・老年期〉
・他者やパートナーとの親密性の確立(就職や結婚，子育て)
・社会的役割と責任，ライフスタイルの確立(燃え尽き症候群)
・社会的な役割の変化に伴うアイデンティティの再構成(空の巣症候群)
・身体機能の低下と喪失経験，サクセスフルエイジング

3. 現代の子どもを取り巻く環境の理解と家庭支援

子どもを理解し，適切な援助をするためには，家庭との連携が重要であるが，現代社会は価値観やライフスタイルが多様化し，家庭のあり方は一様ではない。また，子育てをめぐる社会的状況が変化する中で，子育てに悩み，苦しむ家庭も少なくない。保育者は，子どものより良い援助のためにもそうした家庭の理解や支援をしていくことが求められている。

家族関係や親子関係の理解

家族関係や親子関係は社会的な文脈の中に埋め込まれていて，ダイナミックに(動的に)変化するものであることをについて，以下のキーワードを押さえておきたい。

・発達の相乗的相互作用モデル，気質と環境の適合の良さ
・養育行動のプロセスモデル(親要因，子ども要因，社会文化的要因)
・システムとしての家族(直線的因果律ではなく，円環的因果律での理解)
・ブロンフェンブレンナーによる生態学的システム理論(マイクロシステム，

メゾシステム，エクソシステム，マクロシステム)

子育て家庭に関する現状や課題

女性の就業率の高まりにより共働き家庭が増える一方で，いまだ子育ての負担は女性に偏っているのが現状である。子育ては性別ではなく，経験によるところが大きい。また，ヒトという種はそもそも血縁に関わらずさまざまな個体が協力して子育てをする性質をもっている，ということを念頭に家庭の子育て支援をしていく必要がある。ここでは，以下のキーワードをぜひ押さえておきたい。

- 共働き世帯の増加と性別役割分業の問題，M字カーブ，３歳児神話
- 少子化に伴う親準備性の不足と孤立した育児→育児不安
- マタニティーブルーズと産後うつの特徴と違い
- 虐待とマルトリートメントについての理解と，保育士としての対応
- 多様な家族(ひとり親家庭，貧困家庭，ステップファミリー，里親家庭，外国にルーツをもつ家庭)の理解と必要な支援

4．子どもの発達の理解に基づく保育

子どもの発達は個人差が大きく，また，子どもが生まれもつ気質や家庭の状況によっても異なる。また，実際の子どもの発達は連続したものであり，理論は参考にはなるが，そのまま当てはまるものではない。さらに，一人ひとりに向き合うだけでなく，子ども同士の関わりを促していくことも保育者の役割である。

そうした保育の実践には正解と呼べるものはなく，保育者は自らの保育実践を常に振り返り，評価していくことが必要である。そのためには，他の保育者との協働，対話も欠かすことができないだろう。

ここでは，そうした実際の保育場面における子どもの姿や保育士としての役割を意識したキーワードを記す。

子ども相互の関わり・集団での育ち

- 集団で過ごすことの意義(観察学習，発達の最近接領域を刺激する存在としての仲間)
- いざこざやけんかの意味，自己制御能力(自己主張・自己抑制)の発達，いざこざやけんかへの介入

保育実践とその評価

・保育士の役割(安全基地として，子どもの環境から学びを促す環境設定)
・発達の連続性を意識した援助，小学校との連携と接続
・カリキュラムマネジメント，PDCAサイクル，全体的な計画
・保護者や他の保育者との対話，協働

演習問題

1 発達について述べた記述として不適切なものを，次の①～⑤から１つ選びなさい。 (難易度■■□□□)

① ポルトマンによれば，ヒトは進化の過程で大脳が発達した一方，直立二足歩行によって骨盤の形状が変化し，産道が狭くなったため，未熟な状態で子どもを出産するようになった。

② バルテスによれば，発達は生涯にわたる獲得と喪失のダイナミックな相互作用であり，加齢とともに獲得はなくなり，喪失のみとなる。

③ エリクソンやピアジェは，発達には量的な変化だけでなく，質的な変化があると考え，発達段階を設定している。

④ 発達には遺伝要因と環境要因がともに関わるが，近年，特定の遺伝的傾向をもつ人は，特定の環境にさらされやすいという遺伝・環境間相関を考える必要性も指摘されている。

⑤ ヴィゴツキーは，子どもに対する教授・学習においては，子どもが自力で達成できる水準だけでなく，子どもが他者との共同や，他者からの援助によって達成できる水準を把握する必要性を指摘し，発達の最近接領域という概念を提唱した。

2 アタッチメント(愛着)について述べた記述として適切なものを，次の①～⑤から１つ選びなさい。 (難易度■■■□□)

① ボウルヴィは，子どもが安定したアタッチメントを形成し，心身とも健やかに発達するためには，母親による養育の重要性を主張した。

② アタッチメントとは，不安や恐れなどネガティブな情動を解消するために重要な心理機能である。

③ ハーロウは，ストレンジシチュエーション法により養育者と子どものアタッチメント形成の質の個人差を調べた。

④　アタッチメント形成のタイプが回避型やアンビバレント型であった場合には，その後の心身の発達に深刻な影響がある。

⑤　初期の養育者とのアタッチメント形成は，その後も内的作業モデルとして心的に機能し，その後の対人関係のすべてを決める。

3 次の0歳児クラスの事例と特に関連が深い用語の組み合わせとしてもっとも適切なものを，あとの①～⑤から選びなさい。（難易度■■■□□）

【事例】

保育士の膝に座って絵本を読んでいたAちゃんは，絵本の中に描かれたごみ収集車を指さしながら保育士の顔を見上げた。保育士は「ごみ収集車あったね」と応じてから，ついさっき保育所の前にごみ収集車が止まっていたことを思いだし，「ごみ収集車，Aちゃん，さっき見たねえ」と声をかけると，Aちゃんはにっこり笑って絵本に視線を戻した。

【語群】

選好注視　　共同注意　　三項関係　　二項関係

叙述の指差し　　要求の指差し

①　選好注視，三項関係，叙述の指差し

②　選好注視，二項関係，要求の指差し

③　共同注意，三項関係，叙述の指差し

④　共同注意，二項関係，要求の指差し

⑤　共同注意，三項関係，要求の指差し

4 ピアジェの認知発達段階説に関するA～Eの年齢と，ア～オの発達段階の組み合わせとして正しいものを，あとの①～⑤から1つ選びなさい。

（難易度■■□□□）

A　0～2歳　　B　2～4歳　　C　4～7，8歳

D　7，8～11，12歳　　E　11，12～14，15歳

ア　前概念的思考期　　イ　感覚運動期

ウ　具体的操作期　　エ　形式的操作期

オ　直観的思考期

①　A－イ　　B－ア　　C－エ　　D－オ　　E－ウ

②　A－オ　　B－ウ　　C－エ　　D－ア　　E－イ

③　A－オ　　B－ア　　C－イ　　D－ウ　　E－エ

④　A－イ　B－ア　C－オ　D－ウ　E－エ
⑤　A－イ　B－ウ　C－オ　D－エ　E－ア

5 言葉の発達に関する記述として不適切なものを，次の①～⑤から１つ選びなさい。　(難易度■■■■□)

①　新生児期は不快を表す泣き声が主であるが，生後２ヶ月頃から機嫌のよい時にクーイングと呼ばれる，「アー」「クー」とのどの奥を鳴らすような音を出すようになる。

②　生後６ヶ月頃には，規準喃語と呼ばれる，「マンマンマン…」のように子音と母音を組み合わせたリズミカルな発声ができるようになる。

③　生後１歳になるまでには，「バブバブ」のように異なる音を組み合わせ，母語のイントネーションを備えた会話様喃語(ジャーゴン)を発するようになり，その中に特定の意味を伴う語が現れるようになる。

④　初語が出現して半年ほどは語の獲得速度が遅く，過大汎用(動物はすべて「ワンワン」と呼ぶ)や過大縮小(自分の家の犬だけを「ワンワン」と呼ぶ)といった現象がみられる。

⑤　多語文が話せるようになると，遊び場面ではひとりごとが増える。ピアジェはこの現象を，コミュニケーション手段として獲得された言葉が，思考の手段としての機能をもつようになる過程で生じるものと考え，理論化した。

6 排泄の自立に関する記述として不適切なものを，次の①～⑤から１つ選びなさい。　(難易度■■■□□)

①　排泄の自立には，尿を膀胱に２時間以上ためておけるようになっていること，歩けること，言葉で尿意を知らせることができるようになっていることなど，一人ひとりのレディネスを見極め，無理なく進めることが必要である。

②　排泄の自立に向けては，絵本を読んだり，動物の排泄を観察したり，生活の中で排泄やトイレに対する興味関心をもつところから始め，トイレに行き，次に便器に座るなど，スモール・ステップで進めることが大切である。

③　保育者が子どもの好きなシールと台紙を用意して，子どもが便器で排泄できたらシールを貼れるようにするのは，子どもの便器での排泄に対

する内発的動機づけを高めるための正の強化子である。

④ 他児が自分からトイレに行き，排泄を済ませてすっきりした様子で戻ってくる姿を見ることは，子どもにとって観察学習のモデルになる。

⑤ 排泄の自立の過程において，子どもは自らの主体感や有能感とともに，時には甘え，受容される経験を通して，他者への基本的信頼感を深めていると考えられる。

7 学童期から青年期の発達に関する記述として不適切なものを，次の①～⑤から１つ選びなさい。　(難易度■■■□□)

① 学童期は対人関係において友人の比重が高まり，中・高学年の頃にはギャングエイジと呼ばれる同年代，同性からなり，役割分担のはっきりした排他的な仲間集団を形成する。

② 割り算や小数・分数など，具体的に操作しづらい学習が始まることで「9歳の壁」などと呼ばれるように，学習へのつまずきが増えてくる時期である。

③ 第二次性徴など身体的な成熟とともに，心理的変化を経験する思春期は，親からの心理的離乳を試みる時期であり，不安なことにもひとりで立ち向かうことが必要である。

④ 青年期において，友人は親に代わる重要な存在となるが，青年期前期は同調性が高く，互いの異なる部分を積極的に理解し合うことが難しいため，いじめの問題も起こりやすい。

⑤ メタ認知とは，自らの認知活動を客観的にとらえ，評価したり，修正したりする機能であるが，これは学童期から青年期を通して発達する。

8 成人期から老年期の発達に関する記述として不適切なものを，次の①～⑤から１つ選びなさい。　(難易度■■■■□)

① エリクソンによれば，成人期の発達課題は「生殖性の獲得」である。これは，親となって自らの子どもを育てることにより人間的に成熟することを意味している。

② 青年期に形成されたアイデンティティは，その後も役割の変化に伴って再び揺れ動き，「自分はどう生きていくか」についての問い直しが起こる。

③ 加齢とともに新しい情報を処理する流動性知能は低下するが，結晶性知能は維持され，経験で培った知識や習慣が日常生活を支えてくれる。

④　老年期は一般に主観的幸福感が高くなるが，それは，人生が有限であることを理解し，既存の人間関係を深めることで，情動的な満足感を得やすくなるためである。

⑤　ユングは40歳を「人生の正午」ととらえ，40代以降の成人期は，身体的には衰え始めるが，人格的には成熟が進む時期であると考えている。

9 子育てと家族に関する記述として不適切なものを，次の①～⑤から１つ選びなさい。　(難易度■■□□□)

①　子どもが生まれもつ気質が「扱いにくい」場合，親の子どもに対する関わりが難しく，親としての自信や養育への意欲が失われることで，結果として子どもの問題行動が結実していくという「発達的悪循環」が生じる可能性がある。

②　子どもの問題行動が生じた際には，例えば「母親の愛情が足りないから(原因)子どもが問題行動を起こす(結果)」など直線的因果律で考えがちだが,「子どもが問題行動を起こすから，母親が子どもに愛情を注げない」ともいえ，原因と結果が相互に影響し合っている円環的因果律を用いることが必要である。

③　アロマザリングとは，子育て中の母親の周りにいるさまざまな個体が子育てに関わり，共有するシステムであり，ヒトにおいても見られる行動だが，今はそのシステムが失われ孤育てになっている現状がある。

④　ファミリーアイデンティティ(FI)とは，自分が家族とみなす範囲のことであり，これは，血縁関係や法的関係，同居の有無によって規定される。

⑤　コペアレンティングとは，子育てに関わる者同士が，子育てに関して互いに支え合い，調整し合う関係のことであり，コペアレンティングが良好でも夫婦関係が良好とは限らない。

10 多様な家庭・配慮の必要な家庭とその支援に関する記述として不適切なものを，次の①～⑤から１つ選びなさい。　(難易度■■■■□)

①　マルトリートメント(不適切な養育)とは，虐待を含め，それが子どものためであるという認識に基づくものであっても，子どもの心やからだを傷つけるような行為すべてを指す。

②　ステップファミリーとは，主に子どもを連れた再婚などで血縁関係の

ない親子関係やきょうだい関係を含む家庭のことであるが，大人に比べて子どもは適応が早いため，新しい家族を受け入れ，家族としての一体感を感じられるようになるまでほとんど時間を要さない。

③ 虐待を受けている子どもが無気力で抑うつ的になってしまうメカニズムは，不快な状況から逃げ出そうとしても逃げ出せない状況に長くいると，そこから逃げ出そうとする努力さえしなくなってしまう学習性無力感が考えられる。

④ 近年，外国にルーツをもつ子どもが増えているため，保育者が積極的に異なる文化に関心や学ぶ姿勢をもち，異なる文化的背景をもつ者同士が尊重し合える保育の場を作る必要がある。

⑤ 日本では相対的貧困率の高さが問題であり，子どもたちが家庭で得られる経験に家庭の経済状況による格差が生じているため，保育所では家庭で不足した子どもの経験不足を補う役割がある。

11 子どもの心の健康に関わる問題に関する記述として適切なものを，次の①～⑤から１つ選びなさい。　(難易度■■■■■)

① 選択性緘黙とは，他の状況では年齢相当に話せるのに対し，特定の社会状況で一貫して話をすることを自らの意志で拒否する状況が，1ヶ月以上持続している状態をいう。

② 性器いじりは，性器に刺激を与えて身体的快感を得る行為のことであるが，習慣化しないように厳しく制止しなくてはいけない。

③ 自閉スペクトラム症は社会的なコミュニケーションの難しさがその中核症状であり，対人的交流に対して関心を示すことはない。

④ 逆境でも良好な発達や社会適応を達成する人はレジリエンス(精神的回復力)が高いと考えられるが，このレジリエンスは個人のもって生まれたものであり，発達の過程で獲得されることはない。

⑤ 乳幼児期は発音が未熟でもあまり気にする必要はないが，周囲の大人が嚙む・吹く・吸う・舌を動かすといった遊びや活動を楽しめるような工夫をすることで，子どもの発音の発達を支援することは可能である。

12 エリクソンの心理社会的発達段階説に関する記述として不適切なものを，次の①～⑤から１つ選びなさい。　(難易度■■■□□)

① アイデンティティとは，自分で斉一性と連続性が感じられるとともに，

他者がそれを認めてくれているという両方の自覚であり，両者の合致によって生じる自信がアイデンティティの感覚といえる。

② 人生は８つの段階に区分され，各段階にはその時期に達成されるべき課題(心理社会的危機)があり，それを乗り越えることが次の段階の発達課題に立ち向かう力となる。

③ 乳児は自身の欲求が満たされる中で，世界に対する基本的信頼感を獲得するため，周囲の大人は乳児の欲求をすべて完璧に満たしてやらなければならない。

④ 幼児期前期は「自分でやりたい」気持ちと「やりたいけれどできない」という葛藤を経験しているため，大人はやろうとした気持ちを認め，尊重し，次にまた挑戦できるよう支援する必要がある。

⑤ 幼児期後期は子どもの興味の対象が広がり，「なぜ？」「どうして？」と質問を積極的にするが，そうした質問が許されない環境では，子どもは好奇心をもつこと自体に「罪悪感」を感じるようになってしまう。

13 次のア～オは，乳幼児期の遊びの形態である。発達のより早い時期に観察されるものを左から順に並べたものとして適切なものを，あとの①～⑤から１つ選びなさい。 (難易度■■□□□)

ア 協同遊び　イ 傍観的行動　ウ 連合遊び　エ 並行遊び
オ ひとり遊び

① オ－イ－エ－ア－ウ
② オ－イ－エ－ウ－ア
③ オ－エ－イ－ア－ウ
④ エ－オ－イ－ウ－ア
⑤ エ－イ－ウ－ア－オ

14 環境や環境移行に関する記述として不適切なものを，次の①～⑤から１つ選びなさい。 (難易度■■■□□)

① ブロンフェンブレンナーは，子どもを取り巻く環境を生態学的システムととらえ，マイクロシステム，エクソシステム，マクロシステムの3水準に整理している。

② 生態学的とは「個人と環境の相互作用を想定している」ということであり，弟妹の誕生，入園や入学，卒園や卒業などで子ども自身の立場や役

割が変化すると，他のシステムもそれに連動して変化する。

③　環境の変化はたとえ入園や進級のようにポジティブなものでも，生活の見通しがもてないことでストレスとなることを理解し，子どもや保護者と関わることが必要である。

④　弟妹の誕生や就学などの環境変化に際して示す幼児退行(赤ちゃん返り)は，新しい環境に対する心理的葛藤の現われであり，甘えが受け止められ安心感を得ることで再び自立に向かうことができる。

⑤　子どもが周囲の環境に興味関心をもてるのは情緒が安定しているからであり，保育所における子どもの環境を通した育ちの基盤は，保育者と子どもとのアタッチメント形成であるといえる。

15 就学の援助に関する記述として適切でないものを，次の①～⑤から１つ選びなさい。　(難易度■■■□□)

①　読み書きの習得には音韻意識が必要であるが，これは４歳頃から学童期を通して遊びの中で育まれる。

②　就学に伴い，子どもたちは場を共有していない人でも理解できるような二次的ことばの習得を求められるが，二次的ことばの習得に際しては生活経験と切り離した内容で他者に伝える訓練が必要である。

③　小学校では，幼児期に自発的な遊びを通して育まれてきたことが各教科の学習に円滑に接続され，主体的に学びに向かえるようスタートカリキュラムが行われている。

④　子どもたちは生活や遊びの中で自らの必要感に基づいて，数量の感覚や文字の読み書きを身に付けるため，日常的に保育者が数量や文字を効果的に活用する姿は子どもたちの就学の援助につながる環境設定の１つといえる。

⑤　小学校における交流会は，小学生にとっても幼児と接する経験の中で責任感や表現力が育まれるなど，メリットがあるといえる。

16 養護および教育の一体的展開の観点から，乳児を泣かせないようにと先回りしてお世話することの問題に関する記述として不適切なものを，次の①～⑤から１つ選びなさい。　(難易度■■□□□)

①　泣くことで，自らの欲求を満たすために必要な大人の関わりを引き出す経験が，周囲の大人に対する信頼感の形成につながるから。

② 泣くことは，子どもにとって1つのコミュニケーション手段であり，泣くことで他者に自らの欲求を知らせるための表現力を身に付けられるから。

③ 泣くことで，自らの欲求を満たすために必要な大人の関わりを引き出す経験が，自らが行動の主体として環境に影響しうる存在であるという自己肯定感の獲得につながるから。

④ 人生において解消されない不快もあると，身をもって知らせることも必要であるから。

⑤ 自らの不快な状態を自覚することも，今後，自らの不快な状態に対処するために必要であるから。

17 保育士としての心構えに関する記述として不適切なものを，次の①～⑤から１つ選びなさい。　(難易度■■■■□)

① 平成29年に改訂された保育所保育指針では，保育所は児童福祉施設であると同時に，幼児教育を行う施設であることが明記されている。保育士は子どもたちの遊びの援助を通して教育を行っているという意識が必要である。

② 「学びに向かう力，人間性等」のような非認知能力(社会情動的スキル)を育むためには，大人が指示を出したり知識を与えたりする教育ではなく，子ども自身が主体となって正解のない遊びのような活動の中で試行錯誤する経験が必要である。

③ ピグマリオン効果は，子どもに対するはたらきかけが期待に沿ったものになるというメカニズムであることから，どの子どもにも期待をもって関わることが大切である。

④ 否定をせずに肯定的な態度で保護者の話を傾聴するカウンセリングの技法は，保護者との信頼関係の構築においても有用である。

⑤ 子どもが不安になっている時は，子どもがその不安に注意を向けることのないように，笑顔で励ましたりポジティブなことばかけをしたりすることが大切である。

18 いざこざやけんかの発達的意義に関する記述として不適切なものを，次の①～⑤から１つ選びなさい。　(難易度■■■■■)

① 自分だけでなく，相手にも自我があることに気が付く機会になる。

② 共同生活におけるルールを学ぶ機会になる。
③ 自己抑制を核とした自己制御能力を身に付ける機会になる。
④ 自らの葛藤に折り合いをつけるためにどうしたら良いのかを考える機会になる。
⑤ 適切な自己表現の方法を習得する機会になる。

⑲ 子ども理解のための方法や保育所における評価に関する記述として不適切なものを，次の①～⑤から１つ選びなさい。 (難易度■■■■□)

① 子どもがスプーンを投げた時，スプーンを投げる行動に反応するのでなく，「なぜスプーンを投げたのか」という行動の背後にある心理や発達状態に踏み込んで理解することが，子どもに必要な援助につながる。
② 省察とは，記録を通じ，実践の中でとらえきれなかった子どもの姿や出来事の意味を振り返ることである。
③ カリキュラムマネジメントとは，計画を作り(P)，実行して(D)，うまくいっているか評価して(C)，計画を改善する(A)という一連の流れであり，こうしたサイクルは目の前の子どもの実態に合わせながら，個々の保育者だけでなく園全体でも行う必要がある。
④ 他の保育者と保育の記録を共有することで，子どもの姿を多面的にとらえ，理解を深めることにつながる。
⑤ 人には避けられない認知的バイアスがあるため，子ども理解のためには，その子どもの目に見える行動のみを客観的にかつ注意深く記録することが必要である。

解答・解説

1 ②

解説

① 適切。生理的早産と呼ばれる。

② 適切ではない。生涯にわたって獲得と喪失の両方が生じる。例えば，生後半年頃まで子どもは非母語の子音も聞き分けができるが，1歳頃にはそうした能力は失われることが分かっている。

③ 適切。エリクソンは心理社会的発達段階説，ピアジェは認知発達段階説を提唱した。

④ 適切。例えば，外向性が高い場合は社会的な活動に積極的に参加することでさらに外向性が高まることが考えられる。

⑤ 適切。ヴィゴツキーは子どもの精神発達は社会生活に起源があると考え，他者の存在を重視した。

2 ②

解説

① 母性的養育の重要性を主張したが，母性的養育とは特定の他者による温かな養育を意味しており，母親とは限らない。

② 適切。安定したアタッチメント形成には，子どもの不安を先回りして取り除くのではなく，子どものネガティブな情動の受け止めが重要であることも押さえておきたい。

③ ハーロウはアカゲザルの代理母実験から，養育者の役割としてスキンシップを通して安心感を与えることの重要性を示した人物。ストレンジシチュエーション法を行ったのはエインズワースである。

④ 心身の発達に深刻な影響を及ぼすのは無秩序・無方向型の場合である。回避型やアンビバレント型は不安定型ではあるが，アタッチメント行動が組織化されており，最低限必要な安心感は得られていると考えられている。

⑤ 内的作業モデルはその後の経験で変わる可能性もある。また，近年は，関係ごとに独立した内的作業モデルが形成される可能性も指摘されている。例えば9歳時点の担任教師や仲間との関係性には，乳幼児期の母親とのアタッチメントの質よりも，保育者とのアタッチメントの質が関連していたという研究結果もある。

 ③

解説

共同注意とは，他者と同じ対象に注意を向け合うことであり，これによって，「自己－他者－対象」の三項関係を成立させることができる。三項関係によって他者から対象について学べるようになることで，認知発達や言語発達が飛躍的に向上する。共同注意が可能になる時期から「9ヶ月革命」と呼ばれる。なお，選好注視法はファンツによって開発された言語をもたない乳児の興味を測定する方法である。

4 ④

解説

A　0～2歳(感覚運動期)は，身体的な動作の繰り返し(循環反応)を通じて運動と感覚の関係を理解し，目の前にあるものをだんだんとうまく操作できるようになる時期。

B　2～4歳(前概念的思考期)は，表象を用いて頭の中での思考が可能になるが，まだ表象が概念化されていない時期。

C　4～7，8歳(直観的思考期)は，知覚情報に影響されやすく，論理的判断は難しいが，概念操作が可能になる時期。

D　7，8～11，12歳(具体的操作期)は，具体的に存在するものについては表象を操作して論理的思考が可能になる時期。

E　11，12～14，15歳(形式的操作期)は，現実から離れた抽象的な概念や表象に関しても，論理的思考が可能になる時期。実際の子どもの姿とも結びつけて理解してほしい。

5 ⑤

解説

①　適切。生後4ヶ月頃には音の高さや強さを変えながら長めに発声し，笑い声も出るようになる。

②　適切。規準喃語は聴覚障害児ではまれにしか見られない。

③　適切。意味をもつ最初の語を初語と呼ぶ。

④　適切。一語発話の時期である。1歳半を過ぎて発語が50語を超えるあたりから語彙爆発が訪れる。

⑤　適切ではない。外言(コミュニケーションのための言葉)と内言(思考のための言葉)を区別して理論化したのはヴィゴツキーである。ピアジェは

ひとりごとを自己中心性の現われととらえ，自己中心語と呼んだ。

6 ③

解説

① 適切。レディネスはゲゼルの成熟優位説とセットで確認すること。

② 適切。オペラント条件づけによる行動形成である。

③ 適切ではない。正しくは外発的動機づけである。正の強化子はオペラント条件付けの用語であるが，オペラント条件付けは，行為者の外発的動機づけを利用したものといえる。内発的動機づけを高めるためには，例えば，便座で排泄した際に「すっきりしたね！」と子どもの内的状態に言及することで，その行動自体の価値に気づいてもらう方法があるだろう。

④ 適切。観察学習とは自分が直接経験しなくても，他者が行動した結果を観察することで，新たな行動を習得することである。

⑤ 適切。排泄の自立に限らず，基本的生活習慣の獲得全般にいえることである。

7 ③

解説

① 適切。仲間集団に適応する中で，他者の思考や感情，視点を理解する力が発達する。

② 適切。学童期の心理社会的危機は「勤勉性対劣等感」であり，つまずきにより劣等感を感じやすくなるが，挫折し，それを乗り越える経験が，その後の人生の糧になるという理解も重要である。周囲の大人には，子どもがつまずきや困難と向き合えるようサポートすることが求められる。

③ 適切ではない。青年期前期の愛着対象者は友人や恋人というより身近な大人である。不安定な時期ゆえ，反抗的な態度が見られるが，周囲の大人はその発達の過程を理解し，何かあった時の安全基地として機能できるよう，子どもを受容し，見守ることが大切である。

④ 適切。近年はSNSが友人との親密性を確認するために利用されているため，返信しないことで自分が仲間外れにされてしまうのではないかという不安から，SNSの過剰利用も問題となっている。

⑤ 適切。形式的操作もできるようになり，自己や他者を客観的に見ることにより，自己矛盾で葛藤したり，大人に対する反発心をもったりする。

 ①

解説

① 適切ではない。これは，自らの子どもを育てることだけではなく，組織や地域社会の中で，次の世代を意識し，次の世代のために役割を果たしていくことを意味している。

② 適切。「空の巣症候群」と呼ばれるように，育児に専念していた女性が，子どもの自立に際して自らのアイデンティティが揺らぎ心身の不調を訴えることもある。この時「自分はどう生きていくか」と再び向き合う中でアイデンティティは再体制化されていく。

③ 適切。キャッテルは，一般的知能は過去の経験や学習の影響を強く受けて発達する「結晶性知能」と，文化や教育の影響が少ない「流動性知能」に分けられると提唱した。

④ 適切。社会情動的選択理論による説明である。

⑤ 適切。この人格形成のプロセスは「個性化」と呼ばれる。

 ④

解説

① 適切。トマスらによる縦断研究で明らかになった気質のタイプも確認しておきたい。気質と環境の相互作用の中で発達は進むため，気質と環境の適合の良さが重要であると指摘されている。

② 適切。家族というシステム(まとまり)はとても複雑で，そこで生じた問題の原因を1つに特定することは難しい。例えばこの事例では，母親が父親のサポートを得られず，子育てをひとりで背負っていることも問題の一端を担っているかもしれない。

③ 適切。父親の育児参加を促すことはもちろん，社会全体で子育てするシステムを整える必要がある。

④ 適切ではない。ある調査によれば，愛情や交流のない配偶者よりも，愛情を込めて育てているペットの方が家族とみなされる場合もあるなど，血縁関係や法的関係，同居の有無で必ずしも規定されるわけではない。家族のとらえ方は一人ひとり異なるという認識が必要である。

⑤ 適切。例えば離婚した夫婦でも，子どもを育てるコペアレンティングの関係は良好に機能するケースもある。

10 ②

解説

① 適切。虐待した保護者が「しつけ」を理由とすることもあるが，「子どもにとって心身ともに健康，安全で情緒の安定した生活が少しでも脅かされれば，それは虐待」という子ども側に立った判断をすべきと考えられている。

② 適切ではない。ステップファミリーが一体感を確立するにはおよそ5〜7年かかると指摘されている。実際にコミュニケーションを重ねて適切な距離感(子どもが安心・安全を感じられる距離感)を形成する必要があり，大人だけでなく子どもにも多大な労力，努力が求められる。

③ 適切。どう頑張っても保護者に愛してもらえない経験は，子どもの自己肯定感や自尊心の低下をもたらす。保育者としては子ども自身の言動を受け止め，子どもの安全基地となること，「あなたは大切な存在なのだ」と根気強く伝えていくことが大切である。

④ 適切。外国にルーツをもつ家庭に限らず多様な家庭がある中で，保育者は自分がもつ価値観を大切にしながらも，他者の価値観を否定せず受け止め，子どもの保育の必要に応じて折り合いをつけていく柔軟な姿勢が求められている。

⑤ 適切。日本では生存の維持に困難が生じる絶対的貧困の状態にある子どもは少ない一方，標準的な生活水準が維持できない相対的貧困の状態にある子どもは多くなっている。そうした家庭の保護者は仕事で忙しく，子どもに十分に手をかけられていないことも多いため，保育者は子どもとの一対一の関わりの中で愛着形成をはかりながら，基本的生活習慣の獲得を丁寧にサポートしていくことなどが求められる。

11 ⑤

解説

① 選択性緘黙は自分の意志で話さないことを選択しているという誤解を生じやすいために，当事者，保護者や支援者の間では「場面緘黙」を用いることが多い。実際には，子どもにとって話したいのに話せない状況であることに留意したい。

② 不安や葛藤を落ち着けるための行為であるとすれば，大人がびっくりして叱ることはかえって子どもの行為を助長するので，スキンシップをとるなどできる限り別のところで欲求不満が解消できるようにしていく。

③ 自閉スペクトラム症で社会的コミュニケーションが難しい理由は「心の理論」が活用できず，他者の行動の背後にある心の世界を推測することが難しいからである。したがって，他者との接触を積極的に図ろうとするケースもあるが，他者の心的状態を配慮したものではないため，コミュニケーションの観点で違和感が生じることがある。

④ レジリエンスは，ストレスの影響の受けやすさの個人差を説明する概念。もともと備わる気質的な要素と，ソーシャルサポートの状況，他者との関係の中で育まれる社会的スキルもレジリエンスを構成する大切な要素である。

⑤ 適切。発音は構音とも呼ばれ，およそ6歳頃完成する。風車を強く早く吹く，笛をゆっくり優しく吹く，食事をゆっくりよく嚙んで食べる，棒付きキャンディーをぺろぺろなめるといったことが口や舌を動かす練習になる。また，発音の間違いを指摘したり，笑ったりして，子どもの自尊心を傷つけることがないように気を付けたい。

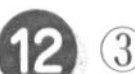
12 ③

解説

① 適切。アイデンティティは自己に関する感覚であるが，他者との関係の中で形成されるものであるということを確認しておきたい。

② 適切。発達は連続しているという視点が重要である。

③ 適切ではない。エリクソンによれば，欲求が満たされない不信を体験しながらも，それを上回る信頼の体験があれば，世界に対する基本的な信頼感は獲得されるとされている。

④ 適切。「自律性対恥・疑惑」が発達課題である。自分でやろうとする気持ちを尊重することが，基本的生活習慣の獲得にもつながる。

⑤ 適切。質問に限らず，好奇心のもとに，いわゆる「いたずら」をして大人に注意されることも増えるが，そうした子どもの好奇心や疑問をもつ態度は積極的に歓迎し，好奇心を満たせる環境を用意したい。

13 ②

解説

これらの遊びは，パーテンが子どもの社会的参加に注目して自由遊びを観察，分類したものである。特に同じもので遊んでいるが相互のやりとりのない並行遊び，物の貸し借りや会話などやりとりのある連合遊び，明確なルールや目標があり，それにしたがって役割分担をする協同遊びの違いを整理しておきたい。また，4・5歳児クラスになると友だちと遊ぶ姿が多くなる一方で，自分のやりたいことに没頭し，ひとり遊びをする姿も見られる。一人遊びは決してレベルが低いものではないという点に留意したい。保育者は子どもの「自分の世界」も「友だちとの世界」も大事に，一人ひとりの成長に寄り添う姿勢が必要である。

14 ①

解説

① 適切ではない。環境には子どもが直接関わる環境であるマイクロシステム(親，保育者など)同士の関係であるメゾシステム(すなわち家庭と園の連携)の水準が含まれる。

② 適切。クロノシステムと呼ばれる。

③ 適切。新入園児は，保護者が必ず迎えにきてくれること，園生活の見通しがもてるようになることで，徐々に不安が低減する。まずは不安を受容することが必要。

④ 適切。アタッチメントの概念についても再度押さえておきたい。

⑤ 適切。保育士は，子どもたちの環境を通した学びを支える重要な環境のひとつである。

15 ②

解説

① 適切。「うさぎ」と聞いて文字にするためには「う」と「さ」と「ぎ」に音韻を分解し，1音ずつ抽出する力が必要である。

② 適切ではない。文脈を共有しない人にことばだけで伝えることは負担が高いため，「伝えたい」と思える充実した生活経験の方が求められるといえる。

③ 適切。保育所側で行われるのはアプローチカリキュラム。小学校との交流活動や，協同的な活動・話し合いなどの保育内容を工夫する形で行われている。

④ 適切。小学校教育の先取りが求められているわけではない。

⑤ 適切。保幼小連携において互恵性(双方に意味のある関係であること)はポイントの1つである。

 ④

解説

④　最終的に自らの不快が取り除かれるという体験が，子どもにとって周囲に対する基本的信頼を獲得するためには重要である。

17 ⑤

解説

①　適切。幼児教育を行う施設として幼稚園，子ども園と「育みたい資質・能力」と「幼児期の終わりまでに育ってほしい姿(10の姿)」が共有された。

②　適切。非認知能力(社会情動的スキル)には好奇心や集中力，自己制御能力や自己肯定感などが含まれる。

③　適切。ピグマリオン効果とは，期待をするとその通りに子どもが伸びるというものである。

④　適切。受容と共感を基本とするカウンセリングの技法は，保育や保護者支援においても有用である。

⑤　適切ではない。ネガティブな気持ちをないものにせず，それを当たり前と受容してから「先生が一緒にいるよ」「大丈夫だよ」など情動調整する方が感情制御の発達を促すことができる。

18 ③

解説

③　自己制御能力は自己抑制を核としたものではなく，自己主張と自己抑制の2側面からなり，そのバランスをとる力といえる。自己主張も社会生活においては重要であり，双方の主張をしっかりと受け止めるようにしたい。

19 ⑤

解説

⑤　保育においては目に見える行動を観察，記録するだけではなく，当事者の目線に立ち，当事者の気持ちになってその行動に対して考察を行っていくことが大切である。

第5章

専門試験
子どもの保健

POINT

1．子どもの保健の意義

子どもの保健の意義

子どもの命を護り，子どもの発育(成長・発達)を見守り，健康を保持増進させせることは，保育士の大切な役割である。子どもの保健では，

子どもの体のしくみや疾病の正しい知識を身につけ，疾病の早期発見・早期対応および疾病予防の他，子どもの事故予防や救急対応だけではなく，子育て支援や地域連携

について活用していかなければならない。

健康の定義

「健康」は，WHO(世界保健機構)によると，以下のように定義されている。

「健康とは，病気でないとか弱っていないということではなく，肉体的にも精神的にも，社会的にもすべてが満たされた状態である。」

この条文にあるように，ただ病気でない，弱っていないというだけではなく，心身ともに，また社会生活においてもすべてが満たされている状態である。子どもの虐待や社会情勢も含めた子どもの健康全般について，理解を深めておきたい。

また，親の喫煙など生活習慣が子どもに影響を与えることも多々ある。**乳幼児突然死症候群(SIDS)**についても，原因や予防をしっかり理解しておきたい。

2．子どもの発育と成長・発達

子どもの発達や発育，運動機能等について正しく理解し，評価することが大切である。

小児期の区分

発育とは，成長と発達の両方を含めたものをあらわす用語として使われる。子どもは成長・発達の段階により，いくつかに区分される。児童福祉法や母子保健法等による小児期の区分は，以下の通りである。

- 新生児期：生後4週目未満の時期
- 乳児期　：生後1年未満(新生児期を含む)の時期
- 幼児期　：1歳以上小学校就学前まで
- 学童期　：小学校入学から満18歳まで

成長・発達

成長は，量的増大をいい，乳幼児では身長，体重，頭囲，歯の本数が増えていく状態などがあたる。

発達は，臓器の持つ機能を発揮していく過程，未熟な状態から成熟する過程を言う。例えば運動機能においては，脳が成熟していく過程で首がすわり，お座りをして，1歳から1歳半ころまでに立って歩けるようになる過程をいう。

成長・発達の原則は，

①頭部から尾部へ　②中心から末梢部へ　③全体から特殊へ

の3つを頭に入れておくとよい。また，子供の成長・発達は個人差が大きいが，発育は身体の各部が一様に進むのではなく，速度も一定ではない。身長や体重は乳児期に著しく伸び，臓器別では，脳神経系と免疫系の発育が乳児期に著しく，生殖系は12歳以降に進むことを覚えておくと子どもを理解しやすい(スキャモンの発達・発育曲線参照)。

〈スキャモンの発達・発育曲線〉

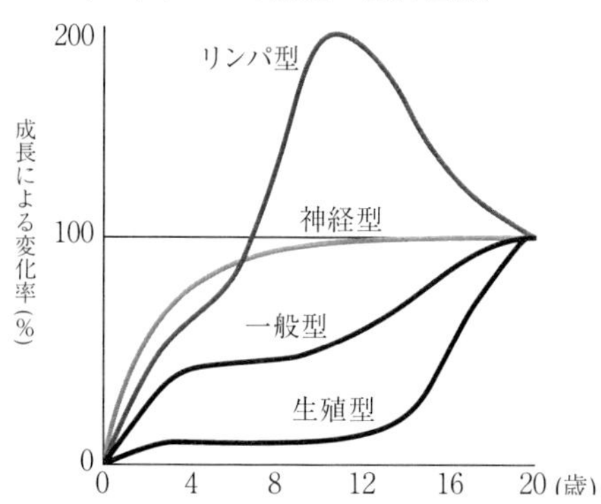

発育評価

身体発育評価の基準は，乳幼児では10年に一度厚生労働省が実施している乳幼児身体発育調査に基づく男女別の乳児身体発育パーセンタイル曲線が用いられる。パーセンタイルとは，データを小さい順に並べ，最小値から数えて何パーセント目に位置するかを表す値である。母子健康手帳などに乳幼児身体発育パーセンタイル曲線などは掲載されているため，確認しておきたい。

そのほか，肥満とやせの判断の指標として，肥満度の計算や身長体重曲線，指数を用いるカウプ指数，ローレル指数などによって評価する。

・肥満度：肥満度(%)＝(実測体重〔kg〕－身長別標準体重〔kg〕)÷身長別標準体重〔kg〕×100

(評価：[乳幼児]±15%が「ふつう」

[学童以降]±20%が「ふつう」)

・身長体重曲線：横軸に身長(cm)縦軸に体重(kg)

(評価：－15%超＋15%未満が標準)

・カウプ指数：体重(g)÷身長$(cm)^2$×10

(評価：15以上19未満が標準)

・ローレル指数：体重(kg)÷身長$(m)^3$×10

(評価：115以上145未満が標準)

精神発達については運動発達以上に個人差が大きい。言葉の発達は，DENVERⅡ(発達判定法)などを参考にして，発達の基本を理解していくことが大切である。

3. 子どもの生理機能の発達

〈脳〉

出生時の体重は約3000g，3カ月で2倍，1歳で3倍になる。身長は50cm，1歳で1.5倍になる。脳の重量は出生時は大人の25%(350g)で，3歳で約80%，6歳で大人の90%に達する。

脳は大脳，間脳，下垂体，脳幹(中脳・橋・延髄)，小脳からなる。出生時，乳幼児期は未熟で，5つの感覚器官(耳，眼，皮膚，舌，鼻)を通し情報を入力し，大脳はその情報を識別統合し，それに応じた行動を起こす。乳幼児期の脳の発達や情報処理に関しては，よく理解しておきたい。

〈呼吸・循環〉

生後肺呼吸が開始され臍帯が結紮されると，次第に胎児期特有の循環経路である静脈管，卵円孔，動脈管が閉鎖し，成人循環に移行する。1回の拍出量，呼吸量が少なく，その分数を多くして循環・呼吸を維持するため，年齢が低いほど心拍数(脈拍数)，呼吸数は多い。新生児期から2歳ころまでは腹式呼吸，2歳ころより胸腹式呼吸になり，7歳ころになると胸式呼吸になる。

〈水分代謝〉

新生児，乳児期の腎臓は未熟であり，成人の機能に達するのは2～3歳ころである。小児は体重に占める水分の割合が成人に比べ多い。新生児では80%，乳児前期で75%，乳児後期で70%，成人では60%である。

〈体温調節機能〉

子どもは体温調節機能が未熟なため，環境温度により体温は上昇しやすい。高温・多湿などでは熱の放散が容易に妨げられるため体温は上昇しやすく，夏季熱やうつ熱を起こしやすい。そのため環境温度に注意して衣服の調節をする必要がある。

〈免疫機能〉

免疫グロブリンには，IgA，IgG，IgM，IgD，IgEの5種類ある。IgGは胎盤を通過できるため，新生児は母子免疫としてIgGを持って生まれる。また母乳にはIgAが含まれており，感染症の予防に有効である。

〈骨と歯〉

新生児の脳頭蓋は6種8個の骨からできている。前側前頭骨と頭頂骨の間隙を大泉門，後側後頭骨と頭頂骨の間隙を小泉門という。小泉門は生後間もなく閉鎖する。大泉門は1歳6カ月頃までに閉鎖する。

乳歯は，生後6カ月～8カ月頃，下の中央(乳中切歯)から生えはじめ，1歳半くらいになると第一乳臼歯が，2歳ごろまでに乳犬歯が生え，最後に第2乳臼歯が2歳半から3歳ころに生え，乳歯20本が揃う。

4. 子どもの健康観察，疾病の予防および適切な対応

健康観察

平常時の子どもの健康観察のポイントをしっかり頭に入れておくことが必要である。「いつもと違う」「何か変」ということに早期に気づき対応できる能力が，保育者には必要不可欠である。

また，子どもが罹患しやすい疾病の症状を見分けるポイント，体調不良時の対応について理解しておくことが大切である。

【体調不良時の対応】

①発熱

熱の放散が上手くいかないうつ熱と，細菌やウイルスに感染することによって発熱物質がプロスタグランジンを産生させ体温が上昇する発熱があ

る。むやみに解熱剤を使用して熱を下げない。

②けいれん

意識はないことが多い。子どもは熱性けいれんが一番多い。発熱がない場合はてんかんが代表的な病気である。けいれんがおきた場合は，発熱の有無，どこからおきたか，左右差，持続時間などを観察する。

③嘔吐・下痢

発熱や腹痛，その他の症状を伴う場合，感染症を疑う。その場合の吐物・排泄物の処理を適切に行う。また，イオン水や経口補水液などの水分が摂れない場合は，医療機関を受診する。

④咳・呼吸困難・喘鳴

気道感染症や喘息などで空気の通り道が狭くなった時にゼーゼーなど雑音がみられる。これを喘鳴という。この場合，横にさせるより縦抱きや座らせる姿勢を取らせた方が呼吸しやすい。顔色や口唇の色がすぐれなかったりするときは医療機関を受診する。

感染症や予防接種

子どもが罹患しやすい疾患(感染症や消化器疾患など)について理解を深めておくとよい。また感染の予防と対策として，感染源対策，感染経路対策(飛沫感染，空気感染，接触感染，経口感染)，感受性対策(予防接種)があり，特に予防接種スケジュールについても理解しておくとよい。生ワクチンか不活化ワクチンか，定期接種か任意接種かなど基本的なことも覚えておくとよい。

【子どもが罹りやすい感染症・疾病】

麻疹(はしか)，風疹(三日はしか)，流行性耳下腺炎(おたふくかぜ)，伝染性膿痂疹，手足口病，伝染性紅斑(リンゴ病)，RSウイルス，ロタウイルス感染症，突発性発疹，溶連菌感染症

発達障害

自閉ペクトラム症やADHDなどの特徴，診断基準などはよく理解しておきたい。また，心の病気と言われる反応性愛着障害や脱抑制型対人交流障害，愛情遮断症候群等についても，症状に気づき障害に合わせた対応ができるよう学びを深めておくとよい。

5. 環境および衛生管理・安全管理

環境・衛生管理

室内の環境や室外の環境，温度(夏期 26 ～ 28℃，冬期 20 ～ 23℃)や湿度(50 ～ 60％)を目安にする。玩具や器具は，水洗いおよびアルコールや次亜塩素酸ナトリウムなどで拭く。

安全管理

災害時の対応，顕在危険，潜在危険についても理解を深めておく。教育・保育施設等における事故防止及び事故発生時の対応のためのガイドラインに沿って出題されることが増えてきている。誤嚥や窒息，食物アレルギーに関するマニュアル等，ガイドラインで確認しておくとよい。ヒヤリハット報告やPDCAサイクルなどについても理解を深めておくことが大切である。

6. けがの手当と応急処置

創傷の手当，打撲時の対応(RICE)，鼻血や熱傷時の対応など基本的なことをしっかり覚えておくことが大切である。誤飲・誤嚥，窒息時の対応なども出題されている。心肺蘇生法やAEDの使用方法も動画で検索し，視覚から理解することも有効である。

個別的な配慮を要するアレルギーの疾患をもつ子ども，食物アレルギーを持つ子どもへの対応などやアナフィラキシーショックの原因と対応についても理解を深めておく必要がある。

演習問題

1 次の知的障害〈精神遅滞〉に関する記述として適切なものを，次の①～⑤から１つ選びなさい。 (難易度■■■■□)

① 知的障害〈精神遅滞〉の評価は，知能指数のみで定義される。
② 知的障害〈精神遅滞〉は，女児のほうが男児より多い。
③ 知的障害〈精神遅滞〉の原因に，胎児性アルコール症候群は含まれない。
④ 軽度の知的障害〈精神遅滞〉においても，ほとんど原因となる要因が明確である。
⑤ 知的障害〈精神遅滞〉は，自閉性障害の代表的な併存症である。

2 子どもの欲求と防衛機制に関する記述として適切なものを，次の①～⑤から１つ選びなさい。 (難易度■■■■□)

① 子どもが自分のほしいおもちゃを買ってもらえないとき,「あのおもちゃは面白くない」というのは「補償」の防衛機制である。
② 子どもがTVのヒーローになりきって高い所から飛び降りたり，乱暴な遊びをしたりするのは,「同一視」の防衛機制である。
③ 弟や妹が生まれたとき，上の子に幼いころの行動が現われ，親に甘えたりするのは「置き換え」の防衛機制である。
④ 子どもが自分の願いをなかなか言い出せず，我慢しているのは「抑圧」による防衛機制である。
⑤ 幼い妹や弟に対して, 自分の母親にそっくりな様子で世話をしたり叱ったりするのは「投影」の防衛機制である。

3 次の文は，自閉スペクトラム症に関する記述である。適切な記述を○，不適切な記述を×とした場合の正しい組み合わせを，あとの①～⑤から１つ選びなさい。 (難易度■■■■■)

ア 自閉スペクトラム症の症状には,「社会的コミュニケーションおよび対人的相互反応における持続的な欠陥」と「行動，興味，または活動の限定された反復的な様式」がある。

イ ２歳６カ月男児。友達や保育士と話すことはするが，会話が一方通行で目が合いにくい。母親との関係は良好である。砂場での泥遊びを極端に嫌がる。パチパチ手を打ち鳴らす。

ウ　自閉スペクトラム症は，自閉症，アスペルガー症候群，広汎性発達障害などを含む疾患概念で，発達障害のひとつである。

エ　自閉スペクトラム症は，知的障害は持っていないことが多く，てんかんを合併することがある。

オ　自閉スペクトラムは，発達障害の中でももっとも頻度が高く，発症率は約100人に1人いるといわれている。また，女性よりも男性のほうが約2倍多い。

	ア	イ	ウ	エ	オ
①	○	×	○	○	×
②	○	×	○	×	×
③	○	×	×	○	×
④	○	○	○	×	×
⑤	×	×	○	○	○

4 子どもの障害や問題行動に関する記述として適切なものの組み合わせを，あとの①～⑤から1つ選びなさい。　(難易度■■□□□)

ア　衝動的で攻撃的な子どもは，家庭で虐待を受けている可能性など家庭環境を含めて考える。

イ　子どもの爪かみ，指しゃぶりは内因性の神経性習癖と考えられる。

ウ　夜尿はトイレトレーニングが不十分なことが原因と考えられる。

エ　吃音は正しく言えるまで根気よく繰り返し発音させる。

オ　ADHDの子どもには，医師によって薬剤が処方されることがある。

①　ア，オ　　②　イ，ウ　　③　イ，エ　　④　ウ，エ
⑤　ウ，オ

5 次の文は，「保育所におけるアレルギー対応ガイドライン(2019年改訂版)」(厚生労働省，平成31年4月)による子どものアレルギーに関する記述である。適切な記述を○，不適切な記述を×とした場合の正しい組み合わせを，あとの①～⑤から1つ選びなさい。　(難易度■■□□□)

ア　生まれ持ったアレルギーの症状は年齢によって変化することはない。

イ　乳幼児期で起こるアナフィラキシーの原因のほとんどは食物アレルギーである。

ウ　乳幼児期早期に発症する子どもの食物アレルギーのうち，鶏卵，牛乳，

小麦などについては，かなりの割合の子どもが就学前に耐性化すると考えられている。

エ　通年性アレルギー性鼻炎は主に動物(猫や犬など)のフケや毛などが原因で生じる。

オ　気管支ぜん息のときに聞かれる音(喘鳴(ぜんめい))は，気道が広くなることで起こりやすくなる。

	ア	イ	ウ	エ	オ
①	○	×	○	○	×
②	○	○	×	×	○
③	○	×	×	○	×
④	×	○	○	×	×
⑤	×	×	○	○	○

6 「健やか親子 21」に関する記述として正しい記述を，次の①～⑤から 1 つ選びなさい。　(難易度■■■■□)

① 2015 年に策定された「健やか親子 21」(第 2 次)は，2015 年から 5 年間の国民運動計画である。

② 2013 年に発表された第 1 次計画の最終評価報告書によると，10 代の性感染症罹患率は確実に減少している。

③ 2013 年に発表された第 1 次計画の最終評価報告書によると，低出生体重児の割合は減少している。

④ むし歯のない 3 歳児の割合は，2012 年現在 80%を切っている。

⑤ 児童虐待による死亡数の最終評価目標は，心中以外・心中それぞれ 50 人以下である。

7 2022 年の「人口動態調査」に関する記述として適切なものを，次の①～⑤から 1 つ選びなさい。　(難易度■■□□□)

① 「人口動態統計」(厚生労働省)によると，2022 年の母親の年齢階級別合計特殊出生率で最も高い母親の年齢は 30 ～ 34 歳となっている。

② 2022 年の人口動態統計において，乳児の男児における死因は先天奇形，変形及び染色体異常で約半数を占める。

③ 2022 年の合計特殊出生率(総数)は，前年を上回った。

④ 2019 年の出生数が 100 万人を下回り，その後 2020 年，2021 年と低下

していたが，2022 年は若干増加した。

⑤　母親の年齢(5 階級)別出生数は，全ての年齢で前年より減少した。

8 **身体発育(身体発育曲線，カウプ指数)に関する記述として適切なものを，次の①～⑤から１つ選びなさい。**　(難易度■■□□□)

① カウプ指数は，乳幼児の身体バランスを見る指標で，その計算方法は体重(g)÷身長(m)^2×10 で示される。

② 出生率は，人口 100 人に対する出生数である。

③ 児童福祉法では，生後 1 年未満(新生児期を含む)の子どもは乳児に区分される。

④ 児童福祉法では，幼児は 2 歳以上就学前までである。

⑤ 新生児期の生理的体重減少は，通常，出生体重の 15%程度減少する。

9 **生理機能の発達について正しい記述を，次の①～⑤から１つ選びなさい。**　(難易度■□□□□)

① 脳細胞は出生後もしばらくは増え続け，それによって脳の重量が増える。

② 小児は一般に，大人より平熱が高い。

③ 乳児のうちは胸式呼吸だが，成長とともに腹式呼吸になる。

④ 乳児の脈拍は成人よりも多く，血圧も成人より高い。

⑤ 新生児が緑色の便をした場合は異常と考えられる。

10 **精神運動機能の発達について正しい記述の組み合わせを，あとの①～⑤から１つ選びなさい。**　(難易度■■□□□)

ア　1～2 か月――― あやすと声を出して笑う。

イ　5～6 か月――― 首がすわる。

ウ　9～10 か月 ―― ハイハイをする。

エ　11～12 か月―― 二語文を話す。

オ　1 歳 6 か月～2 歳― おしっこを教える。

①　**ア，イ**　②　**イ，ウ**　③　**イ，エ**　④　**ウ，エ**

⑤　**ウ，オ**

11 精神運動機能の発達について正しいものを，次の①～⑤から１つ選びなさい。 (難易度■■□□□)

① 原始反射は生後３か月～１歳頃まで見られる。
② 目の前に出されたものを唇と舌でくわえ，吸う運動が反射的に起こることを哺乳反射という。
③ 手のひらを強く握ると反射的に強く握り返すことを把握反射という。
④ 緊張性頸反射は，ハイハイをするのに都合のよい反射である。
⑤ 緊張性頸反射は，伝い歩きをするのに都合のよい反射である。

12 空気感染することのある感染症を，次の①～⑤から１つ選びなさい。 (難易度■■□□□)

① 流行性耳下腺炎
② インフルエンザ
③ 百日咳
④ 水痘(水ぼうそう)
⑤ 咽頭結膜熱

13 指定医療機関への入院が義務づけられている感染症を，次の①～⑤から１つ選びなさい。 (難易度■■■□□)

① 痘そうなどの一類感染症
② 結核などの二類感染症
③ O－157 などの三類感染症
④ ボツリヌス症などの四類感染症
⑤ インフルエンザなどの五類感染症

14 小児期に見られる疾患に関する記述として正しい組み合わせを，あとの①～⑤から１つ選びなさい。 (難易度■■■□□)

ア SIDS(乳幼児突然死症候群)―― うつぶせ寝
イ アトピー性皮膚炎 ―――― 細菌感染
ウ 周期性嘔吐症 ―――― 過食
エ 熱性けいれん ―――― 脳神経の働きの異常
オ てんかん発作 ―――― 光の点滅

① ア，イ　② ア，オ　③ イ，ウ　④ ウ，オ

⑤ エ，オ

15 小児期に見られる症状について適切な記述を，次の①～⑤から１つ選びなさい。（難易度■□□□□）

① 乳幼児の発熱は，多くは脱水によって起こる。
② 乳幼児の嘔吐は，多くは過食によって起こる。
③ 乳幼児の腹痛は，精神的緊張によって起こることもある。
④ 乳幼児のけいれんは，多くは脱水によって起こる。
⑤ 乳幼児の咳は，おもに空気の乾燥によって起こる。

16 乳幼児期の虫歯について正しい記述を，次の①～⑤から１つ選びなさい。（難易度■■□□□）

① 乳幼児期の虫歯は食品中に含まれる原因菌に感染することによって生じる。
② 原因菌は強いアルカリを生成し，歯のエナメル質からカルシウムを溶かす。
③ 乳歯の虫歯は永久歯には影響しない。
④ 奥歯よりも前歯のほうが虫歯になりやすい。
⑤ 寝ながらの哺乳瓶使用は虫歯の原因になるため，問題視されている。

17 けがの応急処置について適切な記述の組み合わせを，あとの①～⑤から１つ選びなさい。（難易度■■■□□）

ア 鼻出血 ——— 仰向け
イ 溺水 ——— 人工呼吸
ウ やけど ——— 衣服を脱がし洗面器に溜めた水に患部を浸す
エ ねんざ ——— 固定
オ 熱中症 ——— 真水を与える

① ア，イ　② イ，ウ　③ イ，エ　④ ウ，エ
⑤ ウ，オ

18 救命処置に関する記述として適切なものを，次の①～⑤から１つ選びなさい。（難易度■■■□□）

① 呼吸停止から５分が経過するとほとんど助からない。

② 乳幼児の場合，呼吸をしていないと判断した時は，1分間に胸骨圧迫60回，人工呼吸1回ずつ交互に行う。

③ 胸骨圧迫は，乳児には片手のひら，幼児には両手のひらで行う。

④ 気道確保は胸にあごを引き寄せるようにする。

⑤ 幼児にAED(児童体外式除細動器)を使用する場合，2枚が重ならないように貼れば成人用パッドを使用しても構わない。

19 小児の予防接種に関する記述として適切なものを，次の①～⑤から1つ選びなさい。 (難易度■■■□□)

① 保護者は，予防接種を受けるときは母子手帳を持参し，予防接種記録の記載を受けなければならない。

② 3種混合ワクチンは，ジフテリア，結核，破傷風に対するワクチンである。

③ 流行性耳下腺炎の予防接種は，任意予防接種である。

④ 予防接種は，ワクチンの種類によって一定の間隔をあけて接種するが，注射生ワクチンは次回接種までに20日間以上あける。

⑤ ポリオワクチンとBCGワクチンは，2012年より不活化ワクチンに変更になった。

20 事故防止並びに安全管理等に関する記述として適切なものを，次の①～⑤から1つ選びなさい。 (難易度■■■■■)

① 通常の条件下では危険ではないが，何らかの条件の変化で危険となって現れる危険を顕在危険という。

② 「令和4年教育・保育施設等における事故報告集計」によると，教育・保育施設等の事故が一番起こりやすい場所は，施設内の屋内である。

③ 教育・保育施設等で発生した死亡事故や治療に要する期間が30日以上の負傷や疾病を伴う重篤な事故等(令和4年1月1日から令和4年12月31日の期間内)に国に報告のあった事故負傷等のうち7割以上が骨折によるものであった。

④ 「児童福祉施設の設備及び運営に関する基準」(昭和23年厚生労働省令第63号)第6条第2項において，避難訓練は少なくとも1年に1回は行わなくてはならないと規定されている。

⑤ 教育・保育中の事故の場合，事故に遭った子ども以外の子どもを事故が

発生した場所と別の職員室等に移す。事故発生場所については，二次的な事故が発生する可能性があるためその場の片付け，物の移動等を行う。

21 子どもの疾病・症状に関する記述として適切なものを，次の①～⑤から1つ選びなさい。 (難易度■■■□□)

① 子どものウイルス感染時の発熱は，体温調節中枢が未熟なため熱の放散が上手くいかなくなって熱が上昇する。

② 飛沫が乾燥し，空気中に広まって感染が広がることを飛沫感染という。

③ 熱性けいれんを起こしたことがある幼児が発熱したため，予約依頼表に座薬の指示があったことを確認し，幼児を右向きに寝かせ，ベビーオイルを座薬のとがった先に塗り，肛門に挿入した。

④ 乳児アトピー性皮膚炎は，食物アレルギーとは関係ない。

⑤ 嘔吐と下痢が治まり，元気に遊んでいる場合でもノロウイルスは他児に感染する。

22 食中毒の原因菌に関する記述として正しいものを，次の①～⑤から1つ選びなさい。 (難易度■■□□□)

① 腸炎ビブリオの原因食品は，大半が肉類である。

② サルモネラ菌は，カキなどの二枚貝から感染することが多い。

③ O－157は，十分な加熱で予防できる。また，人から人への二次感染は起こらない。

④ はちみつを1歳未満児に与えると，ボツリヌス症を発症することがある。

⑤ ブドウ球菌による食中毒は，有機農法の野菜が原因となりやすい。

23 気道異物による窒息の子どもを発見した場合の対応として適切な記述の組み合わせを，あとの①～⑤から1つ選びなさい。 (難易度■■■□□)

ア 意識があり咳き込んでいる場合は，咳を止めるように促す。

イ 苦しそうにして反応がある場合は，背部叩打法または腹部突き上げ法を行う。

ウ 異物が取れるか反応がなくなるまで，背部叩打法または腹部突き上げ法を繰り返す。

エ 意識がなく呼吸をしていない場合は，直ちに心肺蘇生法を行う。

オ　心肺蘇生の途中で口の中をのぞき込み異物が見えたら，胸骨圧迫を中断し指を入れて異物を探り異物を取り出す。

①　ア，イ，エ
②　ア，ウ，オ
③　イ，エ，オ
④　イ，ウ，エ
⑤　イ，ウ，オ

解答・解説

1 ⑤

解説

① 知的機能は知能検査によって測られ，平均100，標準偏差15の検査では知能指数(Intelligence Quotient, IQ)70未満を低下と判断している。しかし，知能指数の値だけで知的障害の有無を判断することは避けて，適応機能を総合的に評価し，判断するべきとされている。

② 男児の方が多い。男女比はおよそ1.6：1(軽度)～1.2：1(重度)。

③ 胎児性アルコール症候群(FAS)は，こどもの精神発達遅滞や先天異常の原因の一つである。

④ 原因としては，染色体異常・神経皮膚症候群・先天代謝異常症・胎児期の感染症(たとえば先天性風疹症候群など)・中枢神経感染症(たとえば細菌性髄膜炎など)・脳奇形・てんかんなど発作性疾患があげられ，多岐にわたっているため明確ではない。

⑤ 適切。精神遅滞が重症なほど，難治性てんかんと自閉症/自閉症スペクトラム障害を有する頻度が有意に高いことが示されている。

2 ②

解説

① もっともらしい理由で自分を納得させるのは「合理化」。「補償」はある対象に劣等感を抱くとき，ほかのことで優位に立とうとする防衛機制。

② 適切。「同一視」は重要あるいは望ましい他者を自己と同一のものとみなす防衛機制である。

③ 記述は「親に構ってほしい」などの欲求が挫折したことによる「退行」である。「置き換え」はある物事への関心を別のものに置き換えて充足させようとする防衛機制。

④ 「抑圧」とは，願望や衝動を自分自身が受け入れ難い，あるいは実現困難なために，それを意識に上らせないようにしている防衛機制。記述は本人が願望をはっきりと意識している。

⑤ 母親を有能で優れた存在と感じ「同一視」している。「投影」は望ましくない自分の感情や考えを他人のものであると考える防衛機制。

 ④

解説

ア　正しい。自閉スペクトラム症の２つの中心症状は，１つは社会的コミュニケーションの障害，もう一つは，反復的で常同的である。

イ　正しい。社会的コミュニケーション及び対人的相互反応における持続的欠陥と反復常同性(パチパチ手を打ち鳴らす)などの症状がみられる。

ウ　正しい。現在の医学の動向としては，アスペルガー症候群と自閉症は区別することなく，広汎性発達障害などを含め自閉スペクトラム症という。

エ　自閉スペクトラム症は，約半数が知的障害を持っており，てんかんを合併することも多い。

オ　自閉症スペクトラムは，女性よりも男性のほうが約４倍多い。

 ①

解説

ア　適切。虐待を受けた子どもは精神面にもその影響が見られ，自己評価の低さ，衝動性，攻撃性，表面的で無差別な愛着などの特徴がある。

イ　爪かみ，指しゃぶり，吃音，緘黙，チック，夜驚症などの神経性習癖は，内因性ではなく心因性の適応障害と考えられる。

ウ　夜尿は排泄の自立後に起きる神経性習癖であり，ほとんどは自然に消失していく。昼間の緊張状態が原因となっていることがあり，子どもをリラックスさせるような働きかけが有効である。

エ　吃音は本人が強く意識して不安や緊張を感じると症状が悪化しやすいため，言い直しなどはさせない。

オ　適切。ADHDにより極度の興奮状態にある子どもには，医師の指示で薬剤が使われることがある。

5 ④

解説

ア　「変化することはない」が誤り。アレルギー症状は年齢によって変化し，次から次へと発症・軽快・再発する。

エ　「動物(猫や犬など)のフケや毛など」が誤り。主な原因はハウスダストやダニであるとされる。

オ　「広くなる」が誤り。気道(空気の通り道)での炎症が生じた結果，気道が狭くなることで起こりやすくなる。

 ②

解説

① 「健やか親子 21」は，女性と子どもの健康，思春期の健やかな体と性を目指して，NPO，関係機関・団体，地方，国が連携して支援しているもので，第 1 次計画が 2001 年度～ 2014 年度，第 2 次計画が 2015 年度～ 2025 年度までの国民運動計画である。

③ 増加している。従来死産となっていた児が出生となること等もあり，この指標が高いことは必ずしも悪いことを示してるわけではないという指摘もある。

④ 第 2 次計画によれば，2012 年現在，81％である。5 年後に 85％，10 年後に 90％を目標としている。

⑤ 第 2 次計画では，心中以外，心中それぞれ一人でも減少することを目標としており，具体的な数値は掲げられていない。

7 ①

解説

① 適切。

② 2022 年の乳児死亡(男児)の死亡総数は 735 人であり，先天奇形，変形及び染色体異常によるものは 248 人である。

③ 2022 年の合計特殊出生率は，1.26 であり，前年(2021 年)の 1.30 より下がり，過去最低である。

④ 出生数は 2016 年以降毎年減少傾向である。

⑤ 45 ～ 49 歳のみ 3 名増加した。

8 ③

解説

① カウプ指数の計算式は，体重(g) ÷ 身長(cm)^2 × 10，もしくは体重(kg) ÷ 身長(m)^2 × 10 である。

② 出生率は，人口 1000 人に対する一定期間，特に 1 年間の出生数である。

③ 適切。「乳児」は 1 歳未満の子どもを指す。児童福祉法と母子保健法で規定されており，生まれてから 1 歳の誕生日を迎える前日までは乳児として扱われる。

④ 幼児は，1 歳以上小学校就学前までをいう。

⑤　生理的多重減少は，通常4～5％前後であり，10％を上回ることはないとされている。

9 ②

解説

① 脳細胞の数が出生後に増えることはないが，グリア細胞が増えるとともに，脳細胞間の連絡網が密になるため，脳の重量が増える。

② 正しい。小児は一般に，大人より平熱が高く，ちょっとしたことで発熱しやすい。

③ 乳児のうちは胸郭の広がりが小さいため腹式呼吸だが，成長とともに胸郭を広げることができるようになるため，胸式呼吸になる。

④ 乳児の脈拍は120～140で成人の60～80よりも多いが，乳児の血圧は100/60で，成人の120～130/80よりも低い。

⑤ 新生児は生後24時間以内に黒緑色の便をしたり，授乳が進んでから黄色や緑色の便をすることがあるが，異常ではない。

10 ⑤

解説

1～2か月：明るい方を見る，あやすと笑う。　3～4か月：首がすわる，あやすと声を出して笑う。　5～6か月：寝返りをする。　7～8か月：一人で座れる，「いないいないばあ」を喜ぶ。　9～10か月：ハイハイをする，つかまり立ちをする。　11～12か月：マンマ，パパなどの声を出す。　1歳～1歳6か月：話す単語の数が増える。　1歳6か月～2歳：二語文を話す，後追いが見られる，おしっこを教える。　2歳～2歳6か月：走る。2歳6か月～3歳：ごっこ遊びをする，「これなあに？」を繰り返す。　4歳：自分で排便する。　5歳：ブランコをこぐ，でんぐり返しができる。

したがって，解答は**ウ**と**オ**の⑤である。

11 ①

解説

① 正しい。原始反射は生後3か月～1歳頃まで見られ，大脳の発達とともに消失する。

② 哺乳反射は，口の周りに指が触れると，触れたものを探して唇と舌でくわえ，吸う運動が反射的に起こるものをいう。授乳の際に役立つ反射である。

③　把握反射は，手のひらに物が触れた時に強く握りしめる運動が反射的に起こるものをいう。

④，⑤　緊張性頸反射は，頭を一方に向けると，弓を引くように向けた側の手足を伸展し，反対側の手足を屈曲するもので，寝返りするのに都合のよい反射である。この反射が見られない場合や，極端に体を反らせてしまう場合は，神経系に異常があることも考えられる。

12 ④

解説

①　流行性耳下腺炎は飛沫感染・接触感染によって感染する。ワクチンによる予防が有効である。

②　インフルエンザは飛沫感染・接触感染によって感染する。うがい・手洗いなどの飛沫感染対策に加え，インフルエンザワクチンの接種が有効である。生後6か月から接種可能になる。

③　百日咳は飛沫感染・接触感染によって感染する。定期予防接種の対象になっている。

⑤　咽頭結膜熱は飛沫感染，接触感染によって感染する。ワクチンはなく，また有効な治療薬はないので対症療法が行われる。

13 ①

解説

指定医療機関への入院が義務づけられているのは，「一類感染症」である。一類感染症：エボラ出血熱，クリミア・コンゴ出血熱，痘そう，南米出血熱，ペスト，マールブルグ病，ラッサ熱。　二類感染症：急性灰白髄炎，結核，ジフテリア，重症急性呼吸器症候群，中東呼吸器症候群，鳥インフルエンザ(H5N1，H7N9)。　三類感染症：コレラ，細菌性赤痢，腸管出血性大腸菌感染症(O-157)，腸チフス，パラチフス。　四類感染症：E型肝炎，A型肝炎，黄熱，Q熱，狂犬病，炭疽，鳥インフルエンザ(H5N1，H7N9を除く)，ボツリヌス症，マラリア，野兎病など。　五類感染症：インフルエンザ(鳥インフルエンザ及び新型インフルエンザ感染症を除く)，ウイルス性肝炎(E型肝炎及びA型肝炎を除く)，クリプトスポリジウム症，後天性免疫不全症候群，性器クラミジア感染症，梅毒，麻しん，メチシリン耐性黄色ブドウ球菌感染症など。

14 ②

解説

ア　SIDS(乳幼児突然死症候群)の原因はまだはっきりとはわかっていないが，うつぶせ寝は発生頻度を高める要因の１つであることがわかっている。

イ　アトピー性皮膚炎はアレルギー疾患の１つで，遺伝的体質に環境因子やアレルゲンが加わって発症する。

ウ　周期性嘔吐症は２～10歳の小児に多く，体質的なものに感染症や疲労，緊張，興奮などが誘因となって発症する。

エ　熱性けいれんは発熱によって起こるけいれん発作をいう。

オ　てんかんとは，発作的に起こる脳の律動異常に対して，けいれんや意識障害などの症状が現れるもの。光の点滅が誘因となることがある。
したがって，解答は**ア**と**オ**の②である。

15 ③

解説

①　乳幼児の発熱は，風邪などの感染症によって起こることが多い。

②　乳幼児の嘔吐は，過食によって起こる場合もあるが，感染症，消化器・中枢神経系の疾病によって起こることが多い。

③　正しい。乳幼児の腹痛は，精神的緊張によって起こることもある。

④　乳幼児のけいれんは，中枢神経系の障害や，発熱などによって起こりやすい。

⑤　乳幼児の咳は，呼吸器疾患によって起こることが多い。空気の乾燥は喉の粘膜が傷つきやすくなるほか，インフルエンザウイルスが増殖しやすいことなどから，呼吸器疾患を引き起こす要因となる。

16 ⑤

解説

①　虫歯の原因菌はストレプトコッカス・ミュータンスと呼ばれるもので，保育者から感染すると考えられている。

②　ストレプトコッカス・ミュータンスは食品中の糖から強い酸を生成し，歯のエナメル質からカルシウムを溶かし出す。進行すると象牙質や歯髄にまで広がり，痛みや腫れが生じるようになる。ほとんどの虫歯は生えて３年以内の柔らかい時期に発生する。

③　乳歯の虫歯は永久歯の虫歯にも影響するため，乳歯のうちから虫歯を

予防することが重要である。

④　好発部位は上下の臼歯と上の切歯である。

⑤　正しい。寝ながらの哺乳瓶使用や，健康飲料による水分補給が虫歯の原因になるため，問題視されている。

17 ③

解説

ア　誤り。鼻出血の場合，血液がのどへ流れないよう，上を向いたり仰向けにしたりしないことが原則。軽い出血ならティッシュで押さえるだけで止まるが，多い場合は首の付け根部分を冷やす。

イ　正しい。溺水した場合，呼吸をしていないようなら人工呼吸を行う。無理に吐かせようとすると胃の水が肺に入ることがあるので，あわてて吐かせなくてよい。

ウ　誤り。やけどは衣服を着せたまま流水で十分に冷やすことが原則。衣服を脱がせると皮膚がはがれる恐れがある。

エ　正しい。ねんざや骨折をした場合は，その部分が動かないように，添え木と包帯で固定する。

オ　誤り。熱中症の場合はただちに涼しい場所へ移動させ，体を冷やす。脱水を伴っていることが多いため，真水ではなくナトリウムイオンを含むスポーツドリンクなどを与える。

18 ⑤

解説

①　心肺停止後10分以上放置されると50%が助からなくなるといわれる。

②　乳幼児の場合も成人と同様1分間に胸骨圧迫30回，人口呼吸2回ずつ実施する。

③　胸骨圧迫は，乳児の場合人差し指と中指で実施する。幼児の場合は方手のひらあるいは両手のひらどちらで実施してもよい。

④　気道確保は，頭部を後屈させ，あご先を挙上させる方法が一般的であるが，転倒・外傷など頸椎保護が必要な患者には下顎挙上を行う。

⑤　適切。

19 ③

解説

①　予防接種記録の交付は，母子健康手帳への記載又は予防接種済証の交

付であり，母子手帳に記載を受けなければならないは誤り。

② 3種混合ワクチンは，ジフテリア，百日咳，破傷風に対するワクチンである。

③ 適切。

④ 注射生ワクチンの接種後，次の注射生ワクチンの接種を受けるまでは27日以上の間隔をおくこと。2020年10月から経口生ワクチンや不活化ワクチンの接種間隔は同じワクチンを複数接種する場合を除き，原則制限がなくなっている。

⑤ ポリオワクチンは，2012年より不活化ワクチンに変更になったが，結核の予防接種であるBCGワクチンは，生ワクチンであり，不活化ワクチンに変更されてはいない。

20 ③

解説

① 通常の条件下では危険ではないが，何らかの条件の変化で危険となって現れる危険は潜在危険と言われ，1：環境の潜在危険，2：服装の潜在危険，3：行動の潜在危険，4：心理状態の潜在危険などに分類できる。

② 負傷等の事故の発生場所は，施設内が2,182件〔89%〕，そのうち1,256件〔58%〕は施設内の室外で発生している。

③ 適切。死亡及び負傷集計2,461のうち1,897が骨折によるものである。

④ 児童福祉施設の設備及び運営に関する基準第6条においては，「児童福祉施設においては，軽便消火器等の消火用具，非常口その他非常災害に必要な設備を設けるとともに，非常災害に対する具体的計画を立て，これに対する不断の注意と訓練をするように努めなければならない。」とするとともに，避難及び消火に対する訓練は「少なくとも毎月1回」は行わなければならないとされる。

⑤ 「教育・保育施設等における事故防止及び事故発生時の対応のためのガイドライン【事故発生時の対応】～施設・事業所，地方自治体共通～」(平成28年3月　厚生労働省)では，事故直後についてはまずは事故に遭った子どもの応急処置を行う。施設・事業所の長，他の職員と連絡をとり，緊急時の役割分担表等に基づき各職員について事故対応に係る役割を分担する。また，事故が発生した現場を，現状のまま保存しておく。教育・保育中の事故の場合，事故に遭った子ども以外の子どもを事故が発生した場所と別の保育室等に移す。事故発生場所については，二次的な事故

が発生する可能性がある場合を除き，片付け，物の移動等を行わない，と記載されている。

21 ⑤

解説

① これはうつ熱の説明。

② これは空気感染の説明。

③ 右向きではなく，左向きに寝かせて座薬を挿入する。

④ 関係がないわけではなく，食物アレルギーを合併していることが多い。

⑤ ノロウイルスは回復後も1週間程度便中に存在し続けると言われているため，排せつ物の処理，他児への感染予防に引き続き注意する必要がある。

22 ④

解説

① 腸炎ビブリオの原因食品は，大半が魚介類である。軽症であることが多いが，加熱で死滅するので，魚介類は加熱調理して食することが望ましい。

② サルモネラ菌は鶏卵の殻に付いていることがあるので，卵の殻の処理に注意する。

③ O－157は加熱の不十分な牛肉や，生野菜から感染することがある。人から人への二次感染もある。多くは一過性で終わるが，まれに重症合併症を発症するといわれている。

④ 正しい。はちみつを1歳未満児に与えると，ボツリヌス症を発症することがあるため，与えないようにする。

⑤ ブドウ球菌は手指の傷に存在するので，傷のある手でにぎられたおにぎりなどから感染することが多い。近年は情報が行き渡り，予防が図られるようになったため，激減している。

23 ④

解説

ア 誤り。強いせきをしているときは，自力で異物を排出できることもあるため，咳を止めさせない方がよい。

イ，ウ 正しい。どちらかの方法を数回行い，効果がなければもう1つの方法に切り替え，両方を交互に繰り返す。異物が取れるか，反応がなくなるまで，または救急隊の到着まで続行する。

エ　正しい。

オ　誤り。心肺蘇生の途中で異物が見えたら，指で取り除くようにする。見えない場合はやみくもに口の中を探らず，そのために胸骨圧迫を長く中断してはいけない。

第6章

専門試験
保育原理

POINT

1．保育に関連する法規

法規関係は，自治体によって出題される・されないが明確に分かれる。しかし，試験で出題されなくても保育に携わる人物として基礎的な法規は把握しておきたい。ここでは特に保育所・保育士に関連する法規について掲載する。

児童福祉法（抜粋）

（児童の権利）

第1条　全て児童は，児童の権利に関する条約の精神にのつとり，適切に養育されること，その生活を保障されること，愛され，保護されること，その心身の健やかな成長及び発達並びにその自立が図られることその他の福祉を等しく保障される権利を有する。

（保育の実施）

第24条　市町村は，この法律及び子ども・子育て支援法の定めるところにより，保護者の労働又は疾病その他の事由により，その監護すべき乳児，幼児その他の児童について保育を必要とする場合において，次項に定めるところによるほか，当該児童を保育所(認定こども園法第3条第1項の認定を受けたもの及び同条第11項の規定による公示がされたものを除く。)において保育しなければならない。(省略)

そのほか，第2条(国民等の責務)，第4条(児童・障害児の定義)，第18条の4(保育士)等は把握しておきたい。

児童の権利に関する条約（抜粋）

（子どもの最善の利益）

第3条　1　児童に関するすべての措置をとるに当たっては，公的若しくは私的な社会福祉施設，裁判所，行政当局又は立法機関のいずれによって行われるものであっても，児童の最善の利益が主として考慮されるものとする。

2　締約国は，児童の父母，法定保護者又は児童について法的に責任を有する他の者の権利及び義務を考慮に入れて，児童の福祉に必要な保護及び養護を確保することを約束し，このため，すべての適当な立法上及び行政上の措置をとる。

3　締約国は，児童の養護又は保護のための施設，役務の提供及び設備が，特に安全及び健康の分野に関し並びにこれらの職員の数及び適格性並びに適正な監督に関し権限のある当局の設定した基準に適合することを確保する。

そのほか，第1条(児童の定義)，第6条(生命・生存の権利)，第17条(情報の利用)，第29条(教育の目的)等は把握しておきたい。

児童憲章(抜粋)

われらは，日本国憲法の精神にしたがい，児童に対する正しい観念を確立し，すべての児童の幸福をはかるために，この憲章を定める。

児童は，人として尊ばれる。

児童は，社会の一員として重んぜられる。

児童は，よい環境の中で育てられる。

一　すべての児童は，心身ともに健やかにうまれ，育てられ，その生活を保障される。

五　すべての児童は，自然を愛し，科学と芸術を尊ぶように，みちびかれ，また，道徳的心情がつちかわれる。

六　すべての児童は，就学のみちを確保され，また，十分に整つた教育の施設を用意される。

児童憲章は分量が多くないため，そのほか大事なキーワードはすべて覚えるように努めたい。

2. 教育思想

教育史に登場する代表的な人物は，西洋も東洋も区別することなく把握しておきたい。ここでは出題頻度の高い人物とその業績について，掲載をする。

ロック(1632～1704年)

イギリスの思想家・哲学者。イギリス経験論の大成者で，すべての知性は経験から得られるという「精神白紙説〈タブラ＝ラサ〉」は，人の発達における環境優位説につながった。主著に『人間悟性(知性)論』がある。

ルソー(1712～78年)

フランスの思想家。教育的主著『エミール』の冒頭「造物主の手から出るときはすべて善いものである」という信念のもと，自然に従う教育(自然主義教育)や，自然に先立って教育をしてはいけないという消極的教育を主張した。児童中心主義の立場から，注入より自発性を，言語より直観や経験を重視した。

ペスタロッチ(1746～1827年)

スイスの教育思想家・実践家。言語中心の主知主義教育を批判し，知的・道徳的・技能的な能力の調和的な発達を目指し，直接経験や感覚を通じた教授(直観教授)を展開した。また，幼児教育における家庭の役割を重視し，「生活が陶冶する」教育の原則を示した。主著に『隠者の夕暮』などがある。

フレーベル(1782～1852年)

ドイツの教育家で，世界最初の幼稚園の創設者。子どもの本質を神的なものとし，不断の創造によってその本質が展開されると考え，子どもの遊戯や作業を重視した。また，そのための教育遊具として「恩物」を考案した。主著に『人間の教育』がある。

エレン＝ケイ(1849～1926年)

スウェーデンの婦人思想家。主著『児童の世紀』では，20世紀は子どもが幸福になり，解放される時代と主張し，20世紀初頭の児童中心主義保育を求める新教育運動に大きな影響を与えた。

デューイ(1859～1952年)

アメリカのプラグマティズムの代表的哲学者。シカゴ大学に実験学校(デューイ・スクール)を開設し，実生活における必要性から子どもが自発的に問題を発見し，解決していく問題解決学習を考案，実践した。また，個人の環境との相互作用を経験と呼び，教育において，経験が連続的に再構成されていく過程を教育の本質ととらえた。主著に『学校と社会』『民主主義と教育』がある。

モンテッソーリ(1870～1952年)

イタリアの医師であり幼児教育の実践家・思想家。幼児教育施設「子どもの家」での経験を活かし，感覚重視の幼児教育法(モンテッソーリ・メソッド)を確立した。主著に『子どもの発見』がある。

松野クララ(1853～1941年)

ドイツ人。フレーベル創設の養成校で保育の理論や実践を学んだ。日本人と結婚して日本に居住し，東京女子師範学校附属幼稚園創設当時の首席保母として「恩物」の使い方や遊戯など，日本に初めてフレーベルの教授法を導入した。

倉橋惣三(1882～1955年)

日本において児童中心主義を提唱し，幼稚園教育の基礎を築いた幼児教育研究者。1917年に東京女子高等師範学校附属幼稚園の主事となった。フレーベルの教育精神のもと，子どもの自発性を尊重し，自由な遊びの中で子どもの自己充実を援助できる環境を構築する「誘導保育」を提唱した。

3．保育所保育指針

保育所保育指針は，保育所など多くの保育を実践する施設における重要な指針である。そのため，試験では多数出題されるのはもちろん，保育士として勤務し始めた後も常に目を通しておく必要のあるものである。ここでは目次のみ掲載しておくが，全文に目を通し，実際の保育の場面をイメージしながら理解を深めておきたい。

(目次)

第 1 章　総則
第 2 章　保育の内容
第 3 章　健康及び安全
第 4 章　子育て支援
第 5 章　職員の資質向上

4．幼保連携型認定こども園教育・保育要領

2018(平成 29)年に改訂された幼保連携型認定こども園教育・保育要領は，総則で，幼保連携型こども園における教育及び保育の基本が示されている。また，幼保連携型認定こども園の教育及び保育において育みたい資質・能力の明確化や小学校教育との接続の推進なども示されている。

(目次)

第 1 章　総則
第 2 章　ねらい及び内容並びに配慮事項
第 3 章　健康及び安全
第 4 章　子育ての支援

演習問題

1 保育所と幼稚園に関する記述として正しいものを，次の①～⑤から1つ選びなさい。　(難易度■■■□□)

① 保育所も幼稚園も乳児や就学前の幼児を対象としており，ともに根拠となる法律は児童福祉法であって，所管官庁は厚生労働省である。

② 保育所の設置者は地方公共団体と社会福祉法人等となっているが，一方，幼稚園はこれらに加えて国も設置者となる。

③ 保育所，幼稚園ともに保育料は保護者負担となっているが，公私で保育料の格差が生じないように保育所，幼稚園とも国が単価についてのガイドラインを示している。

④ 2009(平成21)年の政権交代により，保育所と幼稚園の抱える問題点を解決するため，保育所と幼稚園を一体化する幼保一体化の検討化が始まった。

⑤ 保育と教育を一体的に提供する認定こども園には，幼保連携型，保育所型，幼稚園型，地方裁量型の4つのタイプが認められている。

2 次のA～Eの人物と関係の深い用語の組み合わせを語群から選ぶとき，正しい組み合わせを，あとの①～⑤から1つ選びなさい。

(難易度■■□□□)

A　野口幽香　　B　筧雄平　　C　石井十次　　D　赤沢鐘美

E　渡辺嘉重

〔語群〕

ア　子守学校

イ　二葉幼稚園

ウ　岡山孤児院

エ　農繁期託児所

オ　守孤扶独幼稚児保護会

① A－ア　B－エ　C－オ　D－ウ　E－イ

② A－ア　B－イ　C－ウ　D－エ　E－オ

③ A－イ　B－エ　C－ウ　D－オ　E－ア

④ A－イ　B－ウ　C－ア　D－オ　E－エ

⑤ A－ウ　B－ア　C－オ　D－イ　E－エ

3 「保育所保育指針解説」(平成30年2月)の「第1章　総則」の「1　保育所保育に関する基本原則」の「(1)保育所の役割」で「保育士に求められる主要な知識及び技術」としてあげられている内容として誤っているものを，次の①〜⑤から1つ選びなさい。　(難易度■■■□□)

① これからの社会に求められる資質を踏まえながら，乳幼児期の子どもの発達に関する専門的知識を基に子どもの育ちを見通し，一人一人の子どもの発達を援助する知識及び技術

② 子どもの発達過程や意欲を踏まえ，子ども自らが生活していく力を細やかに助ける生活援助の知識及び技術

③ 保育所内外の空間や様々な設備，遊具，素材等の物的環境，自然環境や人的環境を生かし，保育の環境を構成していく知識及び技術

④ 子ども一人一人の健康と安全がしっかりと守られるとともに，保育所全体で子どもの健康を増進させるための知識と技術

⑤ 子ども同士の関わりや子どもと保護者の関わりなどを見守り，その気持ちに寄り添いながら適宜必要な援助をしていく関係構築の知識及び技術

4 次の文は，「保育所保育指針」(平成29年3月)の「第1章　総則」の「1　保育所保育に関する基本原則」の一部である。(　A　)〜(　C　)にあてはまる語句の正しい組み合わせを，あとの①〜⑤から1つ選びなさい。　(難易度■■■□□)

保育所は，その目的を達成するために，保育に関する専門性を有する(　A　)が，家庭との緊密な連携の下に，子どもの状況や(　B　)過程を踏まえ，保育所における(　C　)を通して，養護及び教育を一体的に行うことを特性としている。

	A	B	C
①	保育士	成長	環境
②	職員	発達	設備
③	職員	発達	環境
④	職員	成長	設備
⑤	保育士	成長	設備

5 次の(a)～(e)は「児童の権利に関する条約」の条項である。空欄(A)～(E)に当てはまる語句を語群から選ぶとき，正しい語句の組み合わせを，あとの①～⑤から１つ選びなさい。 (難易度■■■□□)

締約国は，児童の教育が次のことを指向すべきことに同意する。

(a) 児童の人格，才能並びに精神的及び身体的な能力をその可能な(A)まで発達させること。

(b) 人権及び基本的自由並びに(B)にうたう原則の尊重を育成すること。

(c) 児童の父母，児童の文化的同一性，言語及び価値観，児童の居住国及び出身国の国民的価値観並びに自己の(C)と異なる(C)に対する尊重を育成すること。

(d) すべての人民の間の，種族的，国民的及び宗教的集団の間の並びに原住民である者の間の理解，平和，寛容，両性の平等及び友好の精神に従い，(D)社会における責任ある生活のために児童に(E)させること。

(e) 自然環境の尊重を育成すること。

〔語群〕

ア 範囲	イ 最大限度	ウ 理想
エ 国際連合憲章	オ 世界人権宣言	カ 児童権利宣言
キ 文明	ク 国民	ケ 社会
コ 発展ある	サ 持続可能な	シ 自由な
ス 努力	セ 準備	ソ 訓練

① A－ウ　B－カ　C－ケ　D－コ　E－ソ
② A－イ　B－エ　C－キ　D－シ　E－セ
③ A－イ　B－オ　C－キ　D－サ　E－ソ
④ A－ア　B－エ　C－ク　D－コ　E－セ
⑤ A－ア　B－カ　C－ケ　D－シ　E－ス

6 次の【Ⅰ群】の法律(条約を含む)の条文と【Ⅱ群】の法律(条約名を含む)の呼称を結びつけた場合の正しい組み合わせを，あとの①～⑤から１つ選びなさい。 (難易度■■■■□)

【Ⅰ群】

A 締約国は，自己の意見を形成する能力のある児童がその児童に影響を及ぼすすべての事項について自由に自己の意見を表明する権利を確保する。この場合において，児童の意見は，その児童の年齢及び成熟度に従って相応に考慮されるものとする。

B　児童は，人種的，宗教的その他の形態による差別を助長するおそれのある慣行から保護されなければならない。児童は，理解，寛容，諸国民間の友愛，平和及び四海同胞の精神の下に，また，その力と才能が，人類のために捧げられるべきであるという充分な意識のなかで，育てられなければならない。

C　すべての児童は，家庭で，正しい愛情と知識と技術をもつて育てられ，家庭に恵まれない児童には，これにかわる環境が与えられる。

D　全て国民は，児童が良好な環境において生まれ，かつ，社会のあらゆる分野において，児童の年齢及び発達の程度に応じて，その意見が尊重され，その最善の利益が優先して考慮され，心身ともに健やかに育成されるよう努めなければならない。

【Ⅱ群】

ア　児童の権利宣言(国連)

イ　児童福祉法(日本)

ウ　児童憲章(日本)

エ　児童の権利に関する条約(国連)

オ　日本国憲法(日本)

	A	B	C	D
①	エ	ア	ウ	イ
②	イ	エ	ア	オ
③	ウ	ア	オ	エ
④	オ	ア	エ	イ
⑤	ア	エ	ウ	イ

7 保育の本質について適切でないものを，次の①～⑤から１つ選びなさい。

(難易度■■■□□)

①　保育については，子どもの最善の利益が優先されるべきである。

②　近年，核家族化などのさまざまな社会事情により，家庭や地域社会の子育て機能の低下が指摘されている。

③　2006(平成18)年に改正された教育基本法において，はじめて「父母その

他の保護者は，子の教育について第一義的責任を有する」と明記された。

④　家庭のもつ養護的機能とは，身辺自立に対するしつけを行い，その家族が属している社会の言葉や文化を伝え，子どもの発達課題を達成させていく機能である。

⑤　保育の場には「家庭」，保育所などの「保育施設」，在宅で個別あるいは小集団で行う保育形態の「家庭的保育」がある。

8　次の【Ⅰ群】の記述と【Ⅱ群】の人物を結びつけた場合の正しい組み合わせを，あとの①～⑤から１つ選びなさい。　　　　　(難易度■■■■□)

【Ⅰ群】

A　彼は,「強制において如何に自由を養うか」を教育における最大の問題とした。彼によれば，教育は機械的なかつ思慮的な二面をもった合自然の技術である。「人間は教育されなければならない唯一の被造物である」「人は教育によって人間に成れるまでのことである」と述べる彼は，人間が単に自然であることから教育的強制が必然であるのではなく，人間を人間たらしめる道徳の次元から義務・命令としての強制が必然とされる。従って,道徳的性格の形成が彼の教育思想の核心を成す。

B　彼の教育思想の特徴は，敬虔主義から啓蒙主義，ロマン主義をへてシェリングの自然哲学やヘーゲルの弁証法体系にいたるまでの，あの市民的思考の精神的自己解放過程が個人の形成過程の中に認められ，しかもその程度たるや，最終的には，市民社会の限界をこえでていくようなライフワークを残すほどのものであった。だが，次に続く世代にとって『人間の教育』に近づくのが困難なのは，彼において，あらゆる新しい認識が，子ども時代に獲得された深い宗教性と独特の仕方で結びついているという事実による。

C　彼は「人類の教育者」とも呼ばれる。彼は，コメニウス以来近代教育思想の基本原理となる直観教授を，数・形・語を基礎とする教授法＝「メトーデ」として発展させ，それ以後の学校改革に決定的な影響を与えることになる。彼は，この「メトーデ」を「基礎陶冶の理念」として確立しようと努力した。彼は，認識を要素にまで分解し，そして最も単純な構成要素(数・形・語＝直観のABC)から事物の表象を再構成する方法的道筋を提唱した。教育は知識を構成する基礎的能力の形成として把握される。

【Ⅱ群】

ア　ペスタロッチ　　イ　カント　　ウ　フレーベル　　エ　フィヒテ

	A	B	C
①	ア	ウ	イ
②	エ	ウ	イ
③	イ	ウ	ア
④	イ	エ	ア
⑤	エ	ア	イ

9 次の【Ⅰ群】の記述と【Ⅱ群】の人物を結びつけた場合の正しい組み合わせを，あとの①～⑤から１つ選びなさい。　(難易度■■□□□)

【Ⅰ群】

A　初期の教育は純粋に消極的でなければならない。

B　教師は子どもの環境である。

C　私の家塾で放任主義を行うということは畢竟独立心を養うためである。

【Ⅱ群】

ア　シュタイナー　　イ　ルソー　　ウ　広瀬淡窓　　エ　津田梅子

	A	B	C
①	ア	ウ	エ
②	ア	エ	イ
③	イ	エ	ウ
④	イ	ア	エ
⑤	ア	ウ	イ

10 次のア～オはわが国の保育の歴史に関する記述である。正しいものの組み合わせを，あとの①～⑤から１つ選びなさい。　(難易度■■■□□)

ア　大正デモクラシーのなか，倉橋惣三らは，教師ではなく子どもを中心とする児童中心主義を唱えた。

イ　昭和期の戦前・戦中は，徴兵による労働力不足を家族全員によって補うため，託児所が多く作られるようになった。

ウ　1947(昭和22)年，学校教育法により「幼稚園」が学校として位置付けられ，２年後に児童福祉法により託児所が「保育所」として児童福祉施設に位置付けられた。

エ　1948(昭和 23)年，保育所における保育の手引書として「保育要領」が文部省から刊行された。

オ　2006(平成 18)年，小学校就学前の子どもに教育・保育を一体的に提供する「認定こども園」が誕生することになった。

①　ア，イ，オ　②　ア，ウ，オ　③　イ，ウ，エ　④　イ，オ
⑤　ウ，オ

11 次の文は，「児童福祉法」第 18 条の 5 に規定される保育士資格欠格事由の一部である。(　A　)～(　C　)にあてはまる語句の正しい組み合わせを，あとの①～⑤から 1 つ選びなさい。　(難易度■■■□□)

一　(　A　)の故障により保育士の(　B　)を適正に行うことができない者として内閣府令で定めるもの
二　(　C　)以上の刑に処せられた者
三　この法律の規定その他児童の福祉に関する法律の規定であつて政令で定めるものにより，罰金の刑に処せられ，その執行を終わり，又は執行を受けることがなくなつた日から起算して三年を経過しない者

	A	B	C
①	心神	任務	懲役
②	身体	業務	禁錮
③	精神	業務	懲役
④	身体	任務	懲役
⑤	心身	業務	禁錮

12 次は「保育所保育指針解説」(平成 30 年 2 月)が示す「養護」と「教育」に関わる内容である。このうち，「養護」に関わる内容の組み合わせとして正しいものを，あとの①～⑤から 1 つ選びなさい。　(難易度■■■□□)

ア　生命　イ　環境　ウ　健康　エ　情緒　オ　表現

①　ア，ウ，エ　②　ア，エ　③　イ，ウ，オ　④　イ，エ，オ
⑤　ウ，エ

13 「保育所保育指針」(平成 29 年 3 月)の「第 1 章　総則」のなかで述べられている「保育の目標」に関する記述として正しいものを，次の①～⑤から 1 つ選びなさい。　(難易度■■■□□)

① 十分に教育の行き届いた環境の下に，くつろいだ雰囲気の中で子どもの様々な欲求を満たし，生命の保持及び情緒の安定を図ること。

② 人との関わりの中で，人に対する愛情と信頼感，そして環境を大切にする心を育てるとともに，自主，自立及び協調の態度を養い，道徳性の芽生えを培うこと。

③ 生命，自然及び社会の事象についての興味や関心を育て，それらに対する豊かな心情や思考力の芽生えを培うこと。

④ 生活の中で，コミュニケーションへの興味や関心を育て，話したり，聞いたり，相手の話を理解しようとするなど，言葉の豊かさを養うこと。

⑤ 様々な指導を通して，豊かな感性や表現力を育み，創造性の芽生えを培うこと。

14 「保育所保育指針解説」(平成30年2月)で述べられている保育所保育における保護者支援について適切でないものを，次の①～⑤から1つ選びなさい。 (難易度■■■□□)

① 保護者の意見や要望等からその意向を促える必要がある。

② それぞれの保護者や家庭の状況を考慮し，職員間で連携を図りながら援助していく。

③ 日頃から保育の意図や保育所の取組について説明し，丁寧に伝える。

④ 保護者と共に考え，対話を重ねていく。

⑤ 保護者への援助に当たっては，子どもと保育士等の関係を軸に，子ども・保育士等・保護者の関係が豊かに展開していくことが望まれる。

15 「保育所保育指針」(平成29年3月告示)の「第1章　総則」のなかで述べられている「保育の方法」において，保育士が留意すべきこととして適切なものの組み合わせを，あとの①～⑤から1つ選びなさい。

(難易度■■■□□)

ア 一人一人の子どもの状況や家庭及び地域社会での生活時間を把握するとともに，子どもが安心感と信頼感を持って活動できるよう，保護者の思いや願いを受け止めること。

イ 子どもの生活リズムを大切にし，健康，安全で情緒の安定した生活ができる環境や，自己を十分に発揮できる環境を整えること。

ウ 子どもの発達について理解し，一人一人の年齢差に応じて保育すること。その際，子どもの個人差に十分配慮すること。

エ　子ども相互の関係づくりや互いに尊重する心を大切にし，集団における個々の活動を効果あるものにするよう援助すること。

オ　特に，乳幼児期にふさわしい体験が得られるように，生活や遊びを通して総合的に保育すること。

①　ア，イ，エ　②　ア，ウ　③　イ，ウ，エ　④　イ，オ
⑤　ウ，オ

16 次は，「保育所保育指針」(平成29年3月)の「第1章　総則」から，「保育の環境」を構成するために留意することについて述べた文である。空欄(　A　)～(　D　)に当てはまる語句を下の語群から選ぶとき，正しい語句の組み合わせを，あとの①～⑤から1つ選びなさい。

(難易度■■■□□)

・人，物，(　A　)などの環境が相互に関連し合い，子どもの生活が豊かなものとなるよう，計画的に環境を構成する。

・子ども自らが(　B　)に関わり，自発的に活動し，様々な経験を積んでいくことができるよう配慮する。

・子どもの活動が豊かに展開されるよう，保育所の設備や環境を整え，保育所の保健的環境や(　C　)の確保などに努める。

・子どもが(　D　)と関わる力を育てていくため，子ども自らが周囲の子どもや大人と関わっていくことができる環境を整える。

〔語群〕

ア　自然　　イ　社会事象　　ウ　保育士等　　エ　場
オ　環境　　カ　計画　　キ　安心　　ク　衛生
ケ　協力者　　コ　安全　　サ　人　　シ　地域社会

①　A－ア　B－カ　C－コ　D－ウ
②　A－ア　B－オ　C－ク　D－シ
③　A－イ　B－エ　C－キ　D－カ
④　A－エ　B－オ　C－コ　D－サ
⑤　A－エ　B－カ　C－ケ　D－サ

17 次の文は，「保育所保育指針」(平成29年3月)の「第5章　職員の資質向上」の「2　施設長の責務」の一部である。(　A　)～(　C　)にあてはま

る語句の正しい組み合わせを，あとの①～⑤から１つ選びなさい。

(難易度■■■□□)

施設長は，保育所の全体的な(　A　)や，各職員の研修の必要性等を踏まえて，体系的・計画的な研修機会を確保するとともに，職員の(　B　)体制の工夫等により，職員が計画的に研修等に参加し，その(　C　)の向上が図られるよう努めなければならない。

	A	B	C
①	計画	勤務	専門性
②	計画	業務	資質
③	運営	勤務	資質
④	運営	業務	専門性
⑤	計画	勤務	資質

18 次のA～Eは「保育所保育指針」(平成29年３月)の「第２章　保育の内容」から，乳児期，１歳児から３歳児未満，３歳児以上のそれぞれの発達段階における基本的事項を抜粋したものである。また，ア～ウは３つの発達段階である。基本的事項と発達段階の組み合わせとして適切なものを，あとの①～⑤から１つ選びなさい。　(難易度■■■□□)

A　仲間と遊び，仲間の中の一人という自覚が生じ，集団的な遊びや協同的な活動も見られる。

B　視覚，聴覚などの感覚や，座る，はう，歩くなどの運動機能が著しく発達する。

C　自分の意思や欲求を言葉で表出できるようになる。

D　食事，衣類の着脱なども，保育士等の援助の下で自分で行うようになる。

E　特定の大人との応答的な関わりを通じて，情緒的な絆が形成される。

ア　乳児期

イ　1歳以上3歳未満児

ウ　3歳以上児

	A	B	C	D	E
①	ア	イ	ウ	ウ	ア
②	イ	ア	イ	ウ	ア
③	イ	ウ	ア	ウ	イ
④	ウ	ア	イ	イ	ア

⑤　ウ　イ　ア　イ　ア

19 次の文は，わが国の「児童憲章」の一部である。（　A　）・（　B　）にあてはまる語句の正しい組み合わせを，あとの①～⑤から１つ選びなさい。

（難易度■■□□□）

すべての児童は，心身ともに健やかにうまれ，育てられ，その（　A　）を保障される。

すべての児童は，家庭で，正しい愛情と（　B　）と技術をもつて育てられ，家庭に恵まれない児童には，これにかわる環境が与えられる。

	A	B
①	養育	責任
②	養育	知識
③	生活	責任
④	生活	知識
⑤	権利	責任

20 「保育所保育指針解説」（平成30年２月）の「第１章　総則」の「3　保育の計画及び評価」で述べられている全体的な計画に関する記述として適切なものを，次の①～⑤から１つ選びなさい。　（難易度■■■□□）

① 全体的な計画は，保育時間や在籍期間の長短が優先され，また在籍するすべての児童が対象となるわけではない。

② 保育所の保育時間は，地域における乳幼児の保護者の労働時間や家庭の状況等に関係なく，１日につき８時間を原則とする。

③ 子どもの発達過程を長期的に見通し，保育所の生活全体を通して，それぞれの時期にふさわしい具体的なねらいと内容を，一貫性をもって構成する。

④ 保育所保育の基本について，児童福祉法や児童の権利に関する条約等，関係法令については職員間の共通理解を図るが，保育所保育指針，保育所保育指針解説の内容については個人で内容を理解する。

⑤ 全体的な計画は，子どもの利益を第一にするよりも保護者の思いを最優先に考え，保護者の意見を全体的な計画に反映するようにする。

21 次のア～オは「保育所保育指針解説」(平成 30 年 2 月)に示されている指導計画に関する記述である。適切なものの組み合わせを，あとの①～⑤から 1 つ選びなさい。 (難易度■■■□□)

ア 指導計画は，全体的な計画に基づいて，保育を実施する際のより具体的な方向性を示すものである。

イ 指導計画は，保育士等が子どもにある活動を与え，させる計画でもある。

ウ 指導計画には，年・期・月など長期的な見通しを示すものと，週・日などの短期的な予測を示すものがある。

エ 指導計画は，次の指導計画を作成するまでは見直さないほうがよい。

オ 3 歳以上児については一人一人の個別的に計画を作成する必要があるが，3 歳未満児については個人差はあまり出ないため，個別的な計画は特には必要としない。

① ア，イ，オ　② ア，ウ　③ ア，エ　④ イ，ウ，オ
⑤ エ，オ

22 「保育所保育指針解説」(平成 30 年 2 月)に示されている保育所での健康，安全に関して適切なものを，次の①～⑤から 1 つ選びなさい。

(難易度■■■□□)

① 毎日の健康観察では，機嫌，食欲，顔色，活動性などどの子どもにも共通した事項の観察より，子ども特有の所見・病気等に伴う状態の観察に重点を置く。

② 心身の機能の発達は，脳神経系の成熟度合や疾病，異常によるところが大きく，出生前及び出生時の健康状態や発育及び発達状態，生育環境などの影響は受けない。

③ 心身の状態を把握することは，不適切な養育等の早期発見にも有効である。

④ 保育所は児童福祉施設であるが，感染症対策は学校保健安全法に準拠して行われる。

⑤ 保育所における食育は，健康な生活の基本としての「食を楽しむ力」の育成に向け，その基礎を培うことを目標としている。

解答・解説

1 ⑤

① 保育所は「保育を必要とする」乳幼児が対象，根拠法は「児童福祉法」。所管官庁は厚生労働省であったが，2023(令和5)年4月よりこども家庭庁に移管された。一方，幼稚園は満3歳から小学校就学前までの幼児が対象，根拠法は学校教育法，所管官庁は文部科学省。

② 幼稚園の設置者は国，地方公共団体と学校法人等であり，社会福祉法人等ではない。

③ 保育所は記述のとおりだが，幼稚園は公私間の格差が大きいため，保護者の所得をもとに私立幼稚園就園児に対し，就園奨励金を出し，是正を図っている。

④ 幼保一体化ということばは，民主党政権が使っていたものだが，政権交代以前から，幼保一元化といわれて検討されている課題であった。2010年1月には「子ども・子育てビジョン」が閣議決定され，新たな制度構築が模索されている。

⑤ 正しい。地方裁量型とは認可のない地域の保育・教育施設が認定こども園として機能するタイプ。

2 ③

A 野口幽香は1900(明治33)年，森島美根の協力で，貧民のための保育所二葉幼稚園を，東京の麹町に日本で最初に設立し，その後，東京のスラム街に移転した。

B 筧雄平は，1890(明治23)年，農繁期の農家のための託児所を日本で最初に設立した。このような季節託児所(保育所)は，昭和に入って全国的に普及した。

C 石井十次は，1887(明治20)年，日本で最初の孤児院(のちの岡山孤児院)を設立した。

D 赤沢鐘美は妻仲子と1890(明治23)年，日本最初の保育所(のちの守孤扶独幼稚児保護会)を設立した。

E 渡辺嘉重は1883(明治16)年，日本で最初の子守学校を設立した。子守学校は子守などの理由で学校へ通えない就学期の子どものために，明治政府が全国に設置を命じたもの。

 ④

解説

保育士に求められる主要な知識及び技術は6項目ある。出題された①,②,③,⑤の他には,「子どもの経験や興味や関心に応じて，様々な遊びを豊かに展開していくための知識及び技術」「保護者等への相談，助言に関する知識及び技術」が挙げられている。関連する事項として，同解説の「第5章　職員の資質向上」の「1　職員の資質向上に関する基本的事項　(1)保育所職員に求められる専門性」も確認しておきたい。

 ③

解説

保育所とは,「児童福祉法」第39条に明文化されている通り，保育を必要とする子どもの保育を行い，その健全な心身の発達を図ることを目的とする児童福祉施設である。そこでは入所する子どもを保育する家庭や地域と連携を図りながら，入所する子どもの保護者に対する支援及び地域の子育て家庭に対する支援が行われることになる。保育士は，倫理観に裏づけられた専門的知識，技術及び判断をもって，子どもを保育する専門家である。「保育所保育指針」には，これに続いて保育の目標・方法・環境などについて明記されているため，それぞれ整理しておきたい。

5 ②

解説

「児童の権利に関する条約」(児童の権利条約)は1989年，国連総会で採択され，日本は1994年に批准した。前文と54の条文で構成されており，設問部分は第29条第1項(教育の目的)である。Aには「最大限度」が入る。Bには「国際連合憲章」が入る。Cには「文明」が入る。Dには「自由な」が入る。「自由な社会」と，これに続く「責任ある生活」が対の関係にある。Eには「準備」が入る。したがって解答は②である。

6 ①

解説

日本国憲法の第3章には「国民の権利及び義務」が列挙されているが，この中で「児童」は「その保護する子女に普通教育を受けさせる義務を負ふ」(第

26条)と「児童は，これを酷使してはならない」(第27条)の二度しか登場しない。しかし，第3章には児童が享有する権利も含まれているので，「すべて国民」の読み方に注意したい。「児童福祉法」には，児童(乳児，幼児，少年，障害児を含む)の定義，児童福祉施設，児童福祉審議会，児童相談所，児童福祉士，そして保育士についても詳細な規定がある。「児童福祉法」で初めて「福祉」が法令名に登場したことも覚えておきたい。「児童憲章」は，「児童福祉法」の制定後，さらにその法理を国民に浸透させる目的から起草されたものである。他方，国際的視点から，児童の権利の普及及び定着には国際連合の存在が必要だった。「児童の権利宣言」(1959年)では，その出生の時から姓名及び国籍をもつ権利(第3条)，社会保障の恩恵を受ける権利(第4条)，健康に発育し，かつ成長する権利(第4条)，教育を受ける権利(第7条)，その他，障害のある児童への配慮(第5条)，可能な限り両親の愛護と責任の必要性(第6条)，放任，虐待及び搾取からの保護(第9条)，あらゆる差別からの保護(第10条)などが列挙され，その上で児童は，「理解，寛容，諸国民の友愛，平和及び四海同胞の精神の下に，また，その力と才能が，人類のために捧げられるべきであるという十分な意識のなかで育てられなければならない」としている。「児童の権利に関する条約」(1989年)は，わが国では，「世界の多くの児童が今日なお貧困や飢餓などの困難な状況に置かれていることにかんがみ，世界的視野から，児童の人権の尊重，保護の促進を目指したもの」(文部次官通知)として受け入れられた。

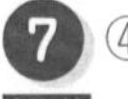 ④

解説

① 適切。「児童の権利に関する条約」(児童の権利条約)は子どもの最善の利益が優先されるべきとしている。

② 適切。

③ 適切。改正前の「教育基本法」には「家庭教育」の条項はなかった。改正法において第10条を「家庭教育」とし，その第1項で「父母その他の保護者は，子の教育について第一義的責任を有する」と明記している。

④ 適切ではない。家庭には養護的機能，教育的機能の2つがあり，記述にあるのは教育的機能にあたる。養護的機能とは，基本的生活を保つための機能であり，衣・食・休息などの生理的欲求の充足や精神的安定，あるいは衛生や健康を保つ機能である。

⑤ 適切。「家庭的保育」の代表的なものにベビーシッター，ファミリー・

サポート・センター，保育ママ(家庭福祉員)などがあり，これらのなかには国や自治体による公的補助があるものもある。

③

3人のドイツ語圏の教育思想からの出題である。

A 「道徳律」を重要視する『実践理性批判』を著したカントになる。彼によれば，人間が自己の未成年状態を脱け出ることが「啓蒙」であった。人間はこの状態を自ら克服する努力の中で，自らの理性の行使能力を獲得し，人は人となるのである。

B 『人間の教育』からフレーベルになる。彼は教育活動の源泉を子どもの本能的・衝動的な態度及び活動であると考えた。幼年期・少年期・青年期の要求が忠実に拡充されることにより，人は成人となる。C 「メトーデ」からペスタロッチになる。彼によれば，あらゆる知識の基礎にはさまざまな要素があるが，その中の基本的要素は数・形・語である。初歩的教授(計算・測定・会話)に熟練することによって，子どもの思考能力は目覚めさせられ，発達に刺激が与えられる。こうした発達の要求を満たすために彼は実物教授(直観教授)の重要性を指摘した。　また，残りの選択肢のフィヒテは，『ドイツ国民に告ぐ』(1807年)で高名な哲学者である。彼はナポレオン戦争敗北後のドイツにあって，国家復興のため学校教育の必要性を説き，その教授法として「メトーデ」を取り上げた。

④

高名な教育思想家の名言からの出題である。

A 「消極(的)教育」は，ルソーの教育論を象徴する。ルソー『エミール』(1762年)は時間があれば目を通しておきたい。なお，消極教育に与する教育思想書としては，フレーベル『人間の教育』(1826年)やエレン・ケイ『児童の世紀』(1900年)などがあるが，消極とは何かは決して簡単な問題ではない。

B 「環境」は，シュタイナーにとって教師は子どもの環境でしかなかった。つまり，子どもが誕生以来，出会うものの一つにすぎない。その子の親，兄弟姉妹，近所の人，そして就学後は学校の先生や友達だ。また，シュタイナーは，「子どもを畏敬の念で受け入れ，愛によって育み，自由の中へ解き放つ」という言葉を残している。

C 「放任主義」は，津田梅子が創立した女子英学塾(1900 年)で採用された。津田は女子英学塾の教育目的を「allround woman」=「完(まっ)たい女性」として，英語による職業教育を目指した。それは，わが国の女性の独立心の欠如を専門教育によって打破しようとした先進的な試みであった。「日本の女性は自分の頭で考え，行動する力を欠いている」(中嶋みさき)ため，津田は放任主義によって若い女性を家父長的支配から解放し，自己に立ち返らせようとした。なお，広瀬淡窓は，江戸時代に私塾咸宜園を創設した儒学者・教育学者である。

10 ①

解説

ア　正しい。

イ　正しい。

ウ　誤り。「児童福祉法」の成立も 1947(昭和 22)年であり，同年から幼稚園は学校として，保育所は児童福祉施設として行政上二元化された。

エ　誤り。1948(昭和 23)年，文部省から「保育要領」が刊行されたが，これは保育所だけでなく，幼稚園，家庭における保育の手引書であった。

オ　正しい。「就学前の子どもに関する教育，保育等の総合的な提供の推進に関する法律」が成立し，「認定こども園」が誕生することになった。

11 ⑤

解説

保育士は，「児童福祉法」第 18 条の 4 によれば，保育士の名称を用いて，専門　的知識及び技術をもって，児童の保育及び当該児童の保護者に対する保育に関する指導を行うことを業とする者を指す。保育士には，保育士資格欠格事由が存在する。同法第 18 条の 5 には，上記のほか，同法の規定その他児童の福祉に関する法律の規定であって政令で定めるものより，罰金の刑に処せられ，その執行を終わり，または執行を受けることがなくなった日から起算して 3 年を経過しない者などが規定されている。さらに，「保育士の信用を傷つけるような行為」(同法第 18 条の 21)や「正当な理由がなく，その業務に関して知り得た人の秘密を漏らす行為」(同法第 18 条の 22)が禁止されている。しかも，「保育士でなくなった後においても」この禁止規定は適用される。このように責任や倫理が求められる専門職だからこそ，保育士はその名称を独占できる。同法第18条の23は，保育士でない者に「保育士又はこれに紛らわしい名称」の使用を禁止する。

12 ②

解説

「養護とは，子どもの生命の保持及び情緒の安定を図るために保育士等が行う援助や関わり」であり，「教育とは，子どもが健やかに成長し，その活動がより豊かに展開されるための発達の援助」である(『保育所保育指針解説』)。②の**ア**の生命，**エ**の情緒が養護に関わる内容である。なお，正しくは「生命の保持」「情緒の安定」。保育所保育指針が示す養護に関わる内容はこの2つである。**イ**の環境，**ウ**の健康，**オ**の表現は，それぞれ教育に関わる内容である。教育に関わる内容にはこのほか，人間関係，言葉があり，合わせて5つの領域で構成される。

13 ③

解説

① 「教育の行き届いた環境の下」でなく「養護の行き届いた環境の下」である。それによって，生命の保持，情緒の安定を図る。
② 「環境を大切にする心」ではなく「人権を大切にする心」である。
③ 正しい。
④ 「コミュニケーション」でなく「言葉」である。
⑤ 「指導を通して」でなく「体験を通して」である。「保育所の保育」は，保育の目標として，①～⑤のほか，「健康，安全など生活に必要な基本的な習慣や態度を養い，心身の健康の基礎を培うこと」を加え，6つを目指して行うこととされている。

14 ⑤

解説

① 適切。
② 適切。その場合，常に，子どもの最善の利益を考慮して取り組むことが必要である(「保育所保育指針解説」第1章1の(2)保育の目標)。
③ 適切。
④ 適切。
⑤ 適切ではない。保護者への援助に当たっては，「子どもと保育士等の関係」ではなく「子どもと保護者の関係」を軸に関係が豊かに発展していく

ことが望まれる。「保育所は，入所する子どもの保護者に対し，その意向を受け止め，子どもと保護者の安定した関係に配慮し，保育所の特性や保育士等の専門性を生かして，その援助に当たらなければならない」とあるように，子どもと保護者の安定した関係に配慮する必要がある。(「保育所保育指針解説」第１章１の(2)保育の目標)。

 ④

解説

ア　適切ではない。「生活時間」ではなく「生活の実態」である。生活の実態は生活時間だけからはわからない。また「保護者の思いや願い」ではなく「子どもの主体としての思いや願い」である。

イ　適切。「健康，安全で情緒の安定した生活」は養護，「自己を十分に発揮できる」は教育に主に関わってくる。

ウ　適切ではない。「一人一人の年齢差」ではなく「一人一人の発達過程」である。

エ　適切ではない。「集団における個々の活動」ではなく，「集団における活動」である。子ども相互のかかわりを重視し，集団としての成長を促そうというものである。そして，集団の活動が個の成長を促していくことになる。

オ　適切。

 ④

解説

Aには「場」が当てはまる。人とは保育士等や子どもなどの人的環境，物は施設や遊具などの物的環境などである。さらには自然や社会の事象などがあり，こうした人，物，場などの環境が相互に関連し合い，子どもの生活が豊かになるよう計画的に環境を構成していく。その留意点として４つあげている。Bには「環境」が当てはまる。留意点の１つは子ども自ら関わる環境である。Cには「安全」が当てはまる。留意点の２つ目は安全で保健的な環境である。３つ目は暖かな雰囲気と生き生きとした活動の場(本問では略)。Dには「人」が当てはまる。留意点の４つ目として，人との関わりを育む環境の重要性を指摘している。したがって解答は④である。

 ①

施設長を含む保育所職員には,「子どもの最善の利益」を考慮し,「人権に配慮した保育」を行うために,職員一人ひとりの倫理観,人間性並びに保育所職員としての職務及び責任の理解と自覚が必要である。特に,施設長は,保育所の役割や社会的責任を遂行するために,法令等を遵守し,保育所を取り巻く社会情勢等をふまえ,施設長としての専門性等の向上に努め,保育所における保育の質及び職員の専門性の向上のために必要な環境の確保に努めなければならない。職員の研修機会を確保するために施設長は,職場内での研修の充実を図ると同時に,外部研修への参加機会を確保するよう努めなければならない。

18 ④

解説

B, E　乳児期の発達に関する基本的事項である。出題の他には,乳児期の保育は愛情豊かに,応答的に行われることが特に必要であることなどに留意する。

C, D　1歳以上3歳未満児の発達に関する基本的事項である。出題の他には,歩き始めから,歩く,走る,跳ぶなどへと,基本的な運動機能が次第に発達し,排泄の自立のための身体的機能も整うようになることなどに留意する。

A　3歳以上児の発達に関する基本的事項である。出題の他には,運動機能の発達により,基本的な動作が一通りできるようになるとともに,基本的な生活習慣もほぼ自立できるようになることや,理解する語彙数が急激に増加し,知的興味や関心も高まってくることなどに留意する。

19 ④

「児童憲章」は,児童憲章制定会議によって,1951年5月5日に制定された。「児童福祉法」の施行後,児童の権利を権利章典の形で表現したわが国独自の児童の権利宣言であり,その後の子ども関連法規に甚大な影響を与えた。その前文は,日本国憲法の精神に従って,「児童に対する正しい観念を確立し,すべての児童の幸福をはかるために」児童憲章を定めると述べている。つまり,児童は「人として」「社会の一員として」「よい環境の中で」

育てられなければならない。前文を含む全条文を徹底的に読み込み，丸暗記する覚悟で臨みたい。なお，国際的には，1959 年 11 月 20 日の国際連合総会で「人類は，児童に対し，最善のものを与える義務を負う」と謳った「児童の権利宣言」が満場一致で採択されている。その 20 周年にあたる 1979 年を国際連合は「国際児童年」とし，それから 10 年後，1989 年に「児童の権利に関する条約」が誕生する。

 ③

解説

全体的な計画における具体的なねらいや内容は，発達過程に即して組織する。保育所保育指針や同解説に示されている発達過程や養護及び教育のねらい・内容を参考にしながら，それぞれの保育所の実態に即して工夫して設定することが必要である。

① 全体的な計画は，保育時間の長短，在籍期間の長短に関わりなく在籍している全ての子どもを対象とする。

② 保育所の保育時間は，1 日につき 8 時間を原則とし，地域における乳幼児の保護者の労働時間や家庭の状況等を考慮して，各保育所において定める。

③ 適切。

④ 全体的な計画作成に当たっては，条約や関係法令のみではなく，保育所保育指針・保育所保育指針解説の内容についても，職員間の共通理解を図る。

⑤ 全体的な計画は，保護者の思いを受け止め，全体的な計画に反映するかどうかなど検討することが求められるが，子どもの最善の利益を第一義にすることが前提である。

21 ②

解説

ア 適切。具体的には，ある時期における保育のねらいと内容，環境，そこで予想される子どもの活動，保育士等の援助，家族との連携等で構成される。

イ 適切ではない。指導計画は，子どもの実態に基づいて，今育ちつつある子どもの様々な資質・能力を十分に引き出すためのものである。

ウ 適切。子どもの発達を見通した長期的な指導計画と，それに関連しながらより具体的な短期的な指導計画を作成する。

エ　適切ではない。その期間の指導計画を見直し，次の期間の指導計画に生かしていく必要がある。

オ　適切ではない。3歳未満児は，特に心身の発育・発達が顕著な時期であると同時にその個人差も大きいため，個別的な計画が必要である。(「保育所保育指針解説」第1章3(2)指導計画の作成「3歳未満児の指導計画」)

 ③

解説

①　機嫌，食欲，顔色，活動性なども重要な観察事項である。

②　出生前及び出生時の健康状態や発育及び発達状態，生育環境などの影響も大きい。

③　適切。定期的・継続的に把握することによって不適切な養育等のほかにも，慢性疾患や障害の早期発見につなげることが期待される。

④　従来，学校保健安全法に準拠して行われていたが，保育所保育指針の改定(平成20年3月)により，新たに「保育所における感染症対策ガイドライン」が策定され(平成21年8月。30年3月改訂)，このガイドラインに基づくこととなった。なお，保育所の管轄が厚生労働省からこども家庭庁に移管されたため，こども家庭庁で修正され，2023(令和5)年5月一部改訂，10月一部修正されたものが最新である。乳幼児は学童・児童と比較して抵抗力が弱いことなどの特性を踏まえた対応が必要なためである。

⑤　「食を楽しむ力」ではなく，「食を営む力」である。

第7章

専門試験
教育原理

POINT

1. 教育に関連する法規

法規関係は，自治体によって出題される・されないが明確に分かれる。しかし，一般的には公立保育士は地方公務員に該当するので，試験で出題されなくても教諭・公務員として基礎的な法規は把握しておきたい。ここでは，特に重要な条文について掲載をする。

日本国憲法

（教育を受ける権利と受けさせる義務）
第26条　すべて国民は，法律の定めるところにより，その能力に応じて，ひとしく教育を受ける権利を有する。
②　すべて国民は，法律の定めるところにより，その保護する子女に普通教育を受けさせる義務を負ふ。義務教育は，これを無償とする。

そのほか，第11条(基本的人権)，第13条(個人の尊重)，第23条(学問の自由)等は把握しておきたい。

教育基本法

（幼児期の教育）
第11条　幼児期の教育は，生涯にわたる人格形成の基礎を培う重要なものであることにかんがみ，国及び地方公共団体は，幼児の健やかな成長に資する良好な環境の整備その他適当な方法によって，その振興に努めなければならない。

そのほか，第2条(教育の目標)，第4条(教育の機会均等)，第9条(教員)等は把握しておきたい。

学校教育法

（幼稚園の目的）
第22条　幼稚園は，義務教育及びその後の教育の基礎を培うものとして，幼児を保育し，幼児の健やかな成長のために適当な環境を与えて，その心身の発達を助長することを目的とする。
（幼稚園教育の目標）
第23条　幼稚園における教育は，前条に規定する目的を実現するため，次に掲げる目標を達成するよう行われるものとする。
一　健康，安全で幸福な生活のために必要な基本的な習慣を養い，身体諸機能の調和的発達を図ること。
二　集団生活を通じて，喜んでこれに参加する態度を養うとともに家族や身近な人への信頼感を深め，自主，自律及び協同の精神並びに規範意識の芽生えを養うこと。
三　身近な社会生活，生命及び自然に対する興味を養い，それらに対する正しい理解と態度及び思考力の芽生えを養うこと。
四　日常の会話や，絵本，童話等に親しむことを通じて，言葉の使い方を正しく導くとともに，相手の話を理解しようとする態度を養うこと。
五　音楽，身体による表現，造形等に親しむことを通じて，豊かな感性と表現力の芽生えを養うこと。

そのほか，第 11 条(懲戒)，第 24 条(家庭・地域への教育支援)，第 27 条(教諭等の配置)等は把握しておきたい。

2. 教育思想

教育史に登場する代表的な人物は，保育原理同様，西洋も東洋も区別することなく把握しておきたい。「本書第 9 章 2. 教育思想」を参照。

3. 幼稚園教育要領

各自治体の受験資格として，幼稚園教諭免許，保育士免許の両方を保持していることを条件とするところも増えてきており，保育士採用試験でも幼稚園教育要領は出題される可能性がある。ここでは一部を掲載するが，全体を通して大事なキーワードは押さえておきたい。

第 1 章　総則

第 1　幼稚園教育の基本

幼児期の教育は，生涯にわたる人格形成の基礎を培う重要なものであり，幼稚園教育は，学校教育法に規定する目的及び目標を達成するため，幼児期の特性を踏まえ，環境を通して行うものであることを基本とする。

このため教師は，幼児との信頼関係を十分に築き，幼児が身近な環境に主体的に関わり，環境との関わり方や意味に気付き，これらを取り込もうとして，試行錯誤したり，考えたりするようになる幼児期の教育における見方・考え方を生かし，幼児と共によりよい教育環境を創造するように努めるものとする。これらを踏まえ，次に示す事項を重視して教育を行わなければならない。

1　幼児は安定した情緒の下で自己を十分に発揮することにより発達に必要な体験を得ていくものであることを考慮して，幼児の主体的な活動を促し，幼児期にふさわしい生活が展開されるようにすること。

2　幼児の自発的な活動としての遊びは，心身の調和のとれた発達の基礎を培う重要な学習であることを考慮して，遊びを通しての指導を中心として第2章に示すねらいが総合的に達成されるようにすること。

3　幼児の発達は，心身の諸側面が相互に関連し合い，多様な経過をたどって成し遂げられていくものであること，また，幼児の生活経験がそれぞれ異なることなどを考慮して，幼児一人一人の特性に応じ，発達の課題に即した指導を行うようにすること。

その際，教師は，幼児の主体的な活動が確保されるよう幼児一人一人の行動の理解と予想に基づき，計画的に環境を構成しなければならない。この場合において，教師は，幼児と人やものとの関わりが重要であることを踏まえ，教材を工夫し，物的・空間的環境を構成しなければならない。また，幼児一人一人の活動場面に応じて，様々な役割を果たし，その活動を豊かにしなければならない。(以下略)

4．各種答申

中央教育審議会の答申・諮問も出題される可能性がある。すべてに目を通すのは不可能であるが，代表的なもの，話題となっているものに関しては把握しておきたい。ここでは代表的な答申に関して掲載をする。

・今後の学校におけるキャリア教育・職業教育の在り方について
・共生社会の形成に向けたインクルーシブ教育システム構築のための特別支援教育の推進(報告)
・子供の発達や学習者の意欲・能力等に応じた柔軟かつ効果的な教育システムの構築について
・特別支援教育を推進するための制度の在り方について
・いじめ防止等のための基本的な方針

演習問題

1 次の文は，中央教育審議会答申「子供の発達や学習者の意欲・能力等に応じた柔軟かつ効果的な教育システムの構築について(平成26年)」の一部である。(A)～(C)にあてはまる語句の組み合わせとして適切なものを，あとの①～⑤から1つ選びなさい。　(難易度■■■□□)

地域コミュニティの衰退，三世代同居の減少，共働き世帯や一人親世帯の増加，世帯当たりの子供の数の減少といった様々な背景の中で，家庭や地域における子供の(A)育成機能が弱まっているとの指摘がある。また，少子化等に伴い，単独の小学校及び中学校では十分な集団規模を確保できない地域も多くなってきている。こうした中，(B)交流を活発化させたり，より多くの多様な教師が児童生徒たちに関わる体制を確保したり，地域の(C)を積極的に学校に取り入れることへのニーズが高まり，小中一貫教育の導入が行われている現状がある。

	A	B	C
①	社会性	異学年	活性化
②	社交性	異学年	教育力
③	社会性	異文化	教育力
④	社交性	異文化	活性化
⑤	社会性	異学年	教育力

2 次の【Ⅰ群】の記述と【Ⅱ群】の人物を結びつけた場合の正しい組み合わせを，あとの①～⑤から1つ選びなさい。　(難易度■■□□□)

【Ⅰ群】

A　彼女は，一般にはスウェーデンの社会評論家・女性解放論者とされているが，教育者でもあった。彼女の主著は自国のみならず，世界各国で読まれた。その中で彼女は，子どもの権利と母性の擁護を強く主張した。

B　革命的知識人たちと交流があり，ナロードニキ・人民主義者の組織に加盟していた進歩的な思想の持ち主であった彼女の父親は，ポーランド在任時，ポーランド人やユダヤ人を専制的ツァーリ体制の迫害から護ったと言われている。

C　彼女は，ローマのスラム街に「子どもの家」を創設し，それまで取り組んできた障害児の治療と教育の経験を健常児の就学前の子どもたちに適用し，感覚教具や実生活の訓練として家事仕事を導入した。彼女の教育法は，当時のイタリアでは革命的であった。

【Ⅱ群】

ア　クルプスカヤ
イ　モンテッソーリ
ウ　エレン・ケイ

	A	B	C
①	イ	ア	ウ
②	イ	ウ	ア
③	ウ	ア	イ
④	ウ	イ	ア
⑤	ア	ウ	イ

3 次の文は,「教育基本法」第 11 条である。(　A　)〜(　C　)にあてはまる語句の組み合わせとして適切なものを，あとの①〜⑤から 1 つ選びなさい。　(難易度■■■□□)

幼児期の教育は，生涯にわたる(　A　)形成の基礎を培う重要なものであることにかんがみ，国及び地方公共団体は，幼児の健やかな(　B　)に資する良好な環境の整備その他適当な(　C　)によって，その振興に努めなければならない。

	A	B	C
①	人格	成長	指導
②	人間	成長	指導
③	人格	発達	方法
④	人間	発達	指導
⑤	人格	成長	方法

4 次の文は，ある学習法の説明である。その学習法の呼称として適切なものを，あとの①〜⑤から 1 つ選びなさい。　(難易度■■■□□)

児童の学習過程をスモール・ステップと呼ばれる細かい段階に分け，個々の段階でフィードバックを行う学習方法。

①　バズ学習

② 問題解決学習
③ ティーム・ティーチング
④ 集団学習
⑤ プログラム学習

5 次の文は，協同学習を目的として，開発されたグループ学習の一方式に関する説明である。その名称として適切なものを，あとの①～⑤から1つ選びなさい。 (難易度■■■□□)

学習集団を小グループに分け，教材(学習内容)を1グループの人数と同数に分割する。教材を一人ひとりが分担し，各小グループの同じ教材を担当している者同士で新たな小グループを作る。そのグループで学習した後，元の小グループに戻り，自分の習得した内容を小グループの成員間で互いに教え合う。

① プロジェクト学習
② バズ学習
③ プログラム学習
④ テーマ学習
⑤ ジグソー学習

6 次の文は，教育思想史に関する説明である。空欄(A)，(B)にあてはまる語句の組み合わせとして適切なものを，あとの①～⑤から1つ選びなさい。 (難易度■■■□□)

(A)は「子どもの教育は自然の手にゆだねよ，教訓は経験だけから学ばせるがよい」という自然主義の原理に基づく教育論を唱えたが，カントの哲学を継承する(B)は教育による社会改善の考えから，教育の目的は，児童の中に誤りのない，確固とした石を形成すること，つまり，児童を純粋な道義性に形成することにあるとした。

① A－コメニウス　B－フィヒテ
② A－コメニウス　B－ワロン
③ A－モンテスキュー　B－デューイ
④ A－ルソー　B－フィヒテ
⑤ A－ルソー　B－デューイ

7 次のA～Dのうち，経験カリキュラムに関する記述として適切なものの組み合わせを，あとの①～⑤から１つ選びなさい。

(難易度■■■□□)

A　経験カリキュラムでは，個々人の可能性や興味の発達が重視され，子どもの興味・関心によって内的に動機づけられた個性的かつ積極的な学習が展開される。

B　子ども中心のカリキュラムと教科中心のカリキュラムの間に位置する経験カリキュラムの考えは，国際化，情報化，環境問題などの今日の社会の変化に対応した現代的な課題に対する子どもの主体的な態度の育成と基礎的な知識の定着の双方を補うのに有効である。

C　経験カリキュラムは，教育課程の伝統的な型であり，教育目的に応じて学問・技術・芸術などの文化的遺産のなかから主として分野別に選択され，系統的に組織された教材のまとまりを学習内容として編成しようとするものである。

D　知識や技術の機能的，統合的な獲得や問題解決能力の発達の重視といった特質をもつことから，総合的な学習の時間のねらいや内容の中に経験カリキュラムの志向性がみられる。

①　B，D　　②　A，D　　③　B，C　　④　C，D　　⑤　A，B

8 次の文は，「幼稚園教育要領」総則の一部である。(　A　)～(　C　)にあてはまる語句の組み合わせとして適切なものを，あとの①～⑤から１つ選びなさい。

(難易度■■■□□)

3　幼児の発達は，心身の諸側面が相互に関連し合い，多様な経過をたどって成し遂げられていくものであること，また，幼児の生活経験がそれぞれ異なることなどを考慮して，幼児一人一人の特性に応じ，(　A　)の課題に即した指導を行うようにすること。

その際，教師は，幼児の主体的な活動が確保されるよう幼児一人一人の行動の理解と予想に基づき，計画的に(　B　)を構成しなければならない。この場合において，教師は，幼児と人やものとの関わりが重要であることを踏まえ，物的・空間的環境を構成しなければならない。また，幼児一人一人の活動の場面に応じて，様々な(　C　)を果たし，その活動を豊かにしなければならない。

	A	B	C
①	成長	学習	任務
②	発達	環境	役割
③	成長	環境	任務
④	発達	学習	役割
⑤	成長	学習	役割

9 次の文は，ある教育方法についての記述である。この教育方法の呼称として適切なものを，あとの①～⑤から１つ選びなさい。

(難易度■■■□□)

各教科の学習とは別に，個別的な教科学習やその他の学習活動で学んだ知識，獲得した能力について，例えば，平和，公害，温暖化など，現実に社会が当面している重要な生活問題，社会問題に取り組ませることを目指している。この課程を設けることで学習成果の活用とそれによる既習知識の定着を意図すると同時に，現実の生活への問題関心，探求意欲を深めることが期待される。

① 普通教育　② 融和教育　③ 生涯学習
④ 専門教育　⑤ 総合学習

10 現代日本の家庭や子育てを取り巻く状況に関する説明として適切でないものを，次の①～⑤から１つ選びなさい。　(難易度■■■■□)

① 児童の非行問題は低年齢化・凶悪化の傾向にある。不適切な家庭環境，対人関係，本人の性格や行動傾向など，その要因は複雑に関連しており，子どもに対する地域社会全体のあり方も含めた取り組みが必要である。

② 少子化の影響は，将来的な労働力不足や経済成長の低減，社会保障や高齢者介護における負担増などを懸念させる課題となっている。

③ 子どもの虐待・放任が児童相談所に通報された場合，子どもの心身への悪影響の排除が最優先の問題となるため，児童相談所は所定の手続きをとることにより，その家庭を強制的に立ち入り調査する権限をもたされている。

④ 児童養護施設への入所理由では，虐待・放任が増えており，親子関係の修復，家庭復帰のための支援が重要な課題となっている。

⑤ 都市部の保育所入所に関する待機児童が多いことには，幼稚園よりも

子どもを預かってもらえる時間が長い保育所に子どもを入所させることで，育児から解放される時間をより長くすることを，親が願っているということが最大の要因となっている。

11 次の文は，「保育所保育指針」(平成29年3月告示)の「第２章　保育の内容」の一部である。(　A　)～(　C　)にあてはまる語句の組み合わせとして適切なものを，あとの①～⑤から１つ選びなさい。(難易度■■□□□)

保育における「養護」とは，子どもの(　A　)の保持及び(　B　)の安定を図るために保育士等が行う援助や関わりであり，「教育」とは，子どもが健やかに成長し，その(　C　)がより豊かに展開されるための発達の援助である。

	A	B	C
①	健康	感情	行動
②	生命	情緒	活動
③	健康	情緒	活動
④	生命	感情	行動
⑤	健康	感情	活動

12 幼稚園と保育所に関する記述として適切でないものを，次の①～⑤から１つ選びなさい。(難易度■■■□□)

① 保育所では昼寝の時間を設けているが，幼稚園ではとくに設けていない。

② 幼稚園の設置には，市町村立・私立ともに都道府県の教育委員会への届出が必要である。

③ 保育所の設置には，市町村立は都道府県知事への届け出が，私立は都道府県知事の認可がそれぞれ必要である。

④ 保育所の対象は，保育に欠ける乳児または幼児であるが，保育を必要とするその他の児童も保育することができる。

⑤ 幼稚園の対象は，満３歳から小学校に就学する時期までの幼児である。

13 保育における留意事項に関する記述として適切なものを，次の①～⑤から１つ選びなさい。(難易度■■■■□)

① 子どもの活動に対する指導を徹底し，幼児期にふさわしい体験が得ら

れるように遊びを通して総合的に保育を行う。

② 性別により，ある程度は固定的な役割分業意識をもたせるよう指導する。

③ 保育にあたり知りえた子どもなどに関する情報は，常に園と保護者全体で共有する。

④ 子どもの人権に配慮するとともに，文化の違いを認め，互いに尊重する心を育てるようにする。

⑤ 子どもの人格を辱めることがないように配慮しなくてはならないが，悪いことをした子どもには，少々の身体的苦痛を与えることもやむを得ない。

14 教育史に関する記述として適切なものを，次の①～⑤から１つ選びなさい。

(難易度■■■■□)

① 貝原益軒は日本で最初の体系的教育書といわれる『養生訓』を著した。

② 明治13年の改正教育令では国家の統制色が強くなり，道徳が学科目の首位に置かれ，徳育重視となった。

③ 明治19年の小学校令で尋常小学校の6年間が就学義務とされ，法令上の義務教育制度が明確になった。

④ 大正時代には，子どもの個性・自発性を尊重する児童中心主義教育の理論と実践を，倉橋惣三が指導した。

⑤ 大正7年，北原白秋が児童文学・童謡の雑誌『赤い鳥』を創刊，芸術教育運動を展開した。

15 生涯学習に関する記述として適切なものを，次の①～⑤から１つ選びなさい。

(難易度■■■□□)

① 生涯学習とは，子どもから大人まで，学びたいときに学びたいことを自分の好きな方法で学ぶことである。

② 生涯学習は，学校の教育課程ではなく，社会教育を通じて新たな知識・技能を身に付けたり，あるいは社会参加に必要な学習を行ったりするものである。

③ 生涯学習は社会の要請によって行われるものであり，教育制度や教育施策を検討する際には，学習する側に立った視点ではなく社会全体の必要性から検討することが重要である。

④ 生涯学習は，学校教育を終えた人々に対してなされ，特に企業における社員教育とは密接に関係するものである。

⑤ レクリエーションやスポーツ活動は，青少年及び成人に対して組織的に行われる社会教育活動であっても，生涯学習とはいえない。

16 生涯学習の推進に関連する次のア〜エの文を，時代の古いものから順に並べたとき，正しいものはどれか。あとの①〜⑤から１つ選びなさい。

(難易度■■■■■)

ア　臨時教育審議会答申において，教育改革の基本的視点として「生涯学習体系への移行」が打ち出された。

イ　エドガー・フォールを委員長とするユネスコ教育開発国際委員会は，報告書「Learning to be」をまとめた。

ウ　中央教育審議会答申「生涯学習の基盤整備について」を受けて「生涯学習の振興のための施策の推進体制等の整備に関する法律」が成立した。

エ　ユネスコ成人教育推進国際委員会でポール・ラングランは，生涯教育の考え方を提唱した。

① ア－イ－ウ－エ
② ウ－ア－イ－エ
③ ア－エ－イ－ウ
④ エ－イ－ア－ウ
⑤ イ－ア－ウ－エ

解答・解説

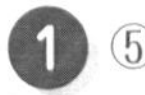

1 ⑤

解説

「子供の発達や学習者の意欲・能力等に応じた柔軟かつ効果的な教育システムの構築について」(平成26年)「第1章　第1節　5　地域コミュニティの核としての学校における社会性育成機能の強化の必要性」からの出題。Aには「社会性」，Bには「異学年」，Cには「教育力」が当てはまる。各種の答申及び諮問は，毎年出題される。特に特別支援教育やいじめ関連の各種の答申及び諮問は早い時期に一度確認して，頭に入れておきたい。

2 ③

解説

三人の女性思想家に関する問題。それぞれの人となりを改めて確認しておきたい。クルプスカヤは革命家レーニン夫人である。資本主義教育の矛盾を摘出して，労働の教育的意義を説明した。モンテッソーリは，「モンテッソリ」と表記されることもある。従来の学校教育のあり方に疑問を持ち，子どもの自由な活動こそが教育の中心になるべきだと考えた。モンテッソーリ教育は，「子どもの家」を中心とする幼児の教育実践と障害児の療育実践から生まれた。なお，哲学者ラッセルでさえわが子の教育に苦労したとき，モンテッソーリ教育を実践する学校にわが子を預けることによって，子育ての苦労から解放されたという。エレン・ケイは，『児童の世紀』(1900年)の著者。彼女の教育思想は，わが国の大正自由主義教育に影響を与えた。

3 ⑤

解説

Aには「人格」，Bには「成長」，Cには「方法」が当てはまる。「教育基本法」は2006(平成18)年12月15日全面改正され，同22日に交付・施行された。特に幼児教育に関連する第1条，2条，4条，6条，10条，11条，13条などは徹底的に読み込んで理解しておきたい。

4 ⑤

解説

① 集団学習の一種で，少人数のグループに分かれ，話し合いをするため，そのディスカッションの様子がブンブンというハチの羽音に似ているこ

とからバズ(buzz)という名称になった。

② 児童自ら問題を設定させ，探究心を養う積極的活動による学習法。

③ 2人以上の教職員が個々の子どもおよび集団の指導の展開をはかり，責任をもつ指導方法。

④ 集団のもつ相互作用を生かし，学習効果を高めようとする教育方法。グループ学習や協同学習などがある。

⑤ 適切。米国の心理学者スキナーが提唱した学習法。学習者の積極的な反応を強化することを特徴とし，学習の目標値に確実に到達できるように配慮されている。徐々に難易度の上がる例題を解き，すぐに答えの確認をさせ，学習者に達成感を味わわせ，無理なく自分のペースで着実に学習内容を習得させる。

5 ⑤

解説

①は教育的に意味のある活動や経験を学習者の自発性に基づく計画として学習者自身が企画・実行し，その過程において必要な知識・技能の獲得を図る教育方法。②は教室の中での話し合いが活発になされるように仕組まれた討論方式で，これを通して参加者は学習内容について自分の理解の仕方を他の参加者に問うことが期待され，理解を深めることができる。③は到達させたい学習目標に導くために，教材を行動の系列として分析し，その項目をフレームとして配列した教材を用いて進められる学習のことである。④は学習者が自らテーマを認定して情報収集を行い，その結果をまとめて発表すること。

6 ①

解説

① コメニウスは現在のチェコ共和国で，17世紀に活躍した宗教家・教育者。今日，多くの国で見られる同一年齢・同時入学・同一学年・同一教育内容・同一卒業の仕組みは，コメニウスの構想に端を発する。フィヒテはドイツの哲学者。カント哲学に影響を受けたドイツ観念論の哲学者である。教育によるドイツの再建を考え，ナポレオン軍の包囲下で行った大講演「ドイツ国民に告ぐ」が有名。彼の教育方法にはペスタロッチ主義が導入された。

②～⑤ ワロンはフランスの精神科医・心理学者・教育者。モンテスキュー

はフランスの哲学者・政治思想家。米国の心理学者デューイが提唱したのは，問題解決学習法。啓蒙思想家ルソーは著書『エミール』で，人為を排した自然の法則に基づく消極教育論を展開した。

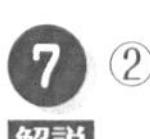
②

経験カリキュラムとは，国語，数学，英語などの教科の枠を廃止し，子どもの興味・関心・欲求をもとにして，現実の中で問題を解決していくことで生活経験を積んでいくように構成されたカリキュラムのことである。一方,経験カリキュラムの対局に位置づけられるカリキュラムの類型として,教科カリキュラムがあげられる。教科カリキュラムとは，伝統的な学問体系を背景にして，教材を論理的な順序によって系統的に構成したもののことである。カリキュラムは，教科カリキュラムと経験カリキュラムを両極にして，両者のあいだに様々な統合的なカリキュラム(相関カリキュラム,融合カリキュラム，広領域カリキュラム，コア・カリキュラム)が並ぶという類型として示すことができる。以上のことを踏まえると，経験カリキュラムの説明として正しいのは，AとDであるといえる。ちなみに，Cは教科カリキュラムの内容を説明したものである。Bは「子ども中心のカリキュラム」という言葉の意味や,「今日の社会の変化に対応した現代的な課題」と経験カリキュラムがどのように結びつくのかが不明である。

②

幼稚園教育要領の「第１章　総則」の「第１　幼稚園の基本」からの出題。Aには「発達」，Bには「環境」，Cには「役割」が当てはまる。問題文の前に，重視すべき教育の事項として,「1　幼児は安定した情緒の下で自己を十分に発揮することにより発達に必要な体験を得ていくものであることを考慮して，幼児の主体的な活動を促し，幼児期にふさわしい生活が展開されるようにすること。2　幼児の自発的な活動としての遊びは，心身の調和のとれた発達の基礎を培う重要な学習であることを考慮して，遊びを通しての指導を中心として第２章に示すねらいが総合的に達成されるようにすること。」と記載されており，こちらも併せて覚えておきたい。幼稚園教育要領に関する問題は毎年何らかの形で出題されているため，他の部分に関しても大事なキーワードは頭に入れ，理解をしておきたい。

 ⑤

解説

① 普通教育は，国民が一般に受けるべき基礎教育を指すとされている。

② 融和教育は，差別はないと教えるだけで，差別の現実に目を向けさせない教育の呼称である。

③ 生涯教育において，人間は一生涯新しい経験を積んで，学習し続ける存在と考えられる。ラングランの問題提起(1965 年)も併せて覚えておきたい。

④ 専門教育は，前出の普通教育に対して，一定の職業人や専門研究者(いわゆるプロフェッショナル)を養成する教育を指す。

 ⑤

解説

① 適切。地域ぐるみで子どもとその保護者を見守り，支援していく必要がある。

② 適切。労働人口に比べ高齢者が増える中，社会保障の水準を維持しようとすれば，若い世代の負担は当然大きくなる。

③ 適切。通報は，保育所・幼稚園・小学校などの職員に限らず，気付いた人間は誰でもできる。

④ 適切。近年の入所理由の順位は，両親の行方不明，父母就労，父または母の入院，両親の離別に次いで放任・怠惰などとなっている。親が生存している場合の入所が増えており，家庭との関係調整は大きな課題となっている。

⑤ 適切ではない。待機児童の増加は都市部で顕著ではあるが，その原因としてあげられるべきは，母親の就労率の上昇や保育所入所の低年齢化に伴う受け入れ施設の未整備などである。

11 ②

解説

Aには「生命」，Bには「情緒」，Cには「活動」が当てはまる。「保育所保育指針」は 2017 年 3 月改正，2018 年 4 月より施行された。10 年ぶりの大幅な改定である。保育園の位置づけが「幼児教育を行う施設」となり，アレルギー疾患を有する子どもの保育や災害への備えなどの項目が追加された。そのほか乳幼児保育や職員の研修に関する記述など，大きく変更のあった内容については特に注意をして押さえておきたい。

 ②

解説

① 適切。幼稚園の教育時間の中で昼寝の時間をとるのは無理があり，夜，幼児の就寝時間が遅くなるなどの問題も懸念される。

② 適切ではない。幼稚園の設置を行う際は，公立・私立ともに，「届出」ではなく，「認可」が必要である。ただし，公立は都道府県教育委員会のものが，私立は都道府県知事のものが必要と，認可者が異なるので注意する。

③ 適切。保育所で認可・無認可が問題になるのは，私立の場合である。

④ 適切。「保育を必要とするその他の児童」，すなわち場合によっては小学生も保育所の対象となる。

⑤ 適切。学校教育法第26条に規定されている。ただし対象とすることができるのが満3歳以上の未就学児というだけで，幼稚園は必ずしも満3歳になったときからの3歳児保育を行っているわけではない。多くは満3歳になった翌4月からの入園としている。

13 ④

解説

① 子どもの活動に対しては，指導を行うのではなく，その「主体的な活動」を大切にできるよう見守る(「保育所保育指針解説」 第1章 総則 1 保育所保育に関する基本原則 (3)保育の方法)。

② 子どもの性差・個人差に留意しながらも，旧来の固定的な役割分業意識を，性別によって子どもに植え付けてしまうことのないよう，十分な配慮が必要である(同解説 第2章 保育の内容 4 保育実施に関して留意すべき事項 (1)保育全般に関わる配慮事項)。

③ 子どもの病歴・家庭の経済状況など，秘密にしておかなければならない情報も多い。それらの情報は，正当な理由なく漏らすことがないようにしなくてはならない(同解説 第1章 総則 1 保育所保育に関する基本原則 (5)保育所の社会的責任)。

④ 適切(同解説 第1章 総則 1 保育所保育に関する基本原則 (5)保育所の社会的責任)。

⑤ 身体的苦痛イコール体罰であり，一切許されない。また，子どもに対

する「注意」などが言葉の暴力にならないよう，保育者は留意しなくてはならない(同解説　第1章　総則　1　保育所保育に関する基本原則　(5)保育所の社会的責任)。

14 ④

解説

① 貝原益軒はたしかに『養生訓』を著しているが，日本で最初の体系的教育書といわれているのは『和俗童子訓』である。同書では，子どもを溺愛することをいましめ，厳しくしつけることを説いた。

② 明治13年の改正教育令で学科目の首位に置かれたのは道徳ではなく，修身である。

③ 明治19年の小学校令では尋常小学校の4年間が就学義務とされた。6年間に延長されたのは，明治40年である。

④ 適切。庶民の子どもたちの生活に目を向けた「社会協力の訓練」を説き，倉橋惣三の児童中心主義に対し，社会中心主義といわれた城戸幡太郎も覚えておこう。

⑤ 『赤い鳥』は鈴木三重吉が北原白秋らの協力を得て赤い鳥社を設立，創刊した。

15 ①

解説

「教育基本法」第3条(生涯学習の理念)の条文「国民一人一人が，自己の人格を磨き，豊かな人生を送ることができるよう，その生涯にわたって，あらゆる機会に，あらゆる場所において学習することができ，その成果を適切に生かすことのできる社会の実現が図られなければならない」を，適切に表しているのは①である。

16 ④

解説

アの答申は1985年から1987年まで4次にわたる。「生涯学習体系への移行」については1986年の第2次答申で述べられた。答申をうけ，1988年には文部省(当時)の社会教育局生涯学習局に改組された。**イ**の報告書は1972年に公刊された。「フォール報告」とも呼ばれる。**ウ**は1990年。同年「生涯学習審議会」が設置された。**エ**は1965年。日本では臨時教育審議会以降,「社会教育」「生涯教育」の語に代わって「生涯学習」が一般に使用されている。

第8章

専門試験
社会的養護

POINT

1. 社会的養護の意義

社会的養護とは何か

社会的養護とは

保護者のない児童や，保護者に監護させることが適当でない児童を，公的責任で社会的に養育し，保護するとともに，養育に大きな困難を抱える家庭への支援を行う

こと。

社会的養護の基本理念

社会的養護は「**こどもの最善の利益**」と「**社会全体でこどもを育む**」という考え方を基本理念としている。

2. 社会的養護の基本

子どもの人権擁護と社会的養護

古代や中世の社会で子どもは，大人の所有物や小さな大人などとして認知され，「安価な労働力」として扱われるなど，今日的な人権思想とはかけ離れた扱いがなされていた。その後，子どもの権利を守ろうとする国際的な動きが活発となり，1989年には国連が「**児童の権利に関する条約**」(**子どもの権利条約**)を採択している(わが国は1994年に同条約に批准)。2016年には児童福祉法が大改正され，児童の権利に関する条約との関連性が明記されるようになった。なお，児童福祉法は2024年4月に施行されるものが最新の改正となる。子育て世帯に対する包括的な支援のための体制強化及び事業の拡充として，こども家庭センターの設置や，自立支援の強化として児童養護施設，障害児入所施設の入居者を22歳までの入所継続を可能とする他，虐待や性犯罪から児童を守るための取り組みなどがある。

今日のわが国の社会的養護では，児童の権利に関する条約に基づき，保護者に養護される権利を持つ子どもの権利が保障されない場合の代替的養護の実施など，子どもの権利が明確に示されている。虐待問題や特別なニーズ(個別のニーズ)に応じたケアや支援，家庭環境の調整など，さまざまな支援や特別な配慮に関する子どもの権利についても押さえておきたい。

社会的養護の基本原則

社会的養護の基本理念である「こどもの最善の利益」と「社会全体でこどもを育む」という考え方をもとに，

① 家庭的養護と個別化
② 発達の保障と自立支援
③ 回復をめざした支援
④ 家族との連携・協働
⑤ 継続的支援と連携アプローチ
⑥ ライフサイクルを見通した支援

という6つの原理が示されている。

社会的養護における保育士等の倫理と責務

社会的養護に携わる保育士等には，専門職としての倫理が求められる。これら倫理は，全国保育会倫理綱領や全国児童養護施設協議会倫理綱領など，各種団体の倫理綱領により定められている。

また，保育士には児童福祉法において，信用失墜行為の禁止，守秘義務，自己研鑽の努力義務などが規定されている。

3．社会的養護の制度と実施体系施設における児童養護

社会的養護の制度と法体系

児童福祉法をはじめとする社会的養護の関連法規や制度は，社会的養護に関する各種の施策の実施に関する基本事項を定めている。これら基本事項の理解は社会的養護の理解のための基礎となるため，確実に押さえておきたい。

社会的養護の仕組みと実施体系

社会的養護の基本的な流れとして，児童相談所への相談・通告・送致から始まり，受理会議や調査，一時保護を経て施設や里親等への措置までの経緯を押さえておきたい。また，委託された子どもの支援には，アドミッションケア(施設入所前の支援)，インケア(施設入所中の支援)，リービングケア(施設退所直前の支援)，アフターケア(施設退所後の支援)といった一連の流れがあることを理解しておきたい。

4．社会的養護の対象と形態

社会的養護の対象

社会的養護の対象については，その対象となる子どもや家庭等の状況から，

① 予防的支援の対象
② 在宅措置の対象
③ 代替養育の対象
④ アフターケアの対象

という４つの視点の理解が大切である。それぞれの対象についてどのような支援が行われているのかを整理しておきたい。

家庭養護と施設養護

わが国の社会的養護は，施設で子どもたちの養育を行う「**施設養護**」と里親等の家庭における養育である「**家庭養護**」の２つに大きく分けられる。また，児童福祉法改正後の「**新しい社会的養育ビジョン**」に基づいた取り組みが進められており，社会的養護の実施体系は

① 施設
② 良好な家庭的環境【施設(小規模型)】
③ 家庭と同様の養育環境【小規模住居型児童養育事業，里親，養子縁組】
④ 家庭【実親による養育】

の４つに整理されている(下図参照)。

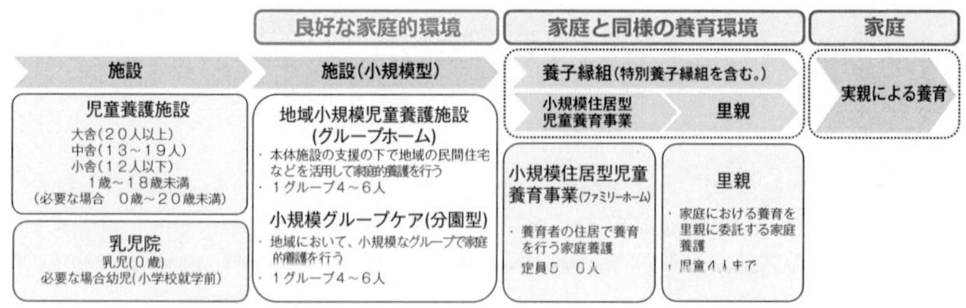

社会的養育の推進に向けて(令和５年４月　こども家庭庁支援局家庭福祉課)

社会的養護に関わる専門職

社会的養護に関わる専門職員の職種や人員の規定は，「**児童福祉施設の設備及び運営に関する基準**」に定められている。各種資格の要件やそれぞれの専門性，また，職種間の連携の在り方等についても理解しておきたい。

5．社会的養護の現状と課題

社会的養護に関する社会的状況

社会的養護の対象となる子どもの大半は施設で生活をしている。近年は特に虐待により措置される子どもが継続して増加傾向にあり，児童養護施設を利用する子どもの約65％程度が虐待を受けた経験を有している。

施設等の運営管理

社会的養護の施設は，要保護児童に対する適切な支援や援助を提供するために，子どもの人権や最善の利益を保障できる運営管理が求められている。各施設の運営管理に関する具体的な方針として，運営指針やガイドラインがこども家庭庁などにより定められているので，確実に理解しておきたい。

被措置児童等の虐待防止

社会的養護の施設や里親委託先で子どもが職員(里親)から虐待を受けること(被措置児童等虐待)を防止するための取り組みとして，**第三者評価制度**や**苦情解決制度**に関して理解をしておきたい。また，「**被措置児童等虐待対応ガイドライン**」など各種指針やガイドラインについても把握しておくことが大切である。

社会的養護と地域福祉

社会的養護の対象は，要保護児童や家庭に限定されるものではなく，児童相談所や施設には地域の中での子育て相談や社会的養護への理解や啓発の活動も行われている。それら取り組みについても理解しておきたい。

演習問題

1 民間の児童福祉事業の代表的施設と，その創設者の組み合わせとして適切なものを，次の①～⑤から１つ選びなさい。 (難易度■■□□□)

① 滝乃川学園――石井十次
② 家庭学校―――石井亮一
③ 岡山孤児院――留岡幸助
④ 整肢療護園――柏倉松蔵
⑤ 二葉幼稚園――野口幽香

2 社会的養護の体系における施設養護として適当でないものを，次の①～⑤から１つ選びなさい。 (難易度■■■□□)

① 乳児院
② グループホーム
③ ファミリーホーム
④ 児童自立支援施設
⑤ 児童心理治療施設

3 里親制度に関する記述として適切なものを，次の①～⑤から１つ選びなさい。 (難易度■■■□□)

① 里親には，養育里親，専門里親，親族里親，短期里親，養子縁組里親の５種類がある。
② 全ての里親になろうとする者には，必要な研修を受講することが義務づけられている。
③ 里親への委託が可能な子供の年齢は原則として15歳未満までとされている。
④ ファミリーホーム(小規模住居型児童養育事業)は，社会福祉法に定める第二種社会福祉事業である。
⑤ 里親及びファミリーホームは，社会的養護を必要とする子どもを，養育者の家庭に迎え入れる「家庭的養護」である。

4 フォスタリング機関(里親養育包括支援機関)の業務として不適切なものを，次の①～⑤から１つ選びなさい。 (難易度■■■□□)

① 養子縁組成立のための相談及び縁組成立後の養親と養子へのフォロー
② 里親登録の前後及び委託後における里親に対する研修
③ 子どもと里親家庭のマッチング
④ 里親養育への支援
⑤ 里親のリクルート及びアセスメント

5 施設養護の基本原理に関する記述として適切なものを，次の①～⑤から1つ選びなさい。 (難易度■■■□□)

① 家庭復帰が実現しないまま社会復帰するケースもあるので，入所中に炊事などの生活技能訓練を行うことも必要である。
② 集団生活による施設での養護は，小集団や里親による養護と比べ，社会性を育むことが難しいとされている。
③ 施設養護のメリットとして，子どもへの援助が均一化，標準化されているという点がある。
④ 援助者を親とみなし，施設が本当の家庭であると感じられるように温かな環境作りを心がけるべきである。
⑤ 親子関係の尊重と調整が援助の原則であり，被虐待児童においても親と子の意思を尊重し，親子のコミュニケーションの機会を多くしなければならない。

6 社会的養護の歴史に関する記述として適切なものを，次の①～⑤から1つ選びなさい。 (難易度■■■□□)

① 明治期には，石井十次らキリスト教徒や宣教師によって，家庭的環境を重視した非行少年教育が実践された。
② 国際障害者年以降，日本では障害者のための居住施設整備が進み，障害児入所施設も増加している。
③ 日本では戦後まで知的障害児のための施設は存在せず，戦後の児童福祉法成立によって初めて児童福祉施設の一つとして位置づけられた。
④ 国連の「児童の権利に関する条約」への批准を受け，わが国でも特定の児童・母子を対象とするのではなく，すべての子どもの健全育成を対象とする施策へと転換が図られた。
⑤ 欧米では人格形成などの観点から集団での養護が望ましいとされており，家庭養護から施設での集団的な施設養護へと移行が進んでいる。

7 **児童福祉施設に関する記述として正しいものを，次の①～⑤から１つ選びなさい。** **(難易度■■■■□)**

① グループホームは原則６人までの少人数で，一般住宅などを利用して本来育つべき家庭や地域に近い形態で子どもを養育する家庭養護の一形態である。

② 児童養護施設で養育されるのは父母が死別，または遺棄された子どもであり，虐待を受けている子どもは母子生活支援施設で保護される。

③ 乳児院では，１歳未満の乳児の養育を行い，１歳以上になった子どもは両親，里親，親戚などの元へ引き取られるか，または児童養護施設に措置変更となる。

④ 児童自立支援施設は，非行児童を教護する児童福祉施設で，市区町村の決定によって措置を行っている。

⑤ 福祉型障害児入所施設では，障害のある児童の保護，日常生活の指導及び独立自活に必要な知識技能の付与を目的としている。

8 **児童福祉施設の運営・管理に関する記述として正しいものの組み合わせを，あとの①～⑤から１つ選びなさい。** **(難易度■■■■□)**

ア 児童心理治療施設には，心理療法を担当する職員を，おおむね児童10人につき１名以上配置しなければならない。

イ 児童養護施設には，児童指導員，看護師，保育士，栄養士及び調理員，職業指導を行う場合は職業指導員を配置しなければならない。

ウ 保育所における保育士の数は，乳児おおむね６人につき１人以上が必要である。

エ 乳児院の設備は，寝室，観察室，診察室，病室，ほふく室，相談室，調理室，浴室及び便所を設けなければならない。

オ 母子生活支援施設には，母子支援員，嘱託医，児童指導員，及び調理員を配置しなければならない。

① **ア，ウ**　② **ア，エ**　③ **イ，エ**　④ **ア，オ**
⑤ **ウ，エ**

9 **児童養護施設の日常生活援助に関する記述として適切なものを，次の①～⑤から１つ選びなさい。** **(難易度■■□□□)**

① 子どもの社会性を育てるため，地域の子どもたちとの友達関係を大切に

し，友人の家に遊びに行ったり，施設に招いたりできるよう援助していく。

② 児童養護施設では生活面や心理面の援助を行い，個別の学習指導は行わないことが原則である。

③ 服装・髪型・ファッションなどは，職員が子どもに合うものや適切だと思うものを選び，買い与える。

④ 食事は各自の好みや習慣を重視し，調理員が提供する。

⑤ 集団生活では私物の管理についてのトラブルが起こりやすいので，貴重品などは職員が一括で管理する。

10 「児童福祉法」に関する記述として正しいものを，次の①～⑤から１つ選びなさい。 (難易度■■□□□)

① 「児童福祉法」では，児童が心身ともに健やかに生まれかつ育成されるよう努める責務はその保護者にあることを明記している。

② 「児童福祉法」には，乳児家庭全戸訪問事業についての規定が加えられている。

③ 「児童福祉法」には，児童福祉施設の設備や職員配置などの最低基準が示されている。

④ 「児童福祉法」は障害児を対象としておらず，その療育やサービスについての基本原則は「障害者総合支援法」に定められている。

⑤ 保育所への入所要件である「保育を必要とする乳児または幼児」かどうかを決めるのは，市町村である。

11 里親制度に関する記述として正しいものを，次の①～⑤から１つ選びなさい。 (難易度■■■□□)

① 2002(平成14)年の改正で，単親でも里親として認定されることになった。

② 日本では近年，里親登録数，委託数が増加しており，里親等委託率は全国で３割程度となっている。

③ 里親制度についての規定は，「児童の権利に関する条約」により定められている。

④ 委託児童を養育している里親家庭が一時的な休息を必要とする場合，レスパイト・ケアの制度が利用できる。

⑤ 専門里親とは，厚生労働省によって，要保護児童を養育する里親として名簿に登録された者である。

12 近年の社会的養護の動向として適切な記述を，次の①～⑤から１つ選びなさい。 (難易度■■■■□)

① 近年，社会的養護は里親制度から施設養護への移行が進められている。

② 保育所等訪問支援は，平成24年4月1日施行の改正児童福祉法により創設された支援である。

③ 被虐待児童に対してはより専門的な処遇が必要であるとの観点から，被虐待児童は里親やファミリーホームではなく，児童養護施設に措置することが適当とされる。

④ 近年は里親制度に関する改革と理解が進み，乳児院を利用する児童数は減少傾向にある。

⑤ 重度障害児や知的障害児は，従来は在宅で親と一緒に暮らしている者が多かったが，社会的養護の必要性から，近年は施設での生活へと移行している。

13 虐待に関する記述として正しいものを，次の①～⑤から１つ選びなさい。 (難易度■■□□□)

① 虐待を受けた子どものほとんどは，虐待を行った養育者ともう一度一緒に生活したいとは考えられず，養護施設の援助者や里親との関係に依存する傾向がある。

② 虐待を行う保護者が，保護した子どもに面会や通信を求めた場合，家庭裁判所の命令がない限り拒否することはできない。

③ 子どもの前でDV行為を行うことや，放置，好ましくないしつけなどは虐待ではなく家庭環境問題として扱われる。

④ 子どもの両親，家族からの暴力だけでなく，同居人や婚姻関係のないパートナーなどからの暴力も虐待通報することができる。

⑤ 「小さな子どもを残して親が度々外出している」，「子どもの泣き声が頻繁に聞こえる」などの理由だけでは，他人が関係機関や専門家に通報することはできない。

14 養護技術に関する記述として適切なものを，次の①～⑤から１つ選びなさい。 (難易度■■■□□)

① 児童養護施設での援助は生活面での日常的援助に限られ，知的障害や発達障害などを持つ子どもは他の機関での専門的援助を要する。

② 日課は子どもと職員が話し合って作成し，決めたことを確実に遂行していくことを重視する。

③ 一人一人が自分の時間をのびのびと過ごし，個性を伸ばしていくような働きかけが大切である。

④ 集団にとけ込めない子どもや，問題行動の多い子どもには本人なりの理由があるので，無理に指導せず，距離を置いて見守る。

⑤ 子どもの指導法として，民法に抵触しない程度に，適切なタイミングで体罰を与えることは許されている。

15 次の文は児童に関する法律等の成立についての記述である。(A)～(C)に当てはまる語句の組み合わせとして正しいものを，あとの①～⑤から1つ選びなさい。 (難易度■■□□□)

わが国では1947年に(A)が成立し，それまでの孤児の保護を中心とした対策からすべての児童を対象とする総合的な児童福祉へと概念が変更された。その後，1951(昭和26)年には(B)が国会で採択され，広く社会にその理解と実施を求めた。さらに国連は「児童権利宣言」から30年後の1989(平成元)年に(C)を採択した。

ア 「児童権利宣言」　イ 「児童憲章」
ウ 「児童の権利に関する条約」　エ 「児童虐待防止法」
オ 「児童福祉法」

① A－イ　B－ウ　C－オ
② A－オ　B－イ　C－ウ
③ A－ア　B－イ　C－ウ
④ A－イ　B－エ　C－ア
⑤ A－オ　B－エ　C－イ

16 社会的養護に関連する用語について述べた文として正しいものを，次の①～⑤から1つ選びなさい。 (難易度■■■□□)

① パーソナルスペースとは，他人に近づかれると不快に感じる空間・対人距離のことである。近年，社会的養護関連施設における子ども間の性的問題等とも関連して，その教育・対応が重要視されている。

② スーパービジョンとは，子どもに役割を与えることで責任や達成感などを学ばせる指導法のことである。

③　ホスピタリズムとは，相手の立場に立って考え，心地よさや喜びを提供しようと努める姿勢のことである。

④　ノーマライゼーションとは，子どもの個性やニーズを認識し，個別に対応するよう心がける姿勢のことである。

⑤　アタッチメントとは，乳幼児期に関わるさまざまな養育者との間に形成される愛着関係のことである。

17 次のア～エの記述は，乳幼児期におけるアタッチメントの形成過程に関するものである。ア～エを形成過程の順に並べたものとして適切なものを，あとの①～⑤から1つ選びなさい。　(難易度■■■□□)

ア　いつも世話をしてくれる人を識別する。その人がいないと不安になったり，人見知りをしたりする。

イ　自分をかわいがり，世話をしてくれる人に関心を示す。その人に対して，笑ったり，泣いたり，しがみついたりする。

ウ　自立して行動するようになる。恐いときや不安なときなど以外は，世話をしてくれる人にまとわりつくことが少ない。

エ　人に対して関心を示す。人の顔を見たり，人の声を聞いたり，人に抱かれたりすることを好む。

①　ウ－ア－イ－エ

②　ウ－イ－ア－エ

③　エ－ア－イ－ウ

④　エ－イ－ア－ウ

⑤　エ－ア－ウ－イ

18 児童心理治療施設に関する記述として正しいものを，次の①～⑤から1つ選びなさい。　(難易度■■■■□)

①　児童心理治療施設は居住型のほか，自宅から通うタイプのものもあり，学校に行ける子どもは地域の学校に通いながら施設での治療を併用することもできる。

②　児童心理治療施設には心理療法を担当する職員として，児童養護の知識を有する看護師，保育士，児童指導員などを配置することができる。

③　児童心理治療施設での心理療法はプレイセラピーや箱庭療法などが中心であり，カウンセリングの形式では行われない。

④ 児童心理治療施設では，さまざまな原因から社会不適応が起きている子どもの治療として，均等に役割が分担され，集団行動や社会性の訓練を重視する。

⑤ 児童心理治療施設のニーズは高いものの施設数は年々減少している。

19 要保護児童等の進路に関する記述として正しいものを，次の①～⑤から1つ選びなさい。 (難易度■■■■□)

① 近年は，生活技術の習得，職場体験など施設退所後の自立を念頭に置いたトレーニングや，退所後も継続的に連絡を取り，自立を助けるレスパイト・ケアが重視されている。

② 児童養護施設の児童が高校に進学する際の学費や必要経費は，奨学金やアルバイトなどによる自己負担となる。

③ 児童養護施設の入所対象は，原則として満1歳以上満18歳未満とされているが，必要に応じて満22歳に達するまで延長できる。

④ 施設を退所した自閉症児の作業活動は，生活が単調にならないよう，日ごとに多様な経験ができるようなものが望ましい。

⑤ 自立援助ホームとは，犯罪などの不良行為をしたり，またはするおそれのある児童を入所または通所させ，指導を行って自立を支援する施設である。

20 自立支援計画および子どもの権利擁護に関する記述として適切なものを，次の①～⑤から1つ選びなさい。 (難易度■■□□□)

① 援助者は，それぞれの子どもの重点テーマを決めて日常生活を記録し，その記録をもとに援助サービスを評価することが大切である。

② 子どもの権利がどのようなものかを知るために，施設の職員と保護者には子どもの権利ノートが配布される。

③ 被虐待児が「家に帰りたい」と言う場合は，親権者の状態が不安定であったり，虐待リスクが高いと考えられる場合でも面会させ，両者間で話し合わせて決めるべきである。

④ 子どもが施設での生活に慣れて自発的に努力するようになるまでは時間がかかるので，援助がうまく展開しない場合でも，最初に作成した援助計画は変更するべきではない。

⑤ 児童養護施設に入所する子どもへの援助は，個別援助が基本であり，

グループワークは行われない。

21 次のア～オのうち，児童福祉施設の職員構成として正しいものの組み合わせを，あとの①～⑤から１つ選びなさい。　(難易度■■■■□)

ア　乳児院－小児科の診療に相当の経験を有する医師または嘱託医，看護師，個別対応職員，家庭支援専門相談員，栄養士，調理員

イ　児童自立支援施設－児童生活支援員，児童の遊びを指導する者，嘱託医及び精神科の診療に相当の経験を有する医師または嘱託医，個別対応職員，家庭支援専門相談員，栄養士，調理員

ウ　児童養護施設－児童指導員，嘱託医，保育士，個別対応職員，家庭支援専門相談員，栄養士，調理員

エ　児童心理治療施設－医師，心理療法担当職員，児童指導員，保育士，個別対応職員，看護師，家庭支援専門相談員，栄養士，調理師

オ　主として重症心身障害児を通わせる福祉型児童発達支援センター－嘱託医，看護師，児童指導員，心理担当職員，栄養士，調理員，児童発達支援管理責任者

①　ア，イ，オ　②　ア，ウ，オ　③　イ，ウ，エ
④　ア，ウ，エ　⑤　イ，エ，オ

22 次のア～オのうち，「児童福祉法」に規定されている児童福祉施設の組み合わせとして正しいものを，あとの①～⑤から１つ選びなさい。

(難易度■■■□□)

ア　少年院　イ　特別支援学校　ウ　助産施設
エ　児童自立支援施設　オ　母子生活支援施設

①　ア，ウ，エ　②　イ，ウ，エ　③　イ，オ　④　エ，オ
⑤　ウ，エ，オ

23 「新しい社会的養育ビジョン」(厚生労働省)に関する記述として誤っているものを，次の①～⑤から１つ選びなさい。　(難易度■■■□□)

①　里親委託率について３歳未満の子どもについては，おおむね３年以内に75%以上の実現を目指している。

②　施設での養育は，小規模・地域分散化された養育環境を整え，その滞在期間は，原則として乳幼児は数か月以内，学童期以降は１年以内とする。

③ 特に就学前の子どもは，家庭養育原則を実現するため，原則として施設への新規措置入所を停止すべきである。

④ 社会的養護に係わる全ての機関の評価を行う専門的評価機構を創設するとともに，アドボケイト制度の構築を行う。

⑤ 社会的養護を受けている子どもに関しては定期的に意見を傾聴し，意見表明支援や代弁をする訪問アドボカシー支援などが可能になる子どもの権利擁護事業や機関を創設することが必要である。

24 次のア～オのうち，「児童福祉法」に示された都道府県の業務として正しいものの組み合わせを，あとの①～⑤から１つ選びなさい。

(難易度■■■□□)

ア 児童に関する家庭その他からの相談のうち，専門的な知識及び技術を必要とするものに応ずること。

イ 児童の保健について，正しい衛生知識の普及を図ること。

ウ 児童及びその家庭につき，必要な調査並びに医学的，心理学的，教育学的，社会学的及び精神保健上の判定を行うこと。

エ 児童の一時保護を行うこと。

オ 児童の健康相談に応じ，又は健康診査を行い，必要に応じ，保健指導を行うこと。

① ア，エ　② ウ，エ　③ ウ，オ　④ ア，イ，エ
⑤ ア，ウ，エ

解答・解説

 ⑤

解説

① 1891(明治24)年に石井亮一によって設立された「孤女学院」(孤児のための施設)を，1897(明治30)年日本で最初の知的障害児教育の専門施設の「滝乃川学園」として改修・改称したもので日本初の知的障害者の教育施設とされている。

② 家庭学校は，不良少年の感化施設として，留岡幸助によって1899(明治32)年に東京巣鴨に設立された。今日の児童自立支援施設の先駆けである。

③ 岡山孤児院は1887(明治20)年に石井十次によって設立された，今日の児童養護施設の先駆けである。

④ 柏倉松蔵は1921(大正10)年に日本初の肢体不自由児の療育のための施設である柏学園を東京小石川に開設した。整肢療護園は1942(昭和17)年に高木憲次により開設された肢体不自由児の療育施設である。

⑤ 正しい。1900(明治33)年に野口幽香と森島峰によって，保育施設の先駆とされる二葉幼稚園(後，保育園)が東京の麹町に開設された。

2 ③

解説

社会的養護とは，家庭で適切な養育が受けられない子どもを国や社会が養育する仕組みであり，施設養護と家庭養護の2種の類型がある。施設養護では，基本的に子どもたちは施設に入所して集団生活を送っており，そこに職員が通勤・住み込み等をする形態をとる。一方，家庭養護は養育者の住居等(養育者の生活拠点)で子どもを養育する形態をとる。なお，施設養護の中で可能な限り家庭的な環境を提供しようとする施設の分園であるグループホーム(地域小規模児童養護施設)や施設における小規模グループケアの導入をする取り組みのことを家庭的養護という。

① 乳児院は，保護者の養育を受けられない乳幼児を養育する施設。乳幼児の基本的な養育機能に加え，被虐待児・病児・障害児などに対応できる専門的養育機能も持つ。

② 児童養護施設の分園として運営されるグループホーム(地域小規模児童養護施設)はファミリーホーム(小規模住居型児童養育事業)と形態が似て

おり混同しやすいが，子どもたちが施設に居住しそこに職員が通勤・住み込みをする形態を取るので施設養護の位置づけとなる。

③　ファミリーホーム(小規模住居型児童養育事業)は，里親や児童福祉事業に携わったことのある養育者が5～6人の子どもたちを自身の生活拠点(住居等)で養育する家庭養護で，里親を拡大・事業化したようなものと考えると理解しやすい。

④　児童自立支援施設は不良行為を行った子どもや行う恐れのある子ども，家庭の環境上の理由により生活指導などを要する子どもを対象とする施設である。

⑤　児童心理治療施設は「家庭環境，学校における交友関係その他の環境上の理由により社会生活が困難となった児童を，短期間入所させ，又は保護者の元から通わせて，社会生活に適応するために必要な心理に関する治療および生活指導を主として行う」施設である。

3 ④

解説

①　養育里親は，さまざまな事情により保護者と暮らせない子どもを一定期間，家族に迎え入れ養育する里親のことである。専門里親は，養育里親のうち一定期間の里親経験のある者や，児童福祉の分野に従事した経験のある者が，専門里親研修を受けて登録できる里親のことである。親族里親は擁護を必要とする子どもを三親等以内の親族が養育するものである。現在，短期里親の区分は省令上，廃止されて養育里親に含まれる形となっている。養子縁組里親は，将来的に養子縁組をすることを前提として，最低6か月以上の期間，子どもを養育する里親である。

②　現在，親族里親については研修の義務化はなされていない(任意で受けることは可能)。養子縁組里親については平成28年の児童福祉法改正により，研修が義務付けられることになった。

③　この内容は特別養子縁組に関するもの。特別養子縁組は原則として15歳未満までの子どもに対して行われる。

⑤　家庭的養護とは，施設における小規模化の取り組み(グループホームや小規模グループケアの導入など)のことである。里親やファミリーホームは「家庭養護」に位置付けられる。

 ①

解説

②～⑤は2018(平成30)年の厚生労働省通知の別添として示された「フォスタリング機関(里親養育包括支援機関)及びその業務に関するガイドライン」にフォスタリング業務として定義されている。

 ①

解説

① 適切。家庭復帰が実現されない場合，社会復帰が施設養護の最終目標となる。

② 集団生活には，子どもの人格形成に好ましく作用するような，集団ならではの力動性が期待されている。

③ メリットではなくデメリットである。援助は子どもの個性，家庭環境，生育歴などに留意し，個別的であることが望ましい。

④ 温かな環境作りは大切だが，施設養護ではあくまでも子どもの親子関係を尊重し，その関係の回復を援助することが優先される。

⑤ 虐待などがあり子どもの権利が守られない場合については，児童虐待防止法に基づき面会や通信の制限を行う。

 ④

解説

① 記述は留岡幸助による家庭学校についての記述である。熱心なキリスト教徒であった石井十次は明治期に岡山孤児院を設立した。

② 国際障害者年には「障害のある人も地域であたりまえの生活を」というノーマライゼーションの理念が具現化され，日本においても施設整備中心の施策から在宅福祉施策へと転換が図られた。知的障害児施設数も年々減少している。

③ 1891(明治24)年に石井亮一によって孤女学院(孤児のための施設)を滝乃川学園と改装・改称し，知的障害児の教育施設とした。

④ 正しい。1993(平成5)年の「子どもの未来21プラン研究会報告書」で示唆された方針である。

⑤ 欧米では脱施設化やノーマライゼーションの考え方が浸透しており，養護の形は里親やグループホームなどの小規模なものが多くなっている。

7 ⑤

① グループホームは2000年から制度化された児童養護施設の本体から分離した地域小規模児童養護施設の通称であり，施設養護に位置づけられる。

② 児童養護施設には虐待を理由に保育環境を得られない子どもが多く入所しており，近年は増加傾向にある。

③ 乳児院では主に1歳未満の乳児の養育を行うが，2004年の児童福祉法改正により年齢要件が変更され，必要に応じて小学校入学前の幼児も養育できることとなった。

④ 家庭裁判所などの決定により児童自立支援施設への措置を行っているのは児童相談所である。

⑤ 正しい。

8 ②

イ 児童養護施設には，児童指導員，嘱託医，保育士，個別対応職員，家庭支援専門相談員，栄養士及び調理員並びに乳児が入所している施設では看護師を配置しなければならない。

ウ 保育所における保育士の数は，乳児おおむね3人につき1人以上，満1歳以上満3歳に満たない幼児おおむね6人につき1人以上，満3歳以上満4歳に満たない幼児おおむね20人につき1人以上，満4歳以上の幼児おおむね30人につき1人以上が必要である。

オ 児童指導員ではなく，少年を指導する職員を配置する必要がある。

9 ①

① 適切。地域の人々や同年代の子どもたちと積極的に関わりを持ち，社会性を育てるよう援助していくべきである。

② 家庭環境が不安定であることから学業が不振になる子どもが多いので，学校の教員と連絡を取りながら，個別の学習指導を検討する必要がある。学生ボランティアなどによる学習指導も検討する。

③ 服装や髪型などは子どもの好みや表現を尊重することが原則である。年長児は買い物を含めて自分に選択させる。

④ 施設養護での食事は全員に同じ食事を調理員が調理し，提供する。

⑤ 物を大切にする心を養うためにも，私物は各自で管理する。

10 ②

解説

① 保護者とともに，国及び地方公共団体にその責務があることを明記している。

② 正しい。2008(平成20)年の児童福祉法等の一部改正により，新たに乳児家庭全戸訪問事業についての規定が加わった。子育ての孤立化を防ぐ目的で，すべての乳児がいる家庭に市町村から専門の知識を有する者が訪問し，必要な支援に結び付けるサービスである。

③ 児童福祉施設の設備や職員配置などの最低基準が示されているのは「児童福祉施設の設備及び運営に関する基準」である。

④ 障害児も「児童福祉法」の対象となっている。

⑤ 法改正により，保育を必要とするか否かを決めるのは市町村ではなく保護者となった。

11 ④

解説

① 単親里親制度は1987(昭和62)年の改正で認定されている。

② 社会的養護を必要とする児童のうち，ファミリーホームを含む里親等に委託された割合(里親等委託率)は23.5％(2021(令和3)年度末)であり，依然低調である。

③ 「児童福祉法」第6条の4に定められている。

④ 正しい。2002(平成14)年の厚生労働省通知「里親の一時的な休息のための援助の実施について」により，レスパイト・ケアが制度化されている。なお，同通知は2012(平成24)年3月の改正により「里親の一時的な休息のための援助(レスパイト・ケア)実施要綱」と改題されている。レスパイト・ケアは，年7日以内とされていたが，改正により都道府県が必要と認める日数，委託児童を児童養護施設や他の里親に再委託することができるようになった。

⑤ 厚生労働省ではなく，都道府県知事が正しい。

12 ②

解説

① 国の方針として，施設養護から里親制度やファミリーホームなど，より本来の家庭に近い養護への移行が図られている。

② 適切。「児童福祉法」第6条の2の2第6項に規定されている。

③ 被虐待児童にはより個別的で専門的な処遇が必要であるとの観点から，里親制度やファミリーホームでの処遇が重要であると指摘されている。

④ 里親制度に対する理解は十分ではなく，乳児院を利用する児童数も増加傾向にある。

⑤ 地域移行とそのための支援が重要視されており，重度障害児や知的障害児は在宅者の割合が高く，近年はさらに増加傾向にある。

13 ④

解説

① ほとんどの子どもは虐待さえなければ本来の養育者と一緒に生活したいと望む。援助者は子どもと養育者が関係を修復できるよう支援していくべきである。

② 子どもの意に反したり，子どもの権利が守られない場合は，親の同意を得て保護した場合でも面会や通信の拒否を行うことができる。

③ 子どもの前でのDV(ドメスティック・バイオレンス)行為や放置，好ましくないしつけも児童虐待である。

④ 正しい。同居人からの虐待や，それを知りながら放置することも児童虐待に含まれる。

⑤ 保護者が子どもの監護を著しく怠る行為は虐待とされる。それらの徴候に気付いた者は，虐待が事実か確認できなくても，児童相談所や市区町村の関係機関などに通報する義務がある。

14 ③

解説

① 児童養護施設にも障害を持つ子どもが多く入所している。専門機関と連携を取りながら，子どもの発達や能力に合った日課や生活習慣を見つけていく。

② 子どもと話し合って日課を決め，家庭における日課と同様，ある程度柔軟性を持たせるべきである。

③ 適切。子どもが主体性を持ってのびのびと過ごせるよう働きかけるべきである。

④ 施設入所する子どもには少なからず心理的な不安がある。家庭環境や子どもの心の葛藤，欲求不満や怒り，寂しさなどの心理的な背景を知り，職員との信頼関係を深めながら徐々に周囲と協調的な人間関係を築けるよう支援する。

⑤ 「児童福祉施設の設備及び運営に関する基準」(第9条の3)に「身体的苦痛を与え，人格を辱める等その権限を濫用してはならない」と明記されている。

15 ②

解説

Aには**オ**の「児童福祉法」，**B**には**イ**の「児童憲章」が入る。**C**には**ウ**の「児童の権利に関する条約」が入る。1959(昭和34)年に国連総会で採択された「児童権利宣言」の30周年に合わせ，1989(昭和64)年に「児童の権利に関する条約」が採択されている。この国際条約は，日本では1994(平成6)年に批准，翌年発効されている。したがって解答は②である。なお，**エ**の「児童虐待防止法」は，正式名称を「児童虐待の防止等に関する法律」といい，2000(平成12)年に制定されている。

16 ①

解説

① 正しい。

② スーパービジョンとは，対人援助職において指導的立場にある者(スーパーバイザー)から援助者(スーパーバイジー)がスキル向上等のために指導してもらうこと。

③ ホスピタリズムは施設で育った子どもが母親との接触や愛情関係を得られなかったために発育の遅れや情緒不安定などの症状を示し，成熟した後も人格の発達が不完全である状態のこと。施設症とも呼ばれる。

④ ノーマライゼーションとは，障害を持っている人も健常者と均等に，当たり前に生活するという福祉の理念である。

⑤ アタッチメントとは，乳幼児期に特定の養育者との間に形成される愛着関係のこと。

17 ④

解説

アタッチメントの形成過程順に並べると，**エ**は生後2～3か月頃，**イ**は生後6か月頃，**ア**は生後7～8か月頃，**ウ**は生後1歳過ぎ頃である。もちろん成長に個人差はあるが，このような過程を経て愛着関係が形成される。愛着関係が形成されない場合はかえって親から離れられない場合がある。

18 ①

解説

① 正しい。児童心理治療施設の利用には入所と通所があり，児童相談所が決定し措置する。

② 心理療法を担当する職員は，「児童福祉施設の設備及び運営に関する基準」に学校教育法の規定による大学(短期大学を除く。以下この項において同じ。)若しくは大学院において，心理学を専修する学科，研究科若しくはこれに相当する課程を修めて卒業した者又は同法の規定による大学において，心理学に関する科目の単位を優秀な成績で修得したことにより，同法第百二条第二項の規定により大学院への入学を認められた者であつて，個人及び集団心理療法の技術を有し，かつ，心理療法に関する一年以上の経験を有するものでなければならない。」と定められている。

③ ある程度年長の子どもにはカウンセリングも行われる。

④ 児童心理治療施設では軽度の情緒障害児の社会的適応を図ることを目的とし，集団生活をしながら，一人一人の状況に合った個別の治療が行われる。

⑤ 厚生労働省は児童心理治療施設を各都道府県に1施設以上設置することを求めており，施設数は年々増加している。全国に53施設(2020年)となっている。

19 ③

解説

① 記述はリービングケア(退所準備)およびアフターケア(退所後のケア)についての説明である。レスパイト・ケアは里親が一時的に休息を必要とする場合，施設や他の里親に児童を再委託できる制度。

② 児童福祉施設入所児や里親委託児が高校進学を希望する際は，国から特別育成費が支給される。

③　正しい。大学への進学や，障害があることによりすぐに自立ができないなど特別な理由がある場合は満22歳まで延長できる。

④　自閉症児はやり方を変更せず継続的に行えるような作業活動に適性があるとされる。

⑤　記述は児童自立支援施設についての説明である。自立援助ホームは，義務教育終了後，他の社会的養護(児童養護施設，里親，児童自立支援施設など)の措置を解除された15歳から20歳未満(状況によっては22歳になる年度の末まで)の者に対して，共同生活を営む住居においての相談，その他の日常生活の援助，生活指導，就業の支援等を行う事業のことである。

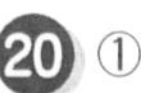 ①

解説

①　適切。数人がチームを組んで援助する際，子どもの本来の姿を把握するためにも記録は大切である。また，援助サービスを記録に基づいて評価することは，サービスを向上させていくために不可欠である。

②　子どもの権利ノートは，施設での意志表明権や知る権利などについて知るために子ども自身に配布される。

③　子どもの心身の安全が優先され，客観的に判断されなければならない。児童相談所が，家族分離が必要と判断した場合は措置や面会・通信の制限ができる。

④　実践したプログラムの評価を必ず行い，うまく展開しないときには問題点を明確化し，展開のしかたを点検し，変更していく。

⑤　グループワークも行われる。一人一人のニーズに応じた援助が基本であるが，集団がもつ力動性，ピアカウンセリングの機能，社会性獲得のための集団遊びなどの役割も大きい。

21 ④

解説

イの児童自立支援施設には児童の遊びを指導する者ではなく児童自立支援専門員を，**オ**の主として重症心身障害児を通わせる福祉型児童発達支援センターには心理担当職員ではなく看護師を配置しなければならない。したがって解答は**ア**，**ウ**，**エ**の④である。

 ⑤

解説

アの少年院は「少年院法」，**イ**の特別支援学校は「学校教育法」に規定されている。**ウ**，**エ**，**オ**は「児童福祉法」で規定されている。助産施設は保健上必要があるにもかかわらず，経済的理由により入院助産を受けることができない妊産婦を入所させて，助産を受けさせることを目的とする。児童自立支援施設は不良行為をなし，又はなすおそれのある児童及び家庭環境その他の環境上の理由により生活指導等を要する児童を入所させ，又は保護者の下から通わせて，個々の児童の状況に応じて必要な指導を行いその自立を支援し，あわせて退所した者について相談その他の援助を行うことを目的とする。母子生活支援施設は母子家庭の母と子を入所させ，これらの者を保護するとともに，自立の促進のためにその生活を支援し，あわせて退所した者には相談その他の援助を行う施設である。したがって解答は⑤である。

 ①

解説

3歳児未満の子どもについては，おおむね5年以内に75％以上の実現を目指している。

 ⑤

解説

ア，**ウ**，**エ**は，児童福祉法第11条第2項に規定されている。**イ**，**オ**は児童福祉法第12条の6に保健所の業務として示されている。

第9章

専門試験
保育実習理論

POINT

1. 保育所・児童福祉施設における保育

保育所における保育

保育所における保育は,「**保育所保育指針**」についてよく理解しておく必要がある。各年齢の発達や発達に応じたねらいなどは特にしっかり覚えておきたい。それぞれの違いや使用している言葉の違い(例えば,「特定の保育士」と「担当の保育士」)など細かな点にも注意をしたい。

児童福祉施設における保育

児童福祉施設における保育は,「**児童福祉施設の設備及び運営に関する基準**」や「**児童養護施設運営指針**」についてよく理解しておく必要がある。それぞれの施設の運営指針や特徴をしっかりと押さえておきたい。幼稚園と保育所の違いはもちろんのこと,認定こども園や子育て支援などについても確実に覚えておきたい。

2. 保育と実習

指定保育士養成施設では,原則在学中に三回実習をすることになる。ただ,養成施設による名称と位置づけの違いもあるので注意したい。

一回目　必修の保育所
二回目　必修の施設
(二度の実習は順序が反対でも構わない。)
三回目　保育所か施設を選択

保育実習

保育所での実習に臨む際は,実習生も保育者と同様に子どもの人権や子どもの最善の利益に配慮することが求められる。また,**プライバシー**などに留意して,**守秘義務**を守ることも求められる。

実際には,実習先で実習生にできることは限られている,下記のようなことに注意をしながら実習に臨むことが大切である。

① 常に保育者と連携を取り,子どもに関する情報は必ず報告,共有するようにする。

② 実習日誌(「実習ノート」「実習録」など，養成校によってその呼称は異なる)を記入する際は，実習の段階にふさわしい目標を設定し，記録をしていく。

③ 実習日誌に記録される所見を参考にし，日々の実習に役立てていく。

施設実習

保育所以外の児童福祉施設(具体的には，乳児院，母子生活支援施設，児童養護施設など)，あるいはその他の障害者支援施設の中から施設実習先を選ぶことになる。どの実習先を選んでも，下記のようなことに注意をしながら，実習に臨むことが大切である。

① どの施設であろうと，児童との信頼関係を築き，児童にとって最も信頼できる存在になれるよう努める。

② 自分自身が配属された施設を含む，各種の施設実習先についてその法的根拠を確認しておく。

③ 実習日誌をまとめる際，当該施設に係る最低設置基準にも注意しておく。

3. 保育実技

音楽

音楽は，子どもたちに音楽の楽しさを伝えると同時に，子どもたちの想像力や表現力の向上，他の友達と共有することの楽しさなど，さまざまな効果をもたらすことができる。どのような出題がされても対応できるよう下記のこと等に注意をしておきたい。

・楽譜に示された反復記号を見落とさないように気を付けたい。

・移調は音程を理解すれば確実に解くことができる問題である。楽譜で示された音符と鍵盤の位置が一致することも大切である。移調の方法とともに，音階やコードについても確認しておきたい。

・楽譜の「調」を確認できるよう，調号の数が３つまでの調名と主音は覚えておきたい。

・楽語(音楽用語)は基本的にイタリア語が用いられる。速度記号や発想記号などの用語の他，強弱記号や臨時記号は頭に入れておきたい。

造形

造形は音楽同様，子どもたちの自由な想像力や表現力，五感の育成，感性の発達など，さまざまな効果をもたらすことができる。また，描画表現と発育の順序など，実際に保育を行う上で覚えておくとよい事項も多い。どのような出題がされても対応できるよう下記のこと等に注意をしておきたい。

・描画表現の発達段階の名称とその時期の特徴は覚えておきたい。
・画材や用具の種類とその安全管理についてはしっかりと理解しておきたい。
・色の相関と補色，明度や彩度に関しては頭に入れておきたい。

演習問題

1 次の楽譜を演奏すると何小節になるか，あとの①～⑤から１つ選びなさい。
(難易度■■□□□)

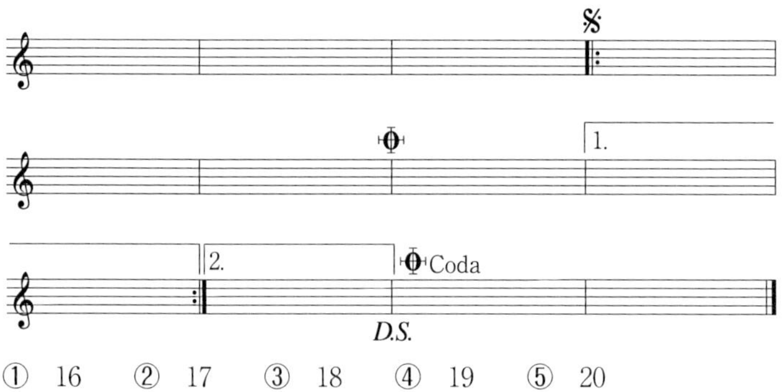

① 16　② 17　③ 18　④ 19　⑤ 20

2 次のア～エを子どもの一般的な言語発達の順に並べたものとして適切なものを，あとの①～⑤から１つ選びなさい。
(難易度■■□□□)

ア　「ブーブ」「マンマ」など１つの単語で自分の気持ちを伝えようとする。
イ　助詞や簡単な接続詞を使えるようになる。
ウ　「ワンワン　キタ」など二語文を話し始める。
エ　喃語と呼ばれる，泣き声とは異なる音声を意識的に発するようになる。

① ア － エ － イ － ウ
② ア － エ － ウ － イ
③ イ － ア － エ － ウ
④ ウ － ア － イ － エ
⑤ エ － ア － ウ － イ

3 次の表は，保育所・幼稚園・認定こども園の特徴をまとめたものである。この表を完成させるのにア～オに当てはまる語句を以下のA～Hから選ぶとき，適切な組み合わせを，あとの①～⑤から１つ選びなさい。
(難易度■■■■□)

	保育所	幼稚園	認定こども園
対象者	保育を必要とする乳児・幼児	満3歳から小学校就学の始期に達するまでの幼児	ア
目的	イ	幼児を保育し，適当な環境を与えて，心身の発達を助長する	ウ
一日の保育時間	エ	4時間を標準とする	オ

A　保育を必要とする乳児・幼児
B　満3歳から小学校就学の始期に達するまでの幼児
C　0歳児から満6歳の小学校就学の始期に達するまでの乳幼児
D　幼児教育と保育を一貫して行う
E　保育を必要とする乳児，幼児を保育する
F　原則8時間
G　4時間を標準とする
H　実態に応じて

① ア－A　イ－E　ウ－D　エ－F　オ－H
② ア－B　イ－D　ウ－E　エ－G　オ－H
③ ア－B　イ－E　ウ－D　エ－F　オ－G
④ ア－C　イ－D　ウ－E　エ－G　オ－H
⑤ ア－C　イ－E　ウ－D　エ－F　オ－H

4 次の文は，粘土に関する説明である。（ A ）～（ D ）に当てはまる適切な語句の組み合わせを，あとの①～⑤から1つ選びなさい。

（難易度■■■□□）

（ A ）…乾燥するとかたくなり，水を加えるとやわらかくなるが，乾燥が速いので，ビニール袋にくるむか，ポリバケツに入れて保存する。焼きものにでき，その場合は着色も可能。

油粘土…乾燥しないで何度でも使えるが（ B ）によってかたさが変わる。保存は粘土ケースを使う。（ C ）をはじくので，着色は不可能である。

(D)…1～数時間のうちに表面がかたくなり，着色ができるようになる。芯材に牛乳瓶，空き缶など身近なものが使える。ぬれぶきんか，ビニール袋に入れて保存する。

① A－紙粘土　B－湿度　C－油　D－油粘土
② A－紙粘土　B－温度　C－水　D－小麦粉粘土
③ A－土粘土　B－温度　C－水　D－紙粘土
④ A－小麦粉粘土　B－湿度　C－水　D－紙粘土
⑤ A－土粘土　B－湿度　C－油　D－油粘土

5 次の文は，「保育所保育指針」(平成29年3月)の一部である。(A)～(D)に当てはまる語句の組み合わせとして適切なものを，あとの①～⑤から1つ選びなさい。　(難易度■■■□□)

・(A)に基づき，(B)な保育が適切に展開されるよう，子どもの生活や発達を見通した長期的な指導計画と，それに関連しながら，より(B)な子どもの日々の生活に即した短期的な指導計画を作成しなければならない。
・指導計画の作成に当たっては，子ども一人一人の発達過程や(C)を十分に踏まえること。
・保育所の生活における子どもの発達過程を見通し，生活の連続性，季節の変化などを考慮し，子どもの(D)に即した(B)なねらい及び内容を設定すること。

① A－全体的な計画　B－総合的　C－様子　D－状況
② A－全体的な計画　B－具体的　C－状況　D－実態
③ A－全体的な計画　B－明快　C－必要　D－家庭環境
④ A－包括的な計画　B－総合的　C－様子　D－実態
⑤ A－包括的な計画　B－具体的　C－状況　D－家庭環境

6 3歳未満児の保育において，担当の保育士が交代する場合に留意すべきこととして最も適切といえるものを，次の①～⑤から1つ選びなさい。
(難易度■■□□□)

① 担当が交代することを事前に保護者に伝え，保護者から承諾を得ることが義務づけられている。
② 発達過程における個人差が大きな時期であるため，特に配慮を必要と

する関わりについては，十分に話し合う必要がある。

③ 乳児にとってさまざまな人と関わるよい機会となるため，一人一人の保育士の特性を生かすような保育を工夫し，保育士の関わり方が画一的にならないようにする。

④ 生育歴や発達過程等の情報の引き継ぎは行う必要があるが，その他はあくまでも現在の状況を見て判断するようにする。

⑤ 新しい担当保育士等との関係が十分に築かれるまでは，周囲の職員も新しい担当者とともに保育にあたる。

7 次のア～オを対人関係の発達段階が早い順に並べたものとして適切なものを，あとの①～⑤から１つ選びなさい。 (難易度■■■□□)

ア 養育者に対する反応を示すようになる。
イ 物の取り合いなどの原因でケンカをするようになる。
ウ ほかの子どもに対する反応を示すようになる。
エ 友だちとの遊びを喜ぶようになる。
オ 自分で物を扱いながら遊べるようになる。

① ア － イ － ウ － オ － エ
② ア － ウ － オ － イ － エ
③ ウ － ア － イ － オ － エ
④ ウ － オ － ア － イ － エ
⑤ ウ － ア － オ － エ － イ

8 保育士と子どもとのかかわりに関する記述として適切でないものを，次の①～⑤から１つ選びなさい。 (難易度■■■□□)

① 6か月未満児とのかかわりにおいては，愛情深い信頼関係を築くため，特定の保育士が担当する。

② 保育士は，愛情・知性・技術をもって子どもに接し，同時にこちらから積極的に働きかけ，一般的な基準に合うように子どもを指導していく。

③ 6か月から1歳3か月未満児とのかかわりにおいては，子どもひとりひとりの欲求に応え，愛情をこめて，応答的にかかわる。

④ 1歳3か月から2歳未満児とのかかわりにおいては，子どもの生活の安定を図りつつ，子どもの何でも自分でしようとする気持ちを尊重する。

⑤ 保育士は，人間を尊重する心，人格を尊重することなどに留意する。

また，保育士には守秘義務がある。

9 次の文は，障害児への接し方に関する説明である。空欄(A)～(D)に入る語句の組み合わせとして適切なものを，あとの①～⑤から1つ選びなさい。 (難易度■■■□□)

・肢体不自由児には，可能な限り，(A)ようにする。
・知的障害児には，可能な限り(B)に関する指導を第一にする。
・目の不自由な幼児は，手をつなぐか，腕を軽くつかんで，その子どもの(C)を歩くようにする。
・耳の不自由な幼児には，(D)が見えやすい位置に立つ。

① A－自分でできる　B－身辺的自立　C－半歩前　D－口元
② A－自分でできる　B－認知能力　C－右側　D－指
③ A－手伝う　B－身辺的自立　C－半歩後ろ　D－口元
④ A－手伝う　B－身辺的自立　C－半歩前　D－指
⑤ A－手伝う　B－認知能力　C－右側　D－口元

10 言葉を育てる保育活動に関する記述として適切でないものを，次の①～⑤から1つ選びなさい。 (難易度■■■□□)

① ストーリーテリングはいわゆる「おはなし」。テキストを覚えた保育士が子どもたちの前で語るというものである。
② パネルシアターは，ホワイトボードに水性マーカーで描いた絵やマグネットで貼った絵にお話をつけていくもので，保育士と子どもたちの共同作業で行われる。
③ 言葉遊びは，しりとり遊びや早口ことば，伝言遊びなどがある。絵カードや人形を併用すると言語活動がより活発になる。
④ ペープサートは，絵に棒をつけて固定したものを上下左右に動かして用いる。絵は裏表で別の絵を貼ることで，4場面の操作もできる。
⑤ 絵本は保育士が絵を子どもに見せ，文字を読んで聞かせる。別の世界への冒険や追体験も可能である。

11 幼児に話を聞かせるときの配慮として適切なものを，次の①～⑤から1つ選びなさい。 (難易度■■■□□)

① きちんと聞かせるために，発音・発声に気をつかい，部屋の広さにか

かわらず，できる限り大きな声で話すようにする。

② 一度聞かせた話をくり返すことは避け，新しい話を次々に聞かせる。

③ わざとらしい身振りや言葉使いは避け，素直で自然な話し方を心がける。

④ お話や語りをおこなうとき，その登場人物になりきることがよい表現なので，保育士は本気でキャラクタリゼーションを行う。

⑤ 話を聞かせた後は，幼児が内容をどのくらい理解できたか必ず確かめる。

⑫ 次の曲を４歳児クラスで歌ってみたところ，全体的に音が低く子どもたちが歌いにくそうであった。そこで長３度上の調に移調することにした。その場合，A，B，Cの音は，鍵盤の①から㉔のどこを弾くか，あとの①～⑤から正しい組み合わせを１つ選びなさい。　(難易度■■■■□)

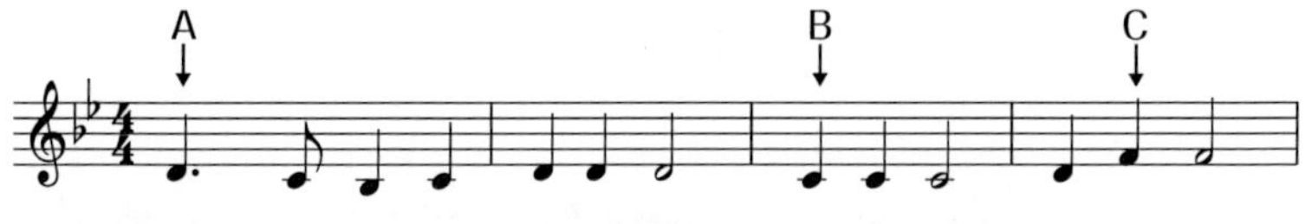

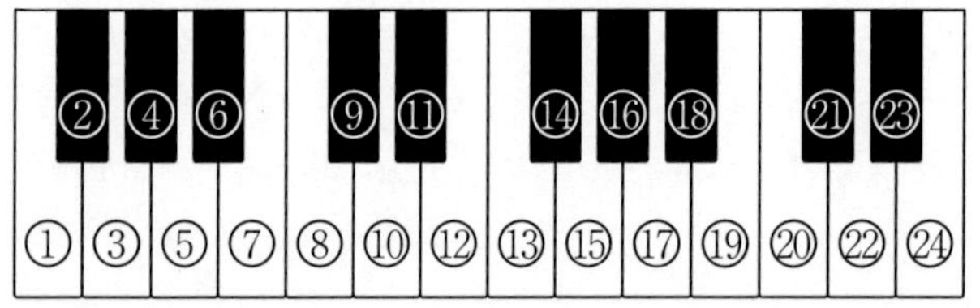

① A－⑬　B－⑪　C－⑮

② A－⑬　B－⑫　C－⑰

③ A－⑭　B－⑫　C－⑰

④ A－⑭　B－⑬　C－⑱

⑤ A－⑮　B－⑬　C－⑲

⑬ 音楽分野の教育に関する記述として適切なものを，次の①～⑤から１つ選びなさい。　(難易度■■■□□)

① 声域は，幼児期にあっても一人ひとり違うので，全員で斉唱することは避ける。

② 動きのリズムの楽しみ方を教えるため，教師がまず動きの手本を示す。

③　幼児に音楽を聞かせるときは，いわゆる幼児向けの歌やにぎやかな曲だけを選ぶ。

④　楽器の音色の美しさを楽しませるとともに，楽器をていねいに扱うことも教えなければならない。

⑤　リズミカルな集団遊びには,「ずいずいずっころばし」など，わらべ歌の遊びもあるが，その遊び方は昔ながらのものを教えなければならない。

14 次のA～Dの美術用語とそれに関連した記述である以下のア～オの組み合わせとして正しいものを，あとの①～⑤から１つ選びなさい。

(難易度■■■□□)

A　フロッタージュ　　B　コラージュ　　C　マーブリング

D　バチック

ア　外からは見えないものを描く表現

イ　紙や布を切り抜いて組み合わせた絵の画法

ウ　木目など凸凹のあるものに紙を当て，その上からクレヨンや色鉛筆などでこすり，その凸凹を写し取る方法

エ　クレヨンで描いた上に絵の具を重ねる画法

オ　水面に墨汁や絵の具を溶いた液を浮かべ，そこに紙を伏せてマーブル(大理石)のような模様を写し取る技法

①　A－ウ　B－イ　C－オ　D－エ

②　A－エ　B－イ　C－オ　D－ア

③　A－イ　B－ウ　C－エ　D－ア

④　A－ウ　B－エ　C－イ　D－オ

⑤　A－エ　B－ア　C－イ　D－オ

15 次のア～オの速度記号を遅い順に並べたものとして正しいものを，あとの①～⑤から１つ選びなさい。　(難易度■■□□□)

ア　Allegro

イ　Andante

ウ　Presto

エ　Moderato

オ　Largo

① オ，エ，イ，ウ，ア
② イ，エ，ア，ウ，オ
③ ウ，オ，エ，イ，ア
④ エ，イ，ア，オ，ウ
⑤ オ，イ，エ，ア，ウ

16 次の曲はA～Cのいずれかの調である。また，この曲をト長調に移調するとア～エのいずれかとなる。ト長調に移調する前の調と，移調した後の調の組み合わせとして正しいものを，あとの①～⑤から１つ選びなさい。 (難易度■■□□□)

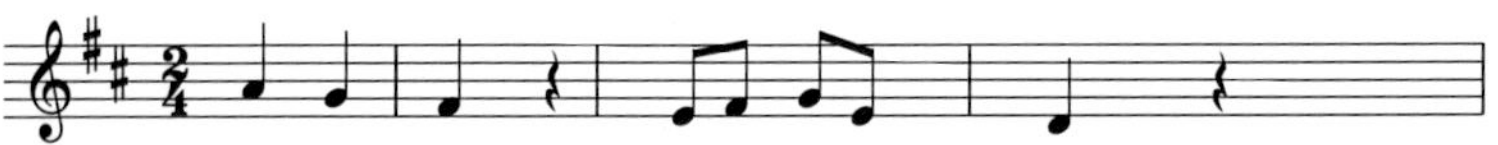

A　ニ長調　　B　変ロ長調　　C　ヘ長調

ア

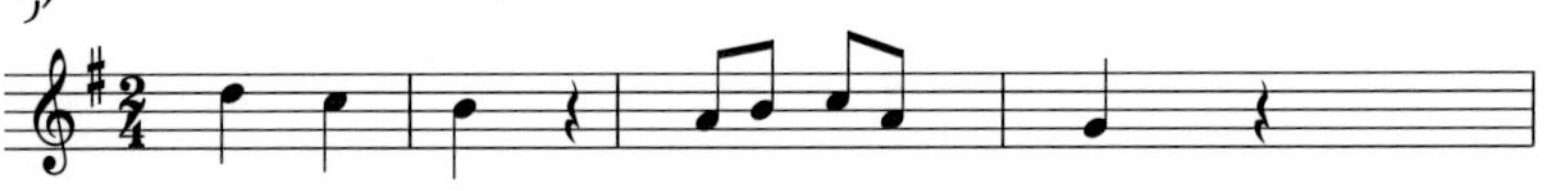

イ

ウ

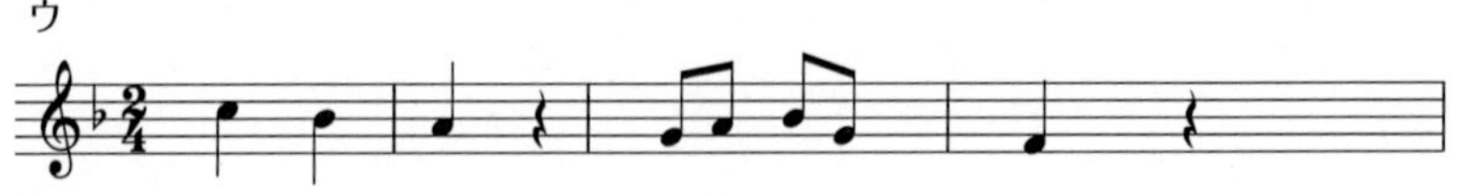

エ

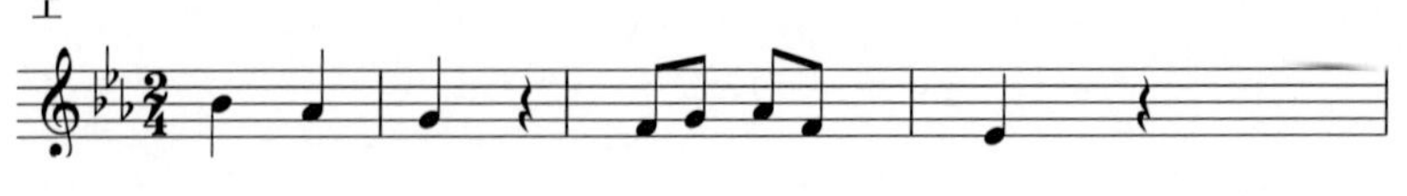

① A－ア　② B－イ　③ C－エ　④ A－ウ　⑤ B－ア

17 次のA～Cは，ある曲の歌いはじめの部分である。歌とその歌の内容の組み合わせとして適切なものを，あとの①～⑤から１つ選びなさい。

(難易度■■■■□)

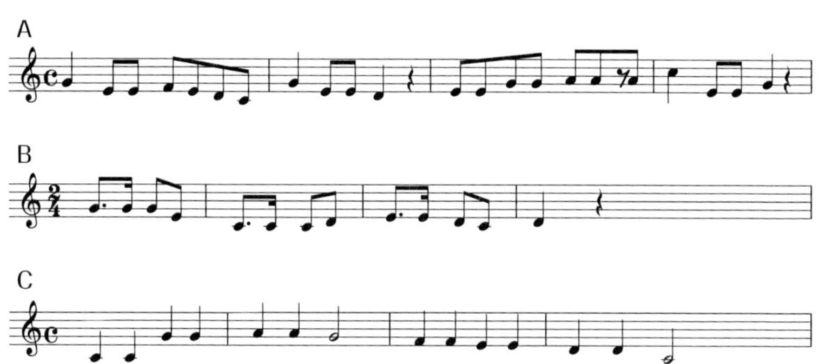

ア　星に関連した歌　　　イ　生物をテーマにした歌
ウ　春をテーマにした歌　　エ　植物をテーマにした歌
オ　年の瀬の行事に関連した歌

① A－ア　B－イ　C－オ
② A－イ　B－エ　C－ウ
③ A－ウ　B－オ　C－イ
④ A－エ　B－イ　C－ア
⑤ A－オ　B－ア　C－イ

18 次の文は幼児の造形活動の発達段階を示した説明である。空欄(A)～(E)に当てはまる言葉を以下の語群から選ぶとき，組み合わせとして適切なものを，あとの①～⑤から１つ選びなさい。

(難易度■■■□□)

・誕生～１歳ごろ－(A)：幼児が周囲にあるものを手あたり次第いじっていく自発的活動の時期。こうした活動が後の造形活動の土台となる。
・２～３歳ごろ－(B)：表現が記号として意味をもつ以前の段階で，手の運動で不定形の線を描く。絵としての意味はもたない線がきである。
・３～４歳ごろ－命名期，象徴期：(C)
・５～６歳ごろ－(D)：多少なりとも，それらしく描くようになり，並べ描き，重ね描きもしばしば行われる。
・５～６，７歳ごろ－図式期：(E)

〔語群〕
ア　乱画期，なぐりがき期　　イ　前図式期
ウ　写実期　　　　　　　　　エ　いじくり期

オ　表現が記号としての意味を持ち，できあがった作品に何らかの意味づけを行う。

カ　表現がしだいに実物に近づくが，あくまでも思ったまま，知ったままを絵にする時期である。

キ　表現しようとする対象とその表現が一致してくる。

① A－ア　B－エ　C－オ　D－イ　E－キ
② A－エ　B－ア　C－オ　D－ウ　E－カ
③ A－エ　B－ウ　C－キ　D－ア　E－オ
④ A－イ　B－ア　C－カ　D－エ　E－キ
⑤ A－エ　B－ア　C－オ　D－イ　E－カ

19 次のア～オの記述のうち，正しいものの組み合わせを，あとの①～⑤から1つ選びなさい。　(難易度■■■□□)

ア　補色は互いの色を混ぜ合わせると，有彩色になる。

イ　色の三要素とは，色相，彩度，明度のことをいう。

ウ　色の膨張・収縮は色相に関連している。

エ　色の三原色を混ぜると無彩色の黒に，光の三原色を混ぜるとやはり無彩色の白色になる。

オ　標準12色相環図のうち，中性色は黄緑，緑，赤紫，紫の4色である。

① ア，ウ，オ　② ア，イ，エ　③ イ，エ，オ
④ イ，ウ，エ　⑤ ウ，エ，オ

20 次の文は，音楽の3要素に関する説明である。空欄(　A　)～(　C　)に当てはまる三つの言葉(順不同)の組み合わせとして適切なものを，あとの①～⑤から1つ選びなさい。　(難易度■■□□□)

音声言語表現を構成する基本的な要素には，強弱，(　A　)，明暗，(　B　)，リズム，テンポ，(　C　)の7つがある。

① アクセント，高低，間
② 高低，早遅，間
③ 高低，抑揚，声質
④ フレーズ，早遅，声質
⑤ 強調，アクセント，間

21 次のア～オの幼児期の手腕運動について，発達段階の早い順に並べたものとして適切なものを，あとの①～⑤から1つ選びなさい。

（難易度■■■□□）

ア　円・正方形の模写。はさみが使えるようになる。
イ　手の届くものを持って遊ぶ。
ウ　三角形を模写。箸をうまく使える。積み木を速く正確に揃えて積める。
エ　なぐりがきをする。積み木を2，3個積める。
オ　ひし形の模写。のこぎりが使える。

①　イ　－　エ　－　ア　－　ウ　－　オ
②　イ　－　ア　－　エ　－　ウ　－　オ
③　エ　－　イ　－　ア　－　オ　－　ウ
④　エ　－　イ　－　ウ　－　ア　－　オ
⑤　イ　－　ア　－　ウ　－　エ　－　オ

22 バイステックのケースワークの原則に関する記述として不適切なものを，次の①～⑤から1つ選びなさい。　（難易度■■■□□）

①　クライエントは，ケース，典型例，あるいはある範疇に属する者などとして対応されることを望まない。彼らは一人の個人として迎えられ，対応してほしいと望んでいる。

②　クライエントは，否定的な感情と肯定的な感情，そのどちらをも表現する必要性を持っている。これらの感情には，恐れ，不安，怒り，憎しみ，自分の権利が侵害されているという感情などが含まれる。

③　クライエントは，依存しなければならない状態に陥ったり，弱さや欠点をもっていたり，失敗を経験しているとしても，一人の価値ある人間として，あるいは生まれながらに尊厳を持つ人間として受けとめられたいというニーズを持っている。

④　クライエントは，彼らの感情表現に対して，ケースワーカーから共感的な理解と適切な反応を得たいと望んでいる。

⑤　クライエントは，自分の人生に関する選択と決定を誰かに代行してもらいたいとするニーズを持っている。彼らは，ケースワーカーから援助されたいのではなく，命令を求めている。

解答・解説

 ④

解説

縦線を使った反復記号のほか，ダルセーニョ(*D.S.*)，コーダ(Coda)の記号が正しく読み取れるかを問う問題。𝄆と𝄇，𝄋と*D.S.*は，基本的に起点と終点を示す記号のセットで，終点まで演奏したら，対になっている起点まで戻って演奏する。縦線を使った反復記号にはこの問題のようにかっこ1とかっこ2が書き添えられている場合があるが，かっこ1の小節は反復の1回目のみ，かっこ2の小節は反復の2回目のみ演奏する。楽譜どおりに演奏すると，「1，2，3，4，5，6，7，8，9，4，5，6，7，10，4，5，6，11，12」の順の19小節となる。

2 ⑤

解説

アは1歳～1歳半，**イ**は3～4歳，**ウ**は1歳半～2歳，**エ**は0～1歳の子どもの言語能力に関する記述である。「アー」や「バブバブ」「ウー」などの喃語は，生後6か月ごろにはさらに盛んになり，1歳～1歳半には「ブーブ」「マンマ」などの片言が現れ，それらの単語1つで自分の欲求を伝えようとする。その後1歳半～2歳で二語文を話すようになる。2歳半以降は，言葉の記憶の広がりとともに，知識欲も出てくる。また，子どもは大人の真似をし，会話をすることで語彙を増やしていくので，保育者としては子どもへの適切な声かけを心がけたい。

3 ⑤

解説

保育所・幼稚園・認定こども園の差異に関しては，設問のほかにも，関係法，管轄庁，設置者，保育内容の基準について確認しておきたい。認定こども園に関する記述の選択に迷ったときは，認定こども園は保育園・幼稚園のいいところだけを取り入れたようなものを選べばよい。**ア**の設問なら，保育の必要のあるなしにかかわらず，乳児も幼児も対象者とする**C**が正しい。また，「目的」と「対象者」は密接な関係にあり，**イ**は**E**，**ウ**は**D**となる。一日の保育時間は，保育所が原則8時間，認定こども園が「実態に応じて」となっており，仕事を持つ保護者の勤務中，子どもを保育することが考慮されている(2015年度より児童福祉法施行規則の一部改正により,「保育に欠ける」は「保育を必要とする」という表現で運用されている)。

4 ③

解説

上から順に,土粘土,油粘土,紙粘土に関する記述である。土粘土は,形を作るのが比較的難しいので,幼児が使うのは油粘土や,芯材の使える紙粘土が多い。また,着色するかどうかもポイントで,何度も作り直して遊ぶだけで着色はしないなら油粘土,何らかの形を作って着色するなら紙粘土と,その特性に応じて使い分けるようにするとよい。紙粘土の場合,ニスやラッカーで仕上げることもできる。保存に使うのは,土粘土がビニール袋かポリバケツ,油粘土が粘土ケース(油を吸う紙などでくるまないように注意),紙粘土がぬれぶきんかビニール袋である。なお,ぼろぼろになってしまうので,土粘土と紙粘土は凍結させないように注意する。

5 ②

解説

問題文は「保育所保育指針」の「第1章　総則」の「3　(2)　指導計画の作成」の抜粋。

A　従前では「保育課程」に基づくとされていたが,平成29年3月に告示されたものより「全体的な計画」に基づくとされている。

B　指導計画は具体的に示すことが大切である。

C　指導計画の作成に当たっては,子どもの発達過程や状況が一人一人異なることに十分に配慮しなくてはならない。

D　子どもの実態に即していなければ,指導計画は意味をもたなくなってしまう。以上の点に留意して,保育計画は,すべての子どもが,入所している間,常に適切な養護と教育を受けつつ,子どもとしての安定した生活を送り,なおかつ充実した活動ができるように,柔軟性と発展性のあるものとしなければならない。また,それと同時に,保育計画は一貫性のあるものとなるように配慮することが重要である。

6 ②

解説

①　担当が替わることを保護者に伝え,お互いの情報を交換することで保護者に安心してもらえるようにする。承諾を得る義務は定められていない。

② 適切。

③ 子どもが不安にならないよう，それまでの経験や発達の状態などに関する情報を職員間で共有し，関わり方が大きく変わらないように注意する。

④ ③の通り，生育歴や発達過程のほか，それまでの経験，生活や遊びのなかでの乳児の様子などについても情報を共有する。

⑤ 新しい担当保育士等を安全基地としながら，少しずつさまざまな人と関わっていけるよう，職員全員で温かく見守っていく。

 ②

解説

標準的な発達をしている子どもの場合，生後2か月で**ア**，10か月で**ウ**，1歳で**オ**，3歳で**イ**，4歳で**エ**の行動が見られる。ほかの子どもと仲良く遊べるような社会性が身につくまでには，他者を認識するようになる→自分のものと他人のものの区別がつき，自己主張をするようになる→他者との折り合いをつけられるようになるといった段階を通る。その点，3歳児クラスなどで物の取り合いなどでケンカが起きるのは，幼児の発達段階からして仕方のないことではあるが，ケンカがエスカレートして互いに傷つけ合うことのないよう，さらに，親同士の対立にまでつながることのないよう，保育士は子どもたちを見守り，状況に応じて声をかけるようにしなくてはならない。

8 ②

解説

① 適切。この時期は特定の保育士とのかかわりが基本的な信頼関係の礎となるので，担当制の導入などによる工夫が必要。

② 適切ではない。一般的な基準に子どもを合わせるために働きかけるのではなく，発達の個人差を理解し，子ども自身が自発的かつ能動的に活動できるよう支援するのが保育である。

③，④ ともに適切。この時期はまだ安定してかかわれる大人を必要とするので，特定の保育士とのかかわりは大切である。また，気持ちをうまく伝えられない，思い通りにいかないなどのことで子どもは大人が困るようなことをすることもあるが，それも発育過程のひとつと理解する。

⑤ 適切。保育士には守秘義務があり，それは保育士でなくなった後も同様である。

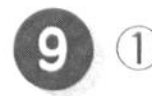

①

解説

A　肢体不自由だからとすべて手伝うのではなく，不自由でない部分を使って，自分でできるよう指導する。

B　排泄，食事など知的障害児の身辺的自立は，本人にとっても，保護者など周囲の人間にとっても，大きな価値がある。

C　からだが接触するぐらいの距離を保ちつつ，障害児の半歩前に立って，行き先を案内するようにすると，障害児は安心感が得られる。

D　何かを言おうとしていることが耳の不自由な子どもに伝わるのを第一とする。指が見えるようにすれば手話を理解しやすいと考えがちだが，手話は身振りも含めたものであり，指が見えやすければいいというものではない。また，幼児が手話を理解できるとは限らない。

10 ②

解説

①　適切。絵が言葉のイメージを補ってくれるものと違い，想像力を育てるといわれている。

②　適切ではない。パネルシアターはパネルをはった板に専用の不織布で作った人形などを置いたり取り除いたりしてストーリーを展開させる。歌を楽しむこともでき，類似のものにエプロンシアターがある。

③　適切。言葉遊びは思考力を高める方法でもある。他の教材も活用し，子どもたちに言葉への関心興味を持たせるようにする。

④　適切。ペープサートは英語のpaper puppet theaterを縮めた言い方で，紙人形劇のこと。絵は自分で描くほか，不要になった絵本などを再利用することもできる。子どもも製作段階から参加でき，興味を持つ教材である。

⑤　適切。ただし，絵本は発達段階に応じたものの選択が大切である。

11 ③

解説

①　部屋の広さと子どもの人数に合った音量で話すのが望ましい。人間の体自体が音を吸収することも計算に入れる。

②　子どもは気に入った話を何度でもせがむが，丁寧に応じるのが望ましい。

③　適切。保育士は通常の自分の声に自信をもって話し，作り声や，妙にゆったりした話し方など，わざとらしい演出は避けるべきである。

④　大人が本気でキャラクタリゼーションを行うと，子どもには異常なものや怖いものに映ることがある。

⑤　話を聞かせることは，子どもたちが楽しめることを主眼とする。上記のほかにも，お話をするには，「話の長さを，そのときの幼児の状態を見て加減する」「話を選ぶときは，内容が単純で面白く，筋が反復するものを選ぶ」ことが求められる。

 ③

解説

ピアノの白鍵だけで考えた場合，二音間に半音(ミファ，シド)が一つ含まれる3度が短3度，含まれない3度が長3度となる。二音間の高さの隔たりは半音(ミファ，シド)が一つ含まれる「短」の方が「長」よりも狭くなることを覚えておきたい。長3度上の調に移調したいときは，それぞれの音符を3度高い音(鍵盤上で右のほう)に移動してから変化記号(♯，♭等)のことを考えると分かりやすい。Aのレの音は3度高い音に移動すると「レミファでファ」となるが，レ～ファの間に半音のミファが含まれるので短3度でまだ狭い。長3度上の音にするには，ファに♯をつけて半音一つ分右のほうに広げればよい。よって，長3度上の音は「♯ファ」で⑭となる。Bのドは「ド～ミ」が長3度となるため「ミ」の音を指す⑫，Cのファは「ファ～ラ」が長3度となるため「ラ」の音を指す⑰となる。

13 ④

解説

①　幼児が無理なく歌えるように，極端な高音域や低音域が含まれる歌は避けなくてはならないが，斉唱すること自体に問題はない。

②　子どもは先生と同じ動きをしたがるものである。動きのリズムには，いろいろな楽しみ方があってよいので，見本を最初に示すことは慎む。

③　将来，様々な音楽を楽しめるようになるよう，聞かせる音楽には極力バラエティをもたせる。

④　正しい。楽器の片付け方なども徐々に教えていくとよい。

⑤　わらべ歌の遊び方は，地域などによっても違う。いろいろな遊び方があってよい。幼児教育においては，音楽はその発達段階に応じて自由に

楽しむのを主眼とする。画一的な楽しみ方を押し付けたりするのは禁物である。

 ①

解説

正解は①だが，基本的な美術用語は自分なりにまとめておきたい。正答に使われなかった選択肢アは，レントゲン表現と呼ばれるもので，幼児の描いた絵に多く見られ，車の中やポケットの中など，物理的には見えないものが描かれる。また，Aのフロッタージュには「こすりだし」，Dのバチックには「はじき絵」という別称があるので，注意しよう。このほか頻出用語として，色の三属性(明度，彩度，色相，色の三要素ともいう)，補色，光の三原色，モンタージュ(写真を使った貼り絵)，スクラッチ技法(紙を明るい色のクレヨンで塗り分け，その上を黒のクレヨンで塗りつぶし，あとから釘などとがったもので引っかいて〈スクラッチ〉，下のクレヨンの色を生かしながら絵を描く技法)などがある。

 ⑤

解説

ア～**オ**の選択肢は，それぞれ次の意味である。**ア**．Allegro「アレグロ：快速に」，**イ**．Andante「アンダンテ：ゆっくりと歩くような速さで」，**ウ**．Presto「プレスト：急速に」，**エ**．Moderato「モデラート：中くらいの速さで」，**オ**．Largo「ラルゴ：幅広く，ゆっくりと」。音楽の発想記号はイタリア語で書かれているが，速度記号に関してはこの問題を機会に整理しておきたい。ここに選択肢として取り上げられなかったものでは，Grave「グラーベ：荘重に，ゆっくりと」，Lento「レント：ゆるやかに」，Adagio「アダージョ：ゆるやかに」，Allegretto「アレグレット：やや速く」，Vivace「ビバーチェ：活発に〈極めて速く〉」などがある。

 ①

解説

移調とは，曲やメロディの音程を変えずに別の調に移すことをいう。歌い手の声域に合わせて移調すると歌いやすくなるので，幼児教育の現場においてはしばしば行われる。調は，どの音を主音とするかによって決まる。この問題に使われているボヘミア民謡の「ぶんぶんぶん」の楽譜は，ニの音，すなわちレを主音とするニ長調で書かれている。**ア**はト長調(ソが主音)，

イはハ長調(ドが主音)，**ウ**はヘ長調(ファが主音)，**エ**は変ホ長調(ミが主音)である。

 ④

解説

幼児がよく歌う歌は，楽譜を見てどの曲かわかるようにしておきたい。

A 「どんぐりころころ」(青木存義作詞・梁田貞作作曲)はどんぐりがテーマの歌。ストーリー性があり，一年中歌われるが，特に，どんぐりの実がとれる秋に，可愛らしいどんぐりの絵を掲示しながら取り上げるとよい。

B 「かたつむり」は文部省唱歌。梅雨の雨降りとアジサイなど，季節感を感じさせるものとともに取り上げる。

C 「きらきら星」(武鹿悦子作詞・フランス民謡)は夜空の星を取り上げた歌。一年中とりあげることができ，音域もあまり広くなく，リズムパターンも簡単で，幼児には歌いやすい。リズムパターンを様々に変えて歌い，リズム遊びに誘導することもできる。そのほか，簡単な手の動きで星の瞬きを表現するのもよい。

18 ⑤

解説

A 誕生から1歳ごろまではいじくり期と呼ばれる。「幼児が周囲にあるものを手あたり次第いじる」ということは，「何でも口にいれてみる」ということにつながるので，口に入れると危険なものは幼児の周囲からなくしておく配慮も必要である。

B 2～3歳ごろは乱画期，なぐりがき期と呼ばれる。

C 3～4歳ごろの命名期，象徴期には，表現が記号としての意味を持ち，子どもは自分の作品に何らかの意味づけを行う。

D, E 5～6歳ごろは前図式期と呼ばれ，7歳ごろの子どもまでが含まれる図式期には表現がしだいに実物に近づくが，あくまでも思ったまま，知ったままを絵にする時期でもある。学齢期に入って，写実期を迎え表現しようとする対象とその表現が一致してくる。

 ③

解説

ア 誤り。補色同士を混ぜると無彩色になる。補色は標準12色相環の向かい合う色の組み合わせをいう。この組み合わせは赤と青緑など，並べるともっとも目立つ配色となる。

イ　正しい。三属性ともいう。

ウ　誤り。色相に関連しているのではなく，明度と彩度に関連している。膨張色は膨らんで見える色，収縮色は小さく縮んで見える色である。暖色系の色は膨張色，寒色系の色は収縮色となる。ただし，同じ色の場合は，明度と彩度が高ければ膨張色，低ければ収縮色となる。

エ　正しい。色の三原色は赤，黄，青である。この三色は混ぜると黒になる。光の三原色は赤，緑，青であり，混ぜると白になる。

オ　正しい。標準12色相環には，中性色のほかに暖色と寒色がある。

20 ②

音声言語表現を構成する7つの要素とは，以下のものである。

(1)強弱：声・言葉の強さと弱さ。

(2)高低：声の音程による高い声，低い声。

(3)明暗：声のムードがもたらす明るい言葉と暗い言葉。同じ言葉でも明るい声か，暗い声かで伝わり方は変わる。

(4)早遅：言葉を早く言うか，遅く言うか。緊迫感やゆったりした感じを聞き手に与える。

(5)リズム：言葉やフレーズのリズム感をいう。頭韻や脚韻による言葉遊びなどはここに含まれる。

(6)テンポ：言葉のテンポ感，あるいはフレーズのテンポ感も音声言語表現を左右する。

(7)間：無音による表現。間が短い・長いが意味を持つ。

21 ①

幼児期の手腕運動は次のような発達段階をたどる。設問で扱っているのは，**ア**－3歳児，**イ**－6か月児，**ウ**－5歳児，**エ**－18か月児，**オ**－6歳児の発達段階である。また，上記以外に，次のような発達段階が認められる。3か月児：静止物に手が届く。8～9か月児：手指で物を把握する。12か月児：クレヨンの握り持ちができる。2歳児：模倣して縦線を引く。積み木を押し付けるようにして5，6個積める。4歳児：積み木を押し付け式なしに積める。はさみで形を切り抜く。クレヨンを正しく持てる。保育士は，以上

の発達段階を念頭に，子どもの表現する意欲を十分に発揮させられるように環境の整備などを図るようにする。

 ⑤

解説

バステック(Felix Biestek)が提唱した七原則は，施設における支援者の基本である。「クライエントは，自分の人生に関する選択と決定を自ら行いたいとするニーズを持っている。彼らは，ケースワーカーから命令されたいのではなく，援助を求めている」が適切な第六原則である。因みに，第五原則では「クライエントを一方的に非難しない」，第七原則では「秘密を保持して信頼感を醸成する」ことが求められる。

第10章

専門試験
保育内容

POINT

1．保育所保育における保育

平成29年に告示された保育所保育指針では，第1章「総則」の中で，「1　保育所保育に関する基本原則」，「2　養護に関する基本的事項」，「3　保育の計画及び評価」「4　幼児教育を行う施設として共有すべき事項」について記述されている。

第2章以降の内容はすべて第1章を基礎として記述されているため，第1章は保育所保育指針の核となる箇所である。特に下線部分は，保育所保育指針内で何度も説明される内容であるので，要点を押さえておきたい。

保育所保育指針（抜粋）

1　保育所保育に関する基本原則

(1)保育所の役割

ア　保育所は，児童福祉法(昭和22年法律第164号)第39条の規定に基づき，①保育を必要とする子どもの保育を行い，その健全な心身の発達を図ることを目的とする児童福祉施設であり，入所する子どもの最善の利益を考慮し，その福祉を積極的に増進することに最もふさわしい生活の場でなければならない。

イ　保育所は，その目的を達成するために，保育に関する専門性を有する職員が，②家庭との緊密な連携の下に，子どもの状況や発達過程を踏まえ，保育所における環境を通して，③養護及び教育を一体的に行うことを特性としている。

ウ　保育所は，入所する子どもを保育するとともに，家庭や地域の様々な社会資源との連携を図りながら，入所する子どもの保護者に対する支援及び④地域の子育て家庭に対する支援等を行う役割を担うものである。

エ　保育所における保育士は，児童福祉法第18条の4の規定を踏まえ，保育所の役割及び機能が適切に発揮されるように，⑤倫理観に裏付けられた専門的知識，技術及び判断をもって，子どもを保育するとともに，子どもの②保護者に対する保育に関する指導を行うものであり，その職責を遂行するための専門性の向上に絶えず努めなければならない。

近年の保育の背景では，下線①から⑤の部分に特に注目が集まっている。

〈保育を必要とする子どもの保育(①)〉

「保育を必要とする子どもの保育」を行うことが保育所の目的と記述されているが，改定前は「保育に欠ける子どもの保育」という表現であった。これは共働きなどの家庭の子どもを指すが，共働きでなくても「保育が必要」である子どもであれば誰でも保育を受ける権利があるという視点に変化した。質の高い乳幼児保育・教育が，子どもの将来に良い影響を及ぼすという国内外の様々な研究結果の成果でもある。

〈家庭との緊密な連携(②)〉

乳幼児への虐待などの不適切な養育をする保護者や子育ての技術が未熟である家庭に対し，保育所が家庭と共に子育てをし，保護者自身が子育ての喜びを感じられるように支援することが重要視されている。

〈養護及び教育を一体的に行う(③)〉

養護については今まで通りであるが，教育については保育所も幼稚園と同様に「幼児教育を行う施設」として位置付けられ，さらに養護と教育が一体となって保育が展開されていることを理解しておきたい。

〈地域の子育て家庭に対する支援等(④)〉

在園児の保護者だけでなく，在園外の地域の子育て支援をすることが保育所の役割となっている。保育所は地域の子育て支援の拠点となることが重要であり，地域の子育て家庭を園に招いて一緒に行事を楽しんだり，近隣の公園で出前保育を行い，地域の子育て家庭と一緒に遊びを楽しんだり，相談にのったりする活動等がなされている。

〈倫理観に裏付けられた専門的知識，技術及び判断(⑤)〉

社会福祉法人全国社会福祉協議会・全国保育協議会・全国保育士会の「全国保育士会倫理綱領　プライバシーの保護」で「私たちは，一人ひとりのプライバシーを保護するため，保育を通して知り得た個人の情報や秘密を守ります」と示されている。特に，個人情報の扱い方には細かい配慮が必要であるため，専門職としての知識や判断も重要である。

2. 保育の内容

保育所保育指針では，乳児保育，1歳以上3歳未満児，3歳以上児の保育の3つに分けて子どもの発達に裏付けられた保育内容を記述している。また，それぞれの「ねらい及び内容」については，乳児保育では3つの視点としてまとめられ，1歳以上3歳未満児，3歳以上児の保育では5領域としてまとめられている。それぞれの関連性，発展性は以下の図の通りである。視点，領域が個々に独立しているわけではなく，それぞれが関連し合い，発展しながら学びとなり，子どもの生活や遊びを支えているのである。養護については，「生命の保持」と「情緒の安定」を図るために保育士等が行う援助や関わりのことであり，教育は5領域に関連する側面を扱っているが，実際の保育では養護と教育が一体となって展開されている。

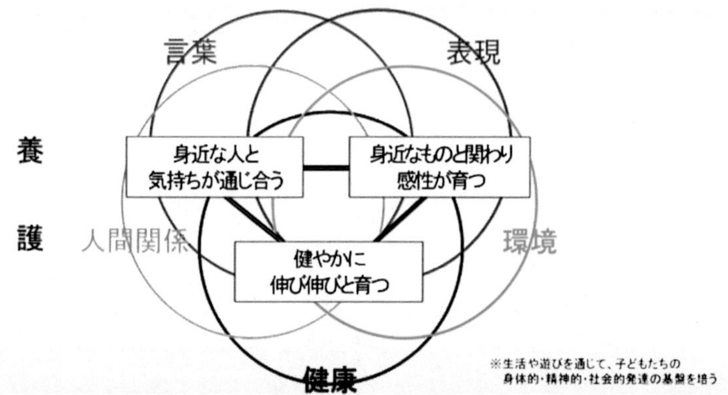

「保育所保育指針の改定について」(平成29年7月　厚生労働省　子ども家庭局　保育課)

3. 保育の内容における5領域

1歳以上3歳未満児，3歳以上児の保育では5領域として保育の内容が保育所保育指針にまとめられている。

2　1歳以上3歳未満児の保育に関わるねらい及び内容

(1)基本的事項

イ　本項においては，この時期の発達の特徴を踏まえ，保育の「ねらい」及び「内容」について，心身の健康に関する領域「健康」，人との関わりに関する領域「人間関係」，身近な環境との関わりに関する領域「環境」，言葉の獲得に関する領域「言葉」及び感性と表現に関する領域「表現」としてまとめ，示している。

また，5 領域内のねらいや内容の関係については，以下の通りである。

第 2 章　保育の内容

この章に示す「ねらい」は，第 1 章の 1 の(2)に示された保育の目標をより具体化したものであり，子どもが保育所において，安定した生活を送り，充実した活動ができるように，保育を通じて育みたい資質・能力を，子どもの生活する姿から捉えたものである。また,「内容」は,「ねらい」を達成するために，子どもの生活やその状況に応じて保育士等が適切に行う事項と，保育士等が援助して子どもが環境に関わって経験する事項を示したものである。

内容はねらいを達成するために保育士等が行う事項等のことである。さらにそれぞれについて「内容の取扱い」という項目があり，細かい留意点が記述されている。

演習問題

1 次の文のうち,「保育所保育指針」(平成29年3月)の「第1章　総則」の「1　保育所保育に関する基本原則」に関する記述として，適切な記述を○，不適切な記述を×とした場合の正しい組み合わせを，あとの①～⑤から1つ選びなさい。　(難易度■■■■□)

A　保育を必要とする子どもの保育を行い，その健全な心身の発達を図ることを目的とする児童福祉施設である。

B　保育所は,その目的を達成するために子どもの状況や発達過程を踏まえ,保育所における環境を通して保育及び教育を一体的に行うことを特性としている。

C　保育所は，入所する子どもの保護者に対する支援及びすべての子育て家庭に対する支援等を行う役割を担うものである。

D　保育所における保育士は，子どもの保護者に対する保育に関する指導を行うものであり，その職責を遂行するための積極性の向上に絶えず努めなければならない。

	A	B	C	D
①	○	○	×	×
②	○	×	×	×
③	○	×	×	○
④	×	×	○	○
⑤	×	○	○	○

2 「保育所保育指針」(平成29年3月)の「第1章　総則」の「1　保育所保育に関する基本原則」に関する記述として，適切でないものを，次の①～⑤から1つ選びなさい。　(難易度■□□□□)

① 一人一人の子どもの状況や家庭及び地域社会での生活の実態を把握するとともに，子どもが安心感と信頼感をもって活動できるよう，子どもの主体としての思いや願いを受け止めること。

② 子どもの発達について理解し，一人一人の発達過程に応じて保育すること。その際，子どもの生命の保持に十分配慮すること。

③ 子どもが自発的・意欲的に関われるような環境を構成し，子どもの主体的な活動や子ども相互の関わりを大切にすること。特に，乳幼児期に

ふさわしい体験が得られるように，生活や遊びを通して総合的に保育すること。

④　子ども相互の関係づくりや互いに尊重する心を大切にし，集団における活動を効果あるものにするよう援助すること。

⑤　一人一人の保護者の状況やその意向を理解，受容し，それぞれの親子関係や家庭生活等に配慮しながら，様々な機会をとらえ，適切に援助すること。

3 次のA～Dの文のうち，「保育所保育指針」(平成29年3月)の「第1章　総則」の「1　保育所保育に関する基本原則」に関する記述として，適切な記述を○，不適切な記述を×とした場合の正しい組み合わせを，あとの①～⑤から1つ選びなさい。　(難易度■■■■■)

A　十分に養護の行き届いた環境の下に，くつろいだ雰囲気の中で子どもの様々な欲求を満たし，基本的信頼感を形成すること。

B　様々な体験を通して，豊かな感性や表現力を育み，創造性の芽生えを培うこと。

C　生命，自然及び社会の事象についての興味や関心を育て，それらに対する好奇心や探究心の芽生えを培うこと。

D　人との関わりの中で，人に対する愛情と信頼感，そして人権を大切にする心を育てるとともに，自主，自立及び協調の態度を養い，道徳性の芽生えを培うこと。

	A	B	C	D
①	○	×	×	×
②	○	×	○	○
③	×	○	○	○
④	×	×	○	○
⑤	×	○	×	○

4 次のア～オの文のうち，「保育所保育指針」(平成29年3月)の「第1章　総則」の「3　保育の計画及び評価」の「(1)全体的な計画の作成」に関する記述として，正しいものの組み合わせを，あとの①～⑤から1つ選びなさい。　(難易度■■■□□)

ア　保育所は，保育の目標を達成するために，各保育所の保育の方針や目標に基づき，子どもの発達過程を踏まえて，保育の内容が組織的・計画的に構成され，保育所の生活の全体を通して，総合的に展開されるよう，全体的な計画を作成しなければならない。

イ　保育所は，保育の目標を達成するために，保育の基本となる「保育課程」を編成するとともに，これを具体化した「指導計画」を作成しなければならない。

ウ　全体的な計画は，子どもや家庭の状況，地域の実態，保育時間などを考慮し，子どもの育ちに関する長期的見通しをもって適切に作成されなければならない。

エ　保育課程に基づき，子どもの生活や発達を見通した長期的な指導計画と，それに関連しながら，より具体的な子どもの日々の生活に即した短期的な指導計画を作成しなければならない。

オ　全体的な計画は，保育所保育の全体像を包括的に示すものとし，これに基づく指導計画，保健計画，食育計画等を通じて，各保育所が創意工夫して保育できるよう，作成されなければならない。

①　ア，イ，ウ，オ　　②　ア，ウ，オ　　③　イ，ウ，オ
④　イ，エ　　⑤　ウ，エ，オ

5　「保育所保育指針」(平成29年3月)の「第1章　総則」の「4　幼児教育を行う施設として共有すべき事項」では，10項目の幼児期の終わりまでに育ってほしい姿をあげている。次のア～コのうち，その内容として誤っているものの組み合わせを，あとの①～⑤から1つ選びなさい。（難易度■■■■□）

ア　健康な心と体　　イ　自立心
ウ　協調性　　エ　学び・意識向上の芽生え
オ　社会生活との関わり　　カ　思考力の芽生え
キ　自然との関わり・生命尊重　　ク　数量や図形，標識や文字などへの関心・感覚
ケ　表現力による伝え合い　　コ　豊かな感性と表現

①　ア，イ，ウ　　②　ウ，エ，カ　　③　カ，キ，ク
④　ウ，エ，ケ　　⑤　キ，ケ，コ

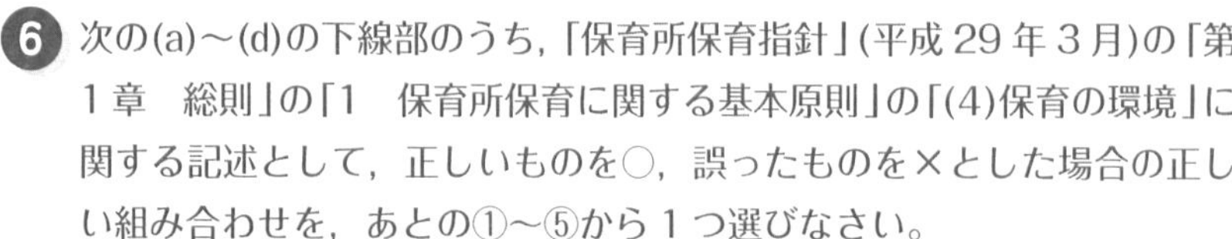
6 次の(a)～(d)の下線部のうち,「保育所保育指針」(平成29年3月)の「第1章　総則」の「1　保育所保育に関する基本原則」の「(4)保育の環境」に関する記述として，正しいものを○，誤ったものを×とした場合の正しい組み合わせを，あとの①～⑤から1つ選びなさい。

(難易度■■□□□)

保育の環境には，保育士等や子どもなどの人的環境，施設や遊具などの物的環境，更には(a)自然や社会の事象などがある。保育所は，こうした人，物，場などの環境が相互に関連し合い，子どもの(b)生活が豊かなものとなるよう，次の事項に留意しつつ，(c)総合的に環境を構成し，(d)安全に保育しなければならない。

	(a)	(b)	(c)	(d)
①	○	○	×	×
②	○	×	○	○
③	×	○	○	×
④	○	×	○	○
⑤	×	○	×	○

7 次の文のうち,「保育所保育指針」(平成29年3月)の「第1章　総則」の「3　保育の計画及び評価」の「(3)指導計画の展開」に関する記述として，適切な記述を○，不適切な記述を×とした場合の正しい組み合わせを，あとの①～⑤から1つ選びなさい。　(難易度■■■■□)

A　施設長，保育士など，全職員による適切な役割分担と協力体制を整えること。

B　子どもが行う具体的な活動は，生活の中で様々に変化することに留意して，子どもが望ましい方向に向かって自ら活動を展開できるよう積極的な支援を行うこと。

C　子どもの能動的な遊びを促すためには，保育士等が多様な関わりをもつことが重要であることを踏まえ，子どもの情緒の安定や発達に必要な豊かな体験が得られるよう援助すること。

D　保育士等は，子どもの実態や子どもを取り巻く状況の変化などに即して保育の過程を記録するとともに，これらを踏まえ，指導計画に基づく保育の内容の見直しを行い，改善を図ること。

	A	B	C	D
①	○	×	×	○
②	○	×	○	×
③	×	○	○	×
④	×	×	○	○
⑤	×	○	×	○

8 「保育所保育指針」(平成 29 年 3 月)の「養護に関わるねらい及び内容」のうち，生命の保持のねらいとして適切でないものを，次の①～⑤から 1 つ選びなさい。　(難易度■□□□□)

① 一人一人の子どもが，快適に生活できるようにする。
② 一人一人の子どもが，健康で安全に過ごせるようにする。
③ 一人一人の子どもの生理的欲求が，十分に満たされるようにする。
④ 一人一人の子どもの健康増進が，積極的に図られるようにする。
⑤ 一人一人の子どもの心身の疲れが癒されるようにする。

9 「保育所保育指針」(平成 29 年 3 月)の「第 1 章　総則」の「2　養護に関する基本的事項」に関する記述として，適切でないものを，次の①～⑤から 1 つ選びなさい。　(難易度■■□□□)

① 一人一人の子どもの平常の健康状態や発育及び発達状態を的確に把握し，異常を感じる場合は，速やかに適切に対応する。
② 子どもは疾病への抵抗力が弱く，心身の機能の未熟さに伴う疾病の発生が多いことから，一人一人の発育及び発達状態や健康状態についての適切な判断に基づく保健的な対応を行う。
③ 清潔で安全な環境を整え，適切な援助や応答的な関わりを通して子どもの生理的欲求を満たしていく。また，家庭と協力しながら，子どもの発達過程等に応じた適切な生活のリズムがつくられていくようにする。
④ 子どもの発達過程等に応じて，適度な運動と休息を取ることができるようにする。また，食事，排泄(せつ)，衣類の着脱，身の回りを清潔にすることなどについて，子どもが意欲的に生活できるよう適切に援助する。
⑤ 家庭との連携を密にし，嘱託医等との連携を図りながら，子どもの疾病や事故防止に関する認識を深め，保健的で安全な保育環境の維持及び向上に努める。

10 次の(a)～(d)の下線部のうち,「保育所保育指針」(平成29年3月)の「第1章　総則」の「1　保育所保育に関する基本原則」の「(5)保育所の社会的責任」として,正しいものを○,誤ったものを×とした場合の正しい組み合わせを,あとの①～⑤から1つ選びなさい。

(難易度■■□□□)

ア　保育所は,(a)子どもの発達に十分配慮するとともに,子ども一人一人の人格を尊重して保育を行わなければならない。

イ　保育所は,(b)地域社会との交流や連携を図り,保護者や地域社会に,当該保育所が行う保育の内容を適切に説明するよう努めなければならない。

ウ　保育所は,入所する子ども等の(c)プライバシーを適切に取り扱うとともに,(d)保護者の苦情などに対し,その解決を図るよう努めなければならない。

	(a)	(b)	(c)	(d)
①	○	○	×	×
②	○	×	○	○
③	○	○	○	×
④	×	×	○	○
⑤	×	○	×	○

11 「保育所保育指針」(平成29年3月)の「第2章　保育の内容」の「3　3歳以上児の保育に関するねらい及び内容」の「(2)ねらい及び内容　イ　人間関係」の内容に関する記述として適切でないものを,次の①～⑤から1つ選びなさい。　(難易度■■■■■)

① 自分で考え,自分で行動する。
② 自分でできることは自分でする。
③ よいことや悪いことがあることに気付き,考えながら行動する。
④ 保育士等や友達と触れ合い,安定感をもって行動する。
⑤ 共同の遊具や用具を大切にし,皆で使う。

12 次のA～Dの文のうち,「保育所保育指針」(平成 29 年3月)の「第2章　保育の内容」の「3　3歳以上児の保育に関するねらい及び内容」の「(2)ねらい及び内容　エ　言葉」に関する記述として,適切な記述を○,不適切な記述を×とした場合の正しい組み合わせを,あとの①～⑤から1つ選びなさい。　(難易度■■■■□)

A　子どもが自分の思いを言葉で伝えるとともに,他の子どもの話などを聞くことを通して,次第に話を理解し,言葉による伝え合いができるようになるよう,気持ちや経験等の言語化を行うことを援助するなど,子ども同士の関わりの仲立ちを行うようにすること。

B　身近な人に親しみをもって接し,自分の感情などを伝え,それに相手が応答し,その言葉を聞くことを通して,次第に言葉が獲得されていくものであることを考慮して,楽しい雰囲気の中で保育士等との言葉のやり取りができるようにすること。

C　絵本や物語などで,その内容と自分の経験とを結び付けたり,想像を巡らせたりするなど,楽しみを十分に味わうことによって,次第に豊かなイメージをもち,言葉に対する感覚が養われるようにすること。

D　子どもが日常生活の中で,文字などを使いながら思ったことや考えたことを伝える喜びや楽しさを味わい,文字に対する興味や関心をもつようにすること。

	A	B	C	D
①	○	○	×	○
②	○	×	○	○
③	×	○	○	×
④	×	×	○	○
⑤	×	○	○	×

13 次の(a)～(d)の下線部のうち,「保育所保育指針」(平成 29 年3月)の「第2章　保育の内容」の「3　3歳以上児の保育に関するねらい及び内容」の「(2)ねらい及び内容　ウ　環境」として,正しいものを○,誤ったものを×とした場合の正しい組み合わせを,あとの①～⑤から1つ選びなさい。　(難易度■■■□□)

ア　身近な環境に親しみ,(a)<u>動植物</u>と触れ合う中で様々な事象に興味や関心をもつ。

イ　身近な環境に自分から関わり，発見を楽しんだり，考えたりし，それを(b)遊びに取り入れようとする。

ウ　身近な事象を見たり，考えたり，扱ったりする中で，(c)物の性質や数量，文字などに対する(d)知識を豊かにする。

	(a)	(b)	(c)	(d)
①	×	○	×	×
②	×	○	○	○
③	×	×	○	×
④	○	×	○	○
⑤	○	×	×	○

14 次のA～Dの文のうち，「保育所保育指針」(平成29年3月)の「第2章　保育の内容」の「3　3歳以上児の保育に関するねらい及び内容」の「(2)ねらい及び内容　オ　表現」に関する記述として，適切な記述を○，不適切な記述を×とした場合の正しい組み合わせを，あとの①～⑤から1つ選びなさい。　(難易度■■■■■)

A　生活の中で様々な音，形，色，手触り，動きなどに気付いたり，感じたりするなどして楽しむ。

B　友達同士で表現する過程を楽しんだりし，表現する喜びを味わい，意欲をもつようになる。

C　音楽に親しみ，歌を歌ったり，簡単なリズム楽器を使ったりなどする楽しさを味わう。

D　自分のイメージを動きや言葉などで表現したり，演じて遊んだりするなどの楽しさを味わう。

	A	B	C	D
①	○	○	×	○
②	○	×	○	○
③	○	○	○	×
④	×	○	×	×
⑤	×	×	○	×

15 「保育所保育指針」(平成 29 年 3 月)の「第 2 章　保育の内容」の「2　1 歳以上 3 歳未満児の保育に関わるねらい及び内容」の「(2)ねらい及び内容　ア　健康」の内容に関する記述として，適切でないものを，次の①～⑤から 1 つ選びなさい。　(難易度■■□□□)

① 食事や午睡，遊びと休息など，保育所における生活のリズムが形成される。
② 走る，跳ぶ，登る，押す，引っ張るなど全身を使う遊びを楽しむ。
③ 個人差に応じて授乳を行い，離乳を進めていく中で，様々な食品に少しずつ慣れ，食べることを楽しむ。
④ 保育士等の助けを借りながら，衣類の着脱を自分でしようとする。
⑤ 便器での排泄(せつ)に慣れ，自分で排泄(せつ)ができるようになる。

16 次の(a)～(d)の下線部のうち，「保育所保育指針」(平成 29 年 3 月)の「第 2 章　保育の内容」の「4　保育の実施に関して留意すべき事項」として，正しいものを○，誤ったものを×とした場合の正しい組み合わせを，あとの①～⑤から 1 つ選びなさい。　(難易度■■■□□)

子どもの生活の(a)重要性を踏まえ，家庭及び地域社会と(b)協力して保育が展開されるよう配慮すること。その際，家庭や地域の機関及び団体の協力を得て，(c)地域の自然，(d)外国籍や地域の子ども等を含む人材，行事，施設等の地域の資源を積極的に活用し，豊かな生活体験をはじめ保育内容の充実が図られるよう配慮すること。

	(a)	(b)	(c)	(d)
①	×	×	○	×
②	×	○	○	○
③	○	○	×	×
④	○	×	○	○
⑤	○	×	×	○

解答・解説

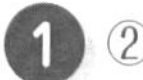 ②

解説

A　適切。児童福祉施設の設備及び運営に関する基準第35条の規定に基づいた施設である。

B　不適切。保育及び教育ではなく，「養護及び教育」である。養護と教育が一体となり，保育は展開される。

C　不適切。すべての子育て家庭ではなく，「地域の子育て家庭」である。第4章子育て支援には，地域の保護者等に対する子育て支援について記述されている。

D　不適切。積極性ではなく「専門性」である。第5章「職員の資質向上」では，保育所職員に求められる専門性についての記述がある。

2 ②

解説

①　適切。安心感と信頼感とは基本的信頼感のことである。これが基盤となり，子どもの主体的な活動へつながっていく。

②　不適切。子どもの生命の保持ではなく，「子どもの個人差」である。生命の保持とは，養護の概念の中に含まれる内容である。

③　適切。それぞれの発達段階を踏まえた保育が必要である。生活に必要な習慣や態度を身に付けながら，安定感をもって遊ぶことが重要である。

④　適切。人間関係領域では，1歳以上3歳未満児は保育士等の仲立ちにより他の子どもと関わりながら遊ぶこと，3歳以上児では，集団的で協同的な活動の中で遊ぶことが記述されている。

⑤　適切。保護者がそれぞれ抱えている背景に配慮し，適切に援助することが重要である。

3 ⑤

解説

A　不適切。基本的信頼感を形成することではなく，「生命の保持及び情緒の安定を図ること」である。

B　適切。5領域のうちの表現領域に関する記述である。

C　不適切。好奇心や探究心ではなく，「豊かな心情や思考力」である。好奇心や探究心は，「幼児期の終わりまでに育ってほしい姿」の「キ　自然との関わり・生命尊重」に記述されている。

D　適切。「保育の目標」の前文に，生涯にわたる人間形成にとって極めて重要な時期であることが記述されている。乳幼児期に人との関わり方の基礎を培い，のぞましい未来をつくり出す力へつなげていく。

4 ②

解説

イ，**エ**はともに「旧保育所保育指針」(平成20年3月)に含まれているものである。

5 ④

解説

ウは「協調性」ではなく「協同性」，**エ**は「学び・意識向上」ではなく「道徳性・規範意識の芽生え」，**ケ**は「表現力による伝え合い」ではなく「言葉による伝え合い」である。

6 ①

解説

(a)　正しい。保育環境は3つに分類されている。人的環境，物的環境，自然や社会の事象である。

(b)　正しい。イの記述に「子どもの活動が豊かに展開されるよう，保育所の設備や環境を整え，保育所の保健的環境や安全の確保などに努めること」とあるように，すべての環境が子どもの生活に影響していると考えられている。

(c)　誤り。正しくは「計画的に」である。「3　保育の計画及び評価」では「保育の内容が組織的・計画的に構成され，保育所の生活の全体を通して，総合的に展開されるよう，全体的な計画を作成しなければならない」と記述されている。計画的に環境を構成し，総合的な保育へつなげていくということである。

(d)　誤り。正しくは「工夫して」である。(b)の引用にあるように，保健や安全の確保にも記述があるが，そのことだけにはとどまらない。

7 ①

解説

A　適切。保育所では多様職種の職員が協力して保育を実施している。第

5章「職員の資質向上」では，「保育士・看護師・調理員・栄養士等，それぞれの職務内容に応じた専門性を高めるため」とその職員構成を具体的に記述している。

B　不適切。積極的な支援ではなく「必要な援助」である。「援助」は子どもへ，「支援」は保護者や家庭へ使用する。

C　不適切。能動的な遊びではなく「主体的な活動」である。保育所保育指針では子どもの主体性や主体的な活動を重視している。

D　適切。「(4)保育内容等の評価」では，保育記録を通して評価を行い，保育実践の改善に努めることが記載されている。

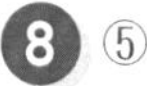

8 ⑤

解説

①〜④は「子どもの命を守り，一人一人の子どもが快適に，そして健康で安全にすごせるようにするとともに，その生理的欲求が十分に満たされ，健康増進が積極的に図られるようにすることは一人一人の子どもの生存権を保障する」ことでもある。　⑤は「情緒の安定」のねらいの1つである。

9 ②

解説

①　適切。養護の理念には「子どもの生命の保持及び情緒の安定を図るために保育士等が行う援助や関わりである」と記述されている。これは，生命の保持に関連する文である。

②　不適切。この文は「乳児保育における保育の実施に関わる配慮事項」の記述である。正しくは，「家庭との連携を密にし，嘱託医等との連携を図りながら，子どもの疾病や事故防止に関する認識を深め，保健的で安全な保育環境の維持及び向上に努める」である。

③　適切。養護のねらいにあるように，健康や安全についての記述である。

④　適切。養護のねらいにあるように，積極的な健康増進についての記述である。

⑤　適切。特に生命の保持に関わる子どもの体調の変化には迅速な対応と正確な判断が求められる。

10 ⑤

解説

(a)　誤り。正しくは「子どもの人権」である。第5章「職員の資質向上」では，保育所職員の専門性として，「子どもの最善の利益を考慮し，人権に配慮した保育を行う」ために倫理観等が基盤となることが記述されている。

(b) 正しい。家庭及び地域社会との連携は保育所保育指針の中で重要とされている。

(c) 誤り。正しくは「個人情報」である。プライバシーについては第4章「子育て支援」で「子どもの利益に反しない限りにおいて，保護者や子どものプライバシーを保護し，知り得た事柄の秘密を保持すること」と記述されている。

(d) 正しい。「苦情」という言葉が出てくるのは，この文だけである。

 ④

解説

①，② 適切。人間領域では人々と支え合って生活するために，自立心を育てることをねらいとしている。

③，⑤ 適切。社会生活における望ましい習慣や態度を身に付けることがねらいとされている。

④ 不適切。健康領域の内容である。しなやかな心と体の発達を促すことが，健康領域の内容の取扱いで記述されている。

 ④

解説

A，B 不適切。この文は「1歳以上3歳未満児の保育に関わるねらい及び内容」の記述である。

C，D 適切。絵本や物語，文字などへの記述は3歳以上児の保育で初めて示されている。

13 ③

解説

(a) 不適切。正しくは「自然」である。環境領域では，自然と動植物への親しみや感動などが大切にされている。

(b) 不適切。正しくは「生活」である。「生活や遊び」と並列で記述されることが多いが，ここでの「生活」は，遊びを含んだ子どもの日常生活全般を指す。

(c) 適切。幼児期の終わりまでに育ってほしい姿にも数量などに対する記述がある。

(d) 不適切。正しくは「感覚」である。「育みたい資質・能力」のひとつに

「知識及び技能の基礎」と記述されているが，それらを身につけさせることは体験を通した感覚である。

 ②

解説

A　適切。表現領域の「内容」①における記述である。このために遊具や用具などを整えることが大切である。

B　不適切。「幼児期の終わりまでに育ってほしい姿」の「コ　豊かな感性と表現」における記述の一部である。

C　適切。Aと同様の⑥における記述である。乳児保育以外では表現領域に「音楽」に関連する記述が見られ，乳児保育では「歌やリズム」と限定的な表現になっている。

D　適切。Aと同様の⑧における記述である。「演じる」ことについての記述はこの部分だけであるが，3歳児以下の保育でも演じる経験，何かを模倣する経験は大切にされている。

15 ③

解説

①　適切。健康領域の「内容」②における記述である。乳児保育では「生活のリズムの感覚が芽生える」とされ，1歳以上児の保育ではこのような記述となっている。

②　適切。「内容」③における記述である。この時期の運動発達での特徴は歩行の完成である。また手指の細かい動きも可能となってくる。

③　不適切。この記述は，乳児保育での「健やかに伸び伸びと育つ」視点での記述である。離乳は生後5か月前後からスタートする。

④　適切。領域の「内容」⑥における記述である。手指の動きが発達してくる時期なので，ボタンはめなどもできるようになる。

⑤　適切。領域の「内容」⑦における記述である。おむつがはずれる時期は個人差があるが，この時期には排尿感覚がわかるようになり，また「おしっこ出た」など言語での伝達も可能となる。

16 ①

解説

(a)　不適切。正しくは「連続性」である。連続性とは長期的スパンでの時間的経過を指しているが，乳児期から幼児期，児童期以降への切れ目のない保育・教育が重要とされている。

(b) 不適切。正しくは「連携」である。協力は力を合わせることであるが，連携は連絡提携の意味を持ち，こまめに連絡を取り合いながら一緒に物事を進めていくことである。

(c) 適切。

(d) 不適切。正しくは，「高齢者や異年齢の子ども」である。外国籍の子どもに対しては，第4章「子育て支援」で個別配慮の対象として記述されている。

第11章

専門試験
保育の現状

POINT

1．少子化問題・対策

少子化問題・対策

日本の合計特殊出生率は，第1次ベビーブーム期には4.3を超えていたが，1950年以降急激に低下し，2005年には過去最低である1.26まで落ち込んだ。その後，2015年には1.45まで上昇したものの，2022年は1.26と前年の1.30より低下し，過去最低となった。

少子化の背景には，核家族化の進展など家族を取り巻く環境の多様化や，個々人の結婚や出産，子育ての希望の実現を阻む様々な要因が絡み合っている。

新たな「少子化社会対策大綱」

新たな「**少子化社会対策大綱**」が2020年5月29日に閣議決定された。基本的な目標として「**希望出生率1.8**」の実現を掲げ，目標実現のための具体的な道筋を示すことがねらいである。

【新たな「少子化社会対策大綱」のポイント】

(1) **結婚支援**

地方公共団体が行う総合的な結婚支援の取組を一層支援し，結婚に伴う新生活のスタートアップに係る経済的負担を軽減

(2) **妊娠・出産への支援**

〈不妊治療〉不妊治療の費用助成を行うとともに，適応症と効果が明らかな治療には広く医療保険の適用を検討し，支援を拡充

〈切れ目のない支援〉産後ケア事業の充実等

(3) **仕事と子育ての両立**

〈男性の家事・育児参画促進〉男性の育休取得率30％を目標に向けた総合的な取組の推進

〈育児休業給付〉上記取組の推進状況を踏まえ，中長期的な観点からその充実を含め，効果的な制度の在り方を総合的に検討

〈待機児童解消〉保育の受け皿確保

(4) **地域・社会による子育て支援**

保護者の就業の有無等にかかわらず多様なニーズに応じて，全ての子育て家庭がそれぞれが必要とする支援にアクセスでき，安全かつ安心して子供を育てられる環境を整備

(5) **経済的支援**

〈児童手当〉財源確保の具体的な方策と併せて，子供の数や所得水準に応じた効果的な給付の在り方を検討

〈高等教育の修学支援〉多子世帯に更に配慮した制度の充実を検討

〈幼児教育・保育の無償化〉2019 年からの無償化を着実に実施

2．認可保育所と認可外保育所

認可保育所とは，児童福祉法に基づき都道府県または政令指定都市または中核市が設置を認可した施設をいう。児童福祉法上の保育所に該当するが認可を受けていない保育施設は,「認可外保育施設」または「認可外保育所」と呼ばれ，設置は届出制である。

令和 4 年度の認可保育所数は 30,358 か所であり，利用児童は 2,936,183 人である(令和 4 年社会福祉施設等調査の概況)。また，認可外保育所数は 20,058 か所であり，利用児童数は 232,995 人である(令和 3 年度 認可外保育施設の現況取りまとめ)。

「新子育て安心プラン」では，さらに保育の受け皿の整備を行うとし，幼稚園の空きスペースやベビーシッター(認可外の居宅訪問型保育事業)を含めた地域のあらゆる子育て資源を活用するとしている。

3．多様な保育サービスと支援

子どもを取り巻く環境は多様になってきている。子どもの貧困，虐待，外国籍，ひとり親など子どもの成長・発達にネガティブな影響を与えると考えられている要因が数多く存在し，それぞれの家庭の背景に応じて，多様なサービスを用意し，必要な支援をしていく必要がある。

保育所保育指針「第 4 章　子育て支援」では,「保育所における保護者に対する子育て支援は，全ての子どもの健やかな育ちを実現することができるよう，第 1 章及び第 2 章等の関連する事項を踏まえ，子どもの育ちを家庭と連携して支援していくとともに，保護者及び地域が有する子育てを自ら実践する力の向上に資するよう，次の事項に留意するものとする」と記載されている。その中でも「2　保育所を利用している保護者に対する子育て支援」で病児保育，障害や発達上の課題，外国籍家庭，育児不安，不適切な養育，虐待など配慮が必要な家庭への支援について次のように記載されている。

(2)　保護者の状況に配慮した個別の支援

ア　保護者の就労と子育ての両立等を支援するため，保護者の多様化した保育の需要に応じ，病児保育事業など多様な事業を実施する場合には，保護者の状況に配慮するとともに，子どもの福祉が尊重されるよう努め，子どもの生活の連続性を考慮すること。

イ　子どもに障害や発達上の課題が見られる場合には，市町村や関係機関と連携及び協力を図りつつ，保護者に対する個別の支援を行うよう努めること。

ウ　外国籍家庭など，特別な配慮を必要とする家庭の場合には，状況等に応じて個別の支援を行うよう努めること。

(3) 不適切な養育等が疑われる家庭への支援

ア　保護者に育児不安等が見られる場合には，保護者の希望に応じて個別の支援を行うよう努めること。

イ　保護者に不適切な養育等が疑われる場合には，市町村や関係機関と連携し，要保護児童対策地域協議会で検討するなど適切な対応を図ること。また，虐待が疑われる場合には，速やかに市町村又は児童相談所に通告し，適切な対応を図ること。

4．保育の課題と対策

少子化対策

少子化対策の一環として，結婚支援，妊娠・出産への支援，男女共に仕事と子育てを両立できる環境の整備，地域・社会による子育て支援，経済的な支援等，ライフステージに応じた総合的な少子化対策を推進している。**令和3年版子供・若者白書**「第5章　子供・若者の成長のための社会環境の整備」の「第2節　子育て支援等の充実」には，子どもと子育てを応援する取り組みとして以下の記載がある。

平成27年度から施行された子ども・子育て支援新制度では，質の高い保育・教育の提供を行うこととしている。

令和2年4月1日時点の待機児童数は12,439人で，前年度と比較して約4,300人の減少となり，待機児童数調査開始以来最少の調査結果となった。これまで25歳から44歳までの女性就業率の上昇や，それに伴う保育利用申込み率の伸びに対応するため，平成29年6月に「子育て安心プラン」を公表し，女性就業率8割に対応できるよう，令和2年度末までに32万人分の保育の受け皿を整備することとして，整備を行ってきた。

令和3年度以降については，25歳から44歳の女性就業率の更なる上昇に対応するため，令和2年12月に取りまとめた「新子育て安心プラン」に基づき，令和3年度から令和6年度末までの4年間で約14万人分の保育の受け皿を整備するほか，①地域の特性に応じた支援，②魅力向上を通じた保育士の確保，③地域のあらゆる子育て資源の活用を柱とする各種施策を推進することにより，できるだけ早く待機児童の解消を目指す。また，保育の受け皿整備に対応した保育人材の確保を進めるため，処遇改善などの総合的な確保策を実施している。

子ども虐待

子ども虐待による死亡事例等の検証結果等について(第19次報告，厚生労働省)では，虐待死亡事例のおよそ半数が0歳児であることからも，子どもが低年齢・未就園である場合や離婚・未婚等によりひとり親である場合に，特に注意して対応する必要があるとしている。

演習問題

1 日本の戦後の出生数及び合計特殊出生率について述べた文として適切でないものを，次の①～⑤から１つ選びなさい。　(難易度■■■□□)

① 合計特殊出生率とは，一人の女性が一生の間に産むとした子供の数の平均を示す。

② 第１次ベビーブーム期の1949年は，戦後最高の出生数であった。

③ 1966年のひのえうまの年は，前年より合計特殊出生率が下がった。

④ 2005年は，過去最低の合計特殊出生率であった。

⑤ 2015年からは，毎年合計特殊出生率が上がり続けている。

2 少子化に関する記述として適切なものを，次の①～⑤から１つ選びなさい。
(難易度■■■□□)

① 人口が長期的・安定的に維持される合計特殊出生率を人口置換水準というが，国際連合は人口置換水準が2.1となった場合，少子化傾向にあるとしている。

② 欧米ではわが国にさきがけて1960年代から少子化傾向が見られるようになったが，その後，わが国の合計特殊出生率が急激に下がったため，1980年代には同水準となった。

③ 少子化は先進国共通の問題であり，アジアで少子化が深刻な社会問題となっているのはわが国だけであって，その他のアジア諸国はむしろ多産社会となっている。

④ 1989(平成元)年の人口動態統計で合計特殊出生率が1.57となり，1966(昭和41)年の1.58を下回ったため，「1.57ショック」として少子化問題が社会的な関心を集めた。

⑤ わが国の合計特殊出生率は，2005(平成17)年の国勢調査による確定値で同年は1.26と過去最低を記録，その後も横ばい状態が続いている。

3 次のA～Dの文のうち，少子高齢化に関する2022年度の国民生活基礎調査の結果の概要の記述として，適切な記述を○，不適切な記述を×とした場合の正しい組み合わせを，あとの①～⑤から１つ選びなさい。
(難易度■■□□□)

A 65歳以上の高齢者が単独で生活している世帯は873万世帯(31.8％)と

なっている。

B　児童のいる世帯は全世帯の18.3%となっており，児童が1人いる世帯は児童のいる世帯の49.3%となっている。

C　1986年の調査では，1～3人以上の児童がいる世帯は46.2%であったが，年々減少し，2022年では18.3%となっている。

D　少子高齢化になり，高齢者と児童が共に生活する三世代世帯は増加傾向にある。

	A	B	C	D
①	○	○	○	×
②	○	×	×	×
③	○	×	×	○
④	×	×	○	○
⑤	×	○	○	○

4 次の(a)～(d)の下線部のうち，令和3年度出生に関する統計の概況における国際比較の内容として，正しいものを○，誤ったものを×とした場合の正しい組み合わせを，あとの①～⑤から1つ選びなさい。

(難易度■■■■□)

韓国，シンガポール，フランス，ドイツ，イタリア，スウェーデン，イギリス及びアメリカについて合計特殊出生率の年次推移をみると，ヨーロッパの5か国は，1960年代後半から1970年代前半にかけて(a)上昇傾向がみられた後，フランス，スウェーデン及びイギリスは上下変動しながらも2000年から2010年頃まで(b)上昇したものの，その後(c)低下している。一方，(d)アメリカ及びシンガポールは，時期に差があるものの，合計特殊出生率3～4という高い水準からの急激な低下がみられた後，1に近い水準で推移している。

	(a)	(b)	(c)	(d)
①	○	○	×	×
②	○	×	○	○
③	×	○	○	×
④	○	×	○	○
⑤	×	○	×	○

5 2020年5月29日に閣議決定された「少子化社会対策大綱～新しい令和の時代にふさわしい少子化対策へ～」の概要に示されている5つの基本的な考え方に該当しないものを，次の①～⑤から1つ選びなさい。

(難易度■■■□□)

① 自己の意思決定により，子供が生涯を見通せる社会をつくる
② 多様化する子育て家庭の様々なニーズに応える
③ 結婚，妊娠・出産，子供・子育てに温かい社会をつくる
④ 地域の実情に応じたきめ細かな取組を進める
⑤ 科学技術の成果など新たなリソースを積極的に活用する

6 認定こども園に関する記述として不適切なものを，次の①～⑤から1つ選びなさい。 (難易度■■□□□)

① 認定こども園は，教育・保育を一体的に行う施設で，幼稚園と保育所の両方の良さを併せ持っている施設である。
② 認定こども園には，幼保連携型，幼稚園型，保育所型，地方裁量型の4つのタイプが認められている。
③ すべてのタイプの認定こども園における必要な職員資格は，幼稚園教諭免許である。
④ 2011年には認定こども園数は762であったが，2022年には9,220に増加した。
⑤ 幼稚園型の認定こども園は，認可幼稚園が，保育が必要な子どものための保育時間を確保するなど，保育所的な機能を備えて認定こども園としての機能を果たすタイプである。

7 認定こども園の説明について適切でないものを，次の①～⑤から1つ選びなさい。 (難易度■□□□□)

① 幼稚園，保育所のうち，一定の機能と基準を満たす施設が，厚生労働大臣から認定を受けることができる。
② すべての子育て家庭を対象に，子育て不安に対応した相談活動や親子の集いの場の提供を行う。
③ 保護者が働いている，いないにかかわらず子どもを受け入れて，教育・保育を一体的に行う。
④ 具体的な認定基準は，文部科学大臣と厚生労働大臣が協議して定める

「国の指針」を参酌して，各都道府県が条例で定める。

⑤ 地域の実情に応じて，幼保連携型，幼稚園型，保育所型，地方裁量型の多様なタイプが認められる。

8 次の表は，2013 年から 2023(令和 5)年 4 月 1 日時点までの待機児童数の推移を示したものである。この表の説明として誤っているものを，あとの①～⑤から 1 つ選びなさい。 (難易度■□□□□)

	待機児童数	
	4月1日時点	増減数
2013(平成25)年	22,741人	▲2,084人
2014(平成26)年	21,371人	▲1,370人
2015(平成27)年	23,167人	1,796人
2016(平成28)年	23,553人	386人
2017(平成29)年	26,081人	2,528人
2018(平成30)年	19,895人	▲6,186人
2019(平成31)年	16,772人	▲3,123人
2020(令和2)年	12,439人	▲4,333人
2021(令和3)年	5,634人	▲6,805人
2022(令和4)年	2,944人	▲2,690人
2023(令和5)年	**2,680人**	**▲264人**

(厚生労働省 保育所等関連状況取りまとめ 令和 5 年 4 月 1 日)

① 2023 年 4 月の待機児童数は，前年と比べて少なくなっている。

② 2017 年 4 月の待機児童数が最も多い。

③ 2020 年 4 月の待機児童数は，前年よりも 4,333 人増加している。

④ 最も待機児童数が少ないのは，2023 年 4 月である。

⑤ 待機児童数は 2017 年をピークに現在では減少している。

9 待機児童に関する記述として適切なものを，次の①～⑤から 1 つ選びなさい。 (難易度■■■■□)

① 待機児童とは，保育を必要とする保育所入所申請をしているにもかかわらず，保育所の施設定員超過などの理由で入所できない状態，またはその状態にある児童のことをいう。

② 1994 年の「エンゼルプラン」を契機に保育所の新設が例年実施されてきたが，待機児童の数は増える一方となっている。

③ 待機児童は都市部よりも，認可保育所の数が少ない地方，特に過疎地域に多く見られるという現象が起きている。

④ 待機児童を 3 歳児以上と 3 歳児未満で区分した場合，3 歳児未満が減少しているのに対し，3 歳児以上の待機児童は 1999(平成 11)年以降，右

肩上がりに増えている。

⑤　待機児童の解消を目指し，女性の就業率の上昇を踏まえた保育の受け皿整備，地域の子育て資源の活用を進めるため，「子育て安心プラン」が2020(令和 2)年に策定された。

10 次の【Ⅰ群】の記述と【Ⅱ群】の語句を結びつけた場合の正しい組み合わせを，あとの①～⑤から1つ選びなさい。　(難易度■■■■□)

【Ⅰ群】

A　すべての子どもは，豊かな愛情のなかで心身ともに健やかに育てられ，自ら伸びていく無限の可能性を持っています。

B　全て児童は，児童の権利に関する条約の精神にのっとり，適切に養育されること，その生活を保障されること，愛され，保護されること，その心身の健やかな成長及び発達並びにその自立が図られることその他の福祉を等しく保障される権利を有する。

C　保育所は，児童福祉法(昭和 22 年法律第 164 号)第 39 条の規定に基づき，保育を必要とする子どもの保育を行い，その健全な心身の発達を図ることを目的とする児童福祉施設であり，入所する子どもの最善の利益を考慮し，その福祉を積極的に増進することに最もふさわしい生活の場でなければならない。

【Ⅱ群】

ア　保育所保育指針

イ　児童福祉法

ウ　児童憲章

エ　全国保育士会倫理綱領

	A	B	C
①	ウ	イ	ア
②	エ	イ	ア
③	ウ	ア	イ
④	エ	ウ	イ
⑤	イ	ウ	ア

11 次のA～Dの文のうち，幼児教育・保育の無償化に関する令和3年版「子供・若者白書(子育て支援等の充実)」の記述として，適切な記述を○，不

適切な記述を×とした場合の正しい組み合わせを，あとの①～⑤から1つ選びなさい。 (難易度■■■■■)

A 令和元年10月より，3歳から5歳までの子供及び0歳から2歳までの住民税非課税世帯の子供についての幼稚園，保育所，認定こども園等の費用が無償化された。

B 若い世代が理想の子供数を持たない理由は，晩婚化や晩産化であり，子育ての負担軽減措置を講じることは，重要な少子化対策の一つとなるものである。

C 幼児教育は生涯にわたる人格形成の基礎を培うものであり，子供たちに質の高い幼児教育の機会を保障することは極めて重要であるため，無償化にすることは重要である。

D 就学前の障害児の発達支援については，無償化する措置を講じていない。

	A	B	C	D
①	○	○	○	×
②	○	×	○	×
③	○	×	×	○
④	×	×	×	○
⑤	×	○	○	○

12 次の表は，2013年から2021(令和3)年4月1日時点までの貧困率の推移を示したものである。この表を説明した記述として誤っているものを，あとの①～⑤から1つ選びなさい。 (難易度■■■■□)

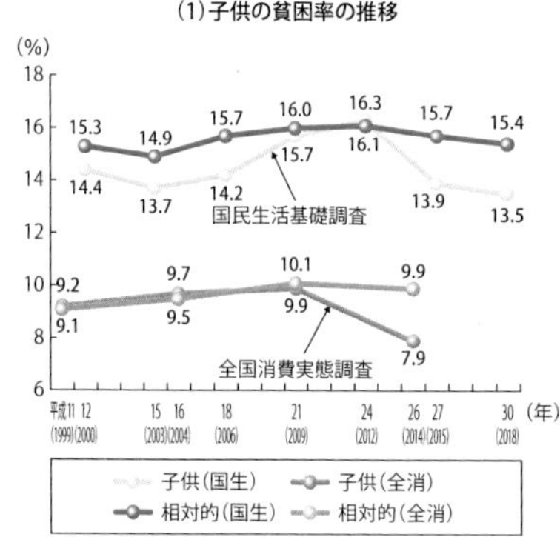

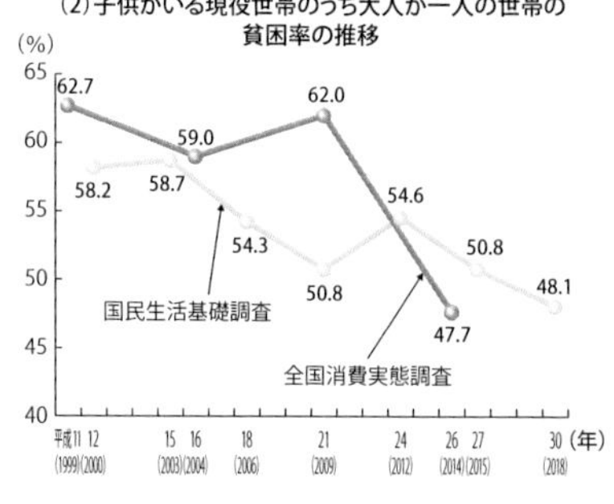

(令和3年版 子供・若者白書)

① 国民生活基礎調査における子供の貧困率は，平成 24 年をピークに減少している。

② 子供がいる現役世帯のうち大人一人の世帯の貧困率は，減少している。

③ 子供がいる現役世帯のうち大人一人の世帯の貧困率は，全体のおよそ半数に及び，高い水準にある。

④ 国民生活基礎調査における子供の貧困率は，平成 27 年よりも平成 30 年の方が 0.4%減少している。

⑤ 子供がいる現役世帯のうち大人一人の世帯の貧困率は，全国消費実態調査では，平成 21 年が最も低い値である。

13 次の(a)～(d)の下線部のうち，ひとり親の状況における内容として，正しいものを○，誤ったものを×とした場合の正しい組み合わせを，あとの①～⑤から 1 つ選びなさい。 (難易度■■■□□)

子供のいる世帯は徐々に(a)減少しているが，昭和 60(1985)年には全世帯の 4 割を占めていた「夫婦と子供」の世帯は令和 2(2020)年時点では全体の 25%となり，単独世帯とひとり親世帯が全体の約半数を占めるようになった。厚生労働省「全国ひとり親世帯等調査」(令和 3 年度)によると，ひとり親世帯の 88.9%が(b)母子世帯である。また，(c)母子世帯の平均年間収入は(d)200 万円未満である。

	(a)	(b)	(c)	(d)
①	○	○	×	×
②	○	○	○	×
③	×	○	○	×
④	○	×	○	○
⑤	×	○	×	○

14 次の【Ⅰ群】の記述と【Ⅱ群】の語句を結びつけた場合の正しい組み合わせを，あとの①～⑤から 1 つ選びなさい。 (難易度■■■□□)

【Ⅰ群】

A 子どもの人格や才能などを伸ばし，社会において自律した生活を送れるようにすることなどの目的から，子どもをサポートして社会性を育む行為である。

B 子どもの身体に何らかの苦痛を引き起こし，または不快感を意図的にもたらす行為(罰)である。

C　大人と同様に子どももまた，尊厳を有する人権の主体であり，叩く等の行為は人権侵害として許されない。

【Ⅱ群】

ア　子どもの権利侵害　　イ　体罰

ウ　しつけ　　エ　暴力

オ　教育

	A	B	C
①	ウ	イ	ア
②	ウ	エ	オ
③	ウ	イ	エ
④	オ	エ	ウ
⑤	オ	イ	ア

15 次のA～Dの文のうち，ヤングケアラーに関する記述として適切な記述を○，不適切な記述を×とした場合の正しい組み合わせを，あとの①～⑤から1つ選びなさい。　(難易度■■■□□)

A　令和4年の調査報告で「ヤングケアラー」と思われる子どもがいるかわからないと回答した学校に理由をきいたところ，「家族内のことで問題が表に出にくく，子どものヤングケアラーとしての状況の把握が難しい」という回答が85%以上あった。

B　令和4年の調査報告では，ヤングケアラーと思われる子どもの状況については，「きょうだいの世話」が最も高く，80%近くを占めている。

C　「ヤングケアラー」とは，本来大人が担うと想定されているような家事や家族の世話などを時々行っている18歳未満の子どものことを指す。

D　「ヤングケアラー」はその責任や負担の重さにより，学業や友人関係などに影響が出てしまうことがあるので，周囲の人々の気付きや支援が必要である。

	A	B	C	D
①	○	○	×	○
②	○	×	○	×
③	×	○	×	○
④	○	×	○	○

⑤ × ○ ○ ×

16 次のネグレクトに関する記述のうち，【Ⅰ群】の記述と【Ⅱ群】の語句を結びつけた場合の正しい組み合わせを，あとの①～⑤から1つ選びなさい。 (難易度■■■■■)

【Ⅰ群】

A 本人・家族に寄り添った支援を継続することに加え，母本人への早期のアプローチとして，母の生活圏において妊娠期や周産期に関する情報を容易に取得・相談等ができる支援体制の整備等，中心となって進めていく必要がある。

B 0日児死亡事例の母は，社会的孤立が顕著で，助産師などの立ち会いなしに自宅等で出産した事例が多いと考えられるため，把握が難しい。

C 一定程度のリスクを有する母や妊婦の情報を把握した場合は，ネグレクトが生じる可能性のある事例として関係者間で共有するなどし，その家庭を見守り，慎重に対応していくことが重要である。

【Ⅱ群】

ア 地方自治体　イ 児童相談所　ウ 医療機関　エ 家族

	A	B	C
①	ウ	イ	ア
②	エ	イ	ウ
③	ウ	エ	イ
④	ア	ウ	イ
⑤	イ	ウ	ア

17 次の(a)～(d)の下線部のうち，保育所の状況における内容として，正しいものを○，誤ったものを×とした場合の正しい組み合わせを，あとの①～⑤から1つ選びなさい。 (難易度■■□□□)

「保育所等関連状況取りまとめ(令和5年4月1日)」によると，保育所等利用定員は305万人であり，前年比0.7万人の(a)増加となっている。また，保育所等を利用する児童の数は272万人であり，前年比1.3万人の(b)増加である。年齢区分別待機児童数を見てみると，(c)3歳未満児が全体の90.9%を占める。そのうち，特に(d)0・1歳児(2,280人(85.1%))が多い。

	(a)	(b)	(c)	(d)
①	○	×	○	×
②	○	×	○	○
③	×	○	○	×
④	○	×	×	○
⑤	×	○	×	○

18 保育所等に関する記述として適切なものを，次の①～⑤から１つ選びなさい。 (難易度■■■■■)

① 保育所等数は平成 27 年度から令和 5 年度まで，平成 28 年に一度減少に転じた以外は増加しつづけている。

② 保育所の定員は，平成 27 年度から令和 5 年度まで，増加し続けている。

③ 保育所等利用児童数は，平成 27 年度から令和 4 年度まで増加し続けていたが，令和 5 年度では減少した。

④ 保育所等待機児童数は，令和 2 年度に 1 万人を切った。

⑤ 保育利用率は平成 26 年度以降，増加しつづけている。

19 認可保育所に関する記述として適切なものを，次の①～⑤から１つ選びなさい。 (難易度■□□□□)

① 保育所，幼稚園ともに児童福祉施設である。

② 対象児童は保育所が 0 歳から就学前の保育を必要とする児童であるのに対し，幼稚園は満 3 歳から就学前の幼児である。

③ 入所は保育所，幼稚園とも市町村と保護者との契約によって決定する。

④ 幼稚園には春，夏，冬休みがあるが，保育所の休みとなるのは基本的に祝祭日に限られている。

⑤ 保育所や認定こども園を管轄するのは厚生労働省，幼稚園を管轄するのは文部科学省である。

20 児童福祉施設の設備及び運営に関する基準に規定された保育所の設備の基準として適切なものを，次の①～⑤から１つ選びなさい。

(難易度■■□□□)

① 乳児又は満 2 歳に満たない幼児を入所させる保育所には，乳児室，医務室，調理室及び便所を設けること。

② 乳児室の面積は乳児又は満2歳に満たない幼児1人につき, 3.3平方メートル以上であること。

③ 満2歳以上の幼児を入所させる保育所には, 保育室又は遊戯室, 屋外遊戯場, 調理室及び便所を設けること。

④ 保育室又は遊戯室の面積は満2歳以上の幼児1人につき, 3.3平方メートル以上であること。

⑤ 保育室には, 保育に必要な用具を備えること。

21 次の(a)～(d)の下線部のうち, 医療的ケア児における状況として, 正しいものを○, 誤ったものを×とした場合の正しい組み合わせを, あとの①～⑤から1つ選びなさい。 (難易度■■□□□)

医療的ケア児とは, 医学の進歩を背景として, NICU等に長期入院した後, 引き続き人工呼吸器や胃ろう等を使用し, たんの吸引や経管栄養などの医療的ケアが(a)日常的に必要な児童のことである。全国の医療的ケア児(在宅)は推計約2万人とされている。医療的ケア児の支援に向けた主な取組としては, 医療的ケア児(b)保育支援事業があげられる。保育所等において医療的ケアを必要とする子どもの受入体制の整備を推進するため, (c)医師等の配置や(d)看護師等の喀たん吸引等に係る研修の受講等への支援を実施する。

	(a)	(b)	(c)	(d)
①	○	×	○	×
②	○	○	×	×
③	×	×	○	×
④	○	○	×	○
⑤	×	○	×	○

22 次のA～Dの文のうち, 多様な保育状況に関する記述として, 適切な記述を○, 不適切な記述を×とした場合の正しい組み合わせを, あとの①～⑤から1つ選びなさい。 (難易度■■□□□)

A 夜間保育は, 夜間, 保護者の就労等により保育に欠ける児童の保育を実施することであり, おおよそ午後10時までとされている。

B 延長保育事業は, 就労形態の多様化等に伴い, やむを得ない理由により, 保育時間を延長するものであるが, 年々利用実績は減少している。

C 病児保育事業は, 子どもが病気で自宅での保育が困難な場合に, 病院や保育所等で病気の児童を一時的に保育する事業である。

D　障害児保育は，平成22年には13,950か所で行われており，令和元年度には18,947か所で行われ，増加している。

	A	B	C	D
①	○	○	×	○
②	○	×	○	×
③	×	○	×	○
④	○	×	○	○
⑤	×	○	○	×

23 次の(a)～(d)の下線部のうち，外国籍の子どもの状況に関する記述として，正しいものを○，誤ったものを×とした場合の正しい組み合わせを，あとの①～⑤から1つ選びなさい。　(難易度■■■■□)

近年，日本に在留する外国人の増加に伴い，外国籍の乳幼児数が増加している。そのため，保育所等においても外国にルーツを持つ子どもの受入れが増加し，(a)<u>英語が通じないことによるコミュニケーション</u>の問題や(b)<u>文化の違い</u>に起因するトラブル，子どもの(c)<u>行動発達</u>の課題など様々な困難に直面する可能性があることが明らかになっている。

	(a)	(b)	(c)
①	×	×	○
②	○	×	○
③	×	○	○
④	○	×	×
⑤	×	○	×

24 「新子育て安心プラン」に関する記述として適切なものを，次の①～⑤から1つ選びなさい。　(難易度■■■■□)

① 待機児童の解消を目指し，保育の受け皿を整備する「新子育て安心プラン」が令和元年にスタートした。

② 保育士の確保として，勤務時間が30時間以下の保育補助者の活躍や，短時間勤務の保育士の活躍が促進される。

③ 小学校の空きスペースを活用し，預かり保育や小規模保育等を整備する。

④　女性(25 ～ 44 歳)の就業率の上昇を支えるプランである。

⑤　保護者への「寄り添う支援」を強化し，マッチングを促す。その施策例として，タクシー等による送迎に対する支援の拡充などがあげられている。

25 次のA～Dの文のうち，保育士のキャリアアップに関する記述として，適切な記述を○，不適切な記述を×とした場合の正しい組み合わせを，あとの①～⑤から１つ選びなさい。　(難易度■■■□□)

A　保育士等キャリアアップ研修とは，保育現場におけるリーダー的職員の育成に関する研修である。

B　研修時間は，１分野 15 時間以上とされており，研修終了後には，修了証が交付される。

C　研修実施機関は各園であり，園内研修などが含まれる。

D　専門分野別研修・マネジメント研修・保育実践研修の３つの研修分野があり，すべてを受講しなければいけない。

	A	B	C	D
①	○	○	×	○
②	○	×	○	×
③	×	○	×	○
④	×	×	○	○
⑤	○	○	×	×

26 子どもや家族を支える施設や機関，法律等として適切でないものを，次の①～⑤から１つ選びなさい。　(難易度■■□□□)

①　各市町村などに設置されている子育て支援センターでは，子育て中の親が集う場を提供したり，様々な相談活動などを実施したりしている。

②　子育てを巡る様々な課題を解決するために，「子ども・子育て支援法」という法律が平成 24 年に公布された。

③　幼稚園と保育所は，厚生労働省所管の児童福祉施設である。

④　保護者が労働等により昼間家庭にいない児童(小学生)が，放課後に小学校の余裕教室，児童館等で過ごすことができるようにしている取組として，放課後児童クラブがある。

⑤　認定こども園とは，保育所と幼稚園の機能を合わせもつ施設である。0 歳から就学前までのすべての乳幼児が対象となる。

27 次の(a)～(d)の下線部のうち，認可外保育施設における状況に関する記述として，正しいものを○，誤ったものを×とした場合の正しい組み合わせを，あとの①～⑤から1つ選びなさい。　(難易度■■■■□)

「認可外保育施設」とは，児童福祉法に基づく認可を受けていない(a)ベビーホテルなどの保育施設のことである。届出対象の認可外保育施設数は令和4年3月現在全国に20,058か所あり，前年の令和3年度よりも(b)減少している。就学前入所児童数は232,995人であり，その他に両親が夜間働いているなどの理由で認可外保育施設を利用している(c)幼児も10,167人いる。最も多く認可外保育施設が設置されている都道府県は(d)神奈川県である。

	(a)	(b)	(c)	(d)
①	○	×	○	×
②	○	○	×	×
③	×	×	○	×
④	○	○	×	○
⑤	×	○	×	○

28 次のア～オの文のうち，「少子化社会対策大綱～新しい令和の時代にふさわしい少子化対策へ～」(令和2年5月29日閣議決定)で示されている基本的な考え方に関する記述として，正しい記述の組み合わせを，あとの①～⑤から1つ選びなさい。　(難易度■■■□□)

ア　結婚・子育て世代が将来にわたる展望を描ける環境をつくる
イ　多様化する子育て家庭の様々なニーズに応える
ウ　家庭内の事情に応じたきめ細かな取組を進める
エ　結婚，妊娠・出産，子供・子育てに温かい社会をつくる
オ　特別給付金制度など新たなリソースを積極的に活用する

①　ア，イ，エ　②　ア，ウ，オ　③　イ，ウ　④　イ，エ，オ
⑤　ウ，オ

解答・解説

1 ⑤

解説

2006年から合計特殊出生率の上昇傾向が続き，2015年は1.46で上昇傾向が続いていたが，2022年は1.26で7年連続で下がり続け過去最低となっている。晩産化や結婚をしない人が増えている影響が大きいとされている。

2 ④

解説

① 人口が長期的・安定的に維持される人口置換水準が2.1であり，それを合計特殊出生率が相当長期間下回っている状態を少子化という。

② 1960年代は，日本より欧米のほうが合計特殊出生率は高かった。1970年代に急激に低下し，1980年代前半にほぼ日本と同水準となった。

③ 韓国，台湾，シンガポールなどのNIESでも少子化が問題となっている。むしろ日本より急激な少子化傾向にある。

④ 適切。1966(昭和41)年は丙午にあたっていたため，出産抑制がおきた。それを下回ったため，「1.57ショック」といわれた。

⑤ 過去最低を記録したのち，やや増加に転じ，2010(平成22)年，2015(平成27)年は1.46まで上昇したが翌年から減少し続けている。

3 ①

解説

A 適切。夫婦のみの世帯は882万1千世帯(65歳以上の者のいる世帯の32.1％)で最も多い。

B 適切。児童のいる世帯18.3％のうち，一人っ子が最も多く9.0％，2人が6.9％，3人以上が2.3％である。

C 適切。2022年では8割以上が児童のいない世帯である。

D 不適切。児童が生活する三世代世帯は，1986年では468万8千世帯(27.0％)，2022年では110万4千世帯(同11.1％)となっており，減少している。

4 ③

解説

(a) 誤り。正しくは「低下傾向」である。

(b), (c) 正しい。上昇した理由には，保育サービスの充実や子育て・就労に関する選択肢の増加などが原因として考えられるが，根本的な解決にはならなかった。

(d) 誤り。正しくは，「韓国」である。シンガポールは1970年には4を超えていたが，2020年は1.10である。また韓国は，1975年に3.3程度であったが，2020年には0.84であり，世界で最速で0人台になった。これはOECD加盟の37か国でも韓国だけである。

 ①

解説

2019年の出生数が90万人を割り込み，「86万ショック」とも呼ぶべき危機的な少子化の進展が浮き彫りになった。深刻さを増す少子化の問題は，社会経済に多大な影響を及ぼし，新型コロナウイルス感染症を乗り越えた先にも存在し続ける国民共通の困難である。この困難に真正面から立ち向かい，子供や家族が大事にされる社会への転換が急務となっている。こうした少子化の問題に取り組むための基本方針として，2020年5月29日に新たな少子化社会対策大綱が閣議決定された。新たな大綱では，基本的な目標として「希望出生率1.8」の実現に向け，令和の時代にふさわしい環境を整備し，国民が結婚，妊娠，出産，子育てに希望を見出せるとともに，男女が互いの生き方を尊重し，主体的な選択により，希望する時期に結婚でき，かつ，希望するタイミングで希望する数の子どもを持てる社会をつくることを掲げている。基本的な考え方の残り1つは「結婚・子育て世代が将来にわたる展望を描ける環境をつくる」である。

6 ③

解説

① 適切。子ども・子育て支援新制度の中で，地域の実情に応じて設置される幼稚園・保育所の両方の機能を併せ持った施設である。

② 適切。もっとも多く設置されているタイプは幼保連携型であり，令和4年まででは全体のおよそ70%以上を占める。ついで，保育所型，幼稚園型，地方裁量型である。

③ 不適切。幼保連携型では保育士資格と幼稚園教諭免許の併有が求められているが，一定の経過措置がある。他のタイプでは満3歳児未満の保育には保育士資格が必要とされている。

④　適切。認定こども園の数は，令和元年 7,208，令和 2 年 8,016，令和 3 年 8,585，令和 4 年 9,220 と増加を続けている。

⑤　適切。保育所型は，「保育が必要な子ども以外の子どもも受け入れるなど，幼稚園的な機能を備えることで認定こども園としての機能を果たすタイプ」である。

7 ①

解説

①　不適切。認定こども園は，就学前の子どもに幼児教育・保育と提供する機能と地域における子育て支援を行う機能を備え，認定基準を満たした施設(幼稚園，保育所など)が都道府県から認定を受ける。

②，③　適切。認定こども園の機能は「就学前の乳幼児に幼児教育・保育を提供」「地域における子育て支援」の 2 つである。

④　適切。都道府県に担当部署を設けることも推進されている。

⑤　この 4 つのタイプが地域の実情に応じて設置されている。東京都，山口県，福岡県では幼稚園型が多いが，長野県，島根県では保育所型が多い。その他の道府県は幼保認定型が多い(令和 4 年 4 月 1 日現在　認定こども園の数)。

8 ③

解説

2020 年 4 月の待機児童数は，前年より減少している。待機児童が減少した原因として，保育の受け皿が拡充したことや，新型コロナウイルス感染症を背景とした利用控えが考えられている。

9 ①

解説

①　適切。ただし，入所可能な保育所があるにもかかわらず，第 1 志望の保育所に入所するため待機している児童などはあてはまらない。

②　エンゼルプランの策定後も様々な対策が継続的に講じられ，待機児童数は増減している。2010(平成 22)年に「子ども・子育てビジョン」が制定された後，待機児童は 2011(平成 23)年から 2014(平成 26)年にかけて減少した。2015(平成 27)年以降待機児童数は増加していたが，2017 年(平成 29 年)をピークに減少している。

③　待機児童は都市部に多く見られる状況にあり，全体の約 6 割を占めて

いる。

④　待機児童は1・2歳児に多く全体の85.1%を占めており，1・2歳児の受け皿拡大を中心に対策を進めていく方針である。

⑤　2020(令和2)年に策定されたのは「新・子育て安心プラン」,「子育て安心プラン」は2017(平成29)年に策定。

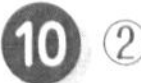

10 ②

解説

A　全国保育士倫理綱領の一部である。

B　児童福祉法「第1章　総則」の第1条である。

C　保育所保育指針「第1章　総則」の「1　保育所保育に関する基本原則」の「(1)保育所の役割」である。

11 ②

解説

A　適切。これまで段階的に推進してきた取組を一気に加速し，令和元年通常国会(第198回国会)において，「子ども・子育て支援法の一部を改正する法律(令和元年法律第7号)」が成立した。これを受けて，令和元年10月の消費税率引上げによる財源を活用することにより，幼児教育・保育の無償化が実現した。

B　不適切。20歳代や30歳代の若い世代が理想の子供数を持たない理由は，「子育てや教育にお金がかかり過ぎるから」という経済的理由が最大の理由である。

C　適切。すべての子どもに無償で幼児教育を提供することが重要視された。

D　不適切。障害児の発達支援も無償化となった。

12 ⑤

解説

子供がいる現役世帯のうち大人一人の世帯の貧困率は，平成21年が最も「高い値」である。問題文グラフ(2)のひとり親家庭の平均所得は，他の世帯と比べて大きく下回っており，子供の大学進学率も低い状況にある(全世帯が73.0%であるのに対し，ひとり親家庭は58.5%)。家庭の経済状況等によって，進路の選択肢が限定されることのないように様々な支援が求められている。

13 ②

解説

(a) 適切。少子化に伴い，子供のいる世帯は減少している。

(b) 適切。厚生労働省「全国ひとり親世帯等調査」によると，平成28(2016)年はひとり親家庭数141.9万世帯のうち，母子世帯数は123.2万世帯，父子世帯数は18.7万世帯となっている。

(c) 適切。

(d) 不適切。母子世帯の平均年間収入は，236万円である。

14 ①

解説

令和元年6月に成立した児童福祉法等の改正法において，体罰が許されないものであることが法定化され，令和2年4月から施行された。

A しつけについての説明である。

B 体罰についての説明である。保護者が「しつけ」と称して暴力・虐待を行い，子どもの死亡に至る等の重篤なケースにつながるという背景から，両者の定義が明確にされた。

C 子どもの権利侵害についての説明である。すべての子どもが健やかに成長・発達し，その自立が図られる権利が保障されている。また，保護者は子どもを心身ともに健やかに育成することについて，第一義的責任を負うことが平成28年の児童福祉法の改正によって明確になっている。

15 ①

解説

A，B 適切。子ども自身も家庭も「ヤングケアラー」だという自覚がない場合もあり，その把握は困難である。

C 不適切。正しくは，「日常的に」である。

D 適切。障害のある家族に代わり家事をしたり，幼いきょうだいや障害児者の身の回りの世話を日常的にしているため，学業や友人関係に使える時間が少なくなっている。

16 ④

解説

A　地方自治体についての説明である。そのほかにも，「妊娠・出産や避妊に関する知識の提供，内容及びそれら知識を獲得できる機会の充実等」があげられている。

B　医療機関についての説明である。同居中の祖父母を含め，周囲に妊娠を告げることが少ないため，把握が難しい。

C　児童相談所についての説明である。担当者がネグレクトに関する正しい知識を持ち，正しくアセスメントを行うことが支援の第一歩として重要である。

17 ①

解説

(a)　適切。

(b)　不適切。正しくは「減少」である。

(c)　適切。

(d)　不適切。正しくは「1・2歳児」である。

18 ⑤

解説

以下の数値は全て「保育所等関連状況取りまとめ」(こども家庭庁，令和5年9月1日)による。

①　平成27年度から順に，28,783カ所，30,859カ所，32,793カ所，34,763カ所，36,345カ所，37,652カ所，38,666カ所，39,244カ所，39,589カ所と増加を続けており，1度も減少していない。

②　保育所に限れば定員は平成27年から令和5年にかけて平成31年から令和2年を除き減少している。

③　保育所等利用児童数は令和3年まで増加していたが，令和4年度から減少に転じている。

④　保育所等待機児童数は令和2年は12,439人，令和3年は5,634人，令和4年は2,944人，令和5年は2,680人となっている。

⑤　適切。

 ②

解説

① 保育所は児童福祉施設だが，幼稚園は学校教育法に位置づけられており，学校という扱いになる。

② 適切。保育所が「保育を必要とする児童」すなわち，親の就労など入所に条件があるのに対し，幼稚園や認定こども園は誰でも利用できる。

③ 保育所は市町村と保護者との契約だが，幼稚園は幼稚園と保護者の契約による。②の解説でも述べたとおり，保育所への入所は条件があるが，幼稚園はだれでも入れるので，希望する幼稚園と保護者が直接契約すればよい。

④ 保育所は「保育を必要とする児童」を預かる施設なので，春，夏，冬休みがないだけでなく，休日，祝祭日にも対応する。

⑤ 2023 年 3 月まで，認定こども園は内閣府，保育所は厚生労働省，幼稚園は文部科学省の管轄であった。2023 年 4 月のこども家庭庁創設にともない，認定こども園と保育所はこども家庭庁の成育部門に移管された。

20 ③

解説

① 「乳児室」ではなく，「乳児室又はほふく室」である。児童福祉施設の設備及び運営に関する基準第 32 条第一号に規定されている。

② 「3.3 平方メートル以上」ではなく，「1.65 平方メートル」。同条第二号に規定されている。なお，「3.3 平方メートル以上」はほふく室についての基準で，同条第三号に規定されている。

③ 適切。同条第五号に規定されている。なお，屋外遊戯場には，保育所付近にある屋外遊技場に代わるべき場所を含む。

④ 同条第六号の規定で，「保育室又は遊戯室の面積は，前号の幼児 1 人につき 1.98 平方メートル以上，屋外遊戯場の面積は，前号の幼児 1 人につき 3.3 平方メートル以上であること」となっている。

⑤ 「保育室」ではなく，「保育室又は遊戯室」。同条第七号に規定されている。

21 ②

解説

(a) 適切。日常的なケアを医療機関から在宅へ，そして保育の場でも支援する。

(b) 適切。乳幼児期にはこのほかにも,「医療的ケア児支援センター」の設置などの医療的ケア児総合支援事業や妊娠期から子育て期にわたる切れ目のない支援のための子育て世代包括支援センターなどがある。

(c) 不適切。正しくは看護師である。

(d) 不適切。正しくは保育士である。

 ④

解説

A 適切。令和2年度では,全国76か所の保育所で夜間保育が実施されている。

B 不適切。利用実績は増加しており,平成29年度には29,936か所であったが,令和元年度は29,463か所で実施されている。

C 適切。

D 適切。多様な保育は,このほかにも医療的ケア児の保育や一時預かり事業がある。

23 ⑤

解説

(a) 不適切。正しくは「言語が通じないことによるコミュニケーション」である。英語だけにはとどまらない。

(b) 適切。宗教や食文化,保育や教育に対する考え方などがあげられる。

(c) 不適切。正しくは「言語発達」である。家庭では外国にルーツをもつ言語,保育所では日本語を主として使用するため,子どもの言語発達への課題がある。

24 ④

解説

① 正しくは令和3年度にスタートしている。その前身は,子育て安心プランである。

② 正しくは「30時間以下」という要件は撤廃された。

③ 正しくは「幼稚園の空きスペース」である。

④ 適切。女性の就業率の上昇のため,保育の受け皿を整備するプランである。

⑤ タクシーではなく正しくは「巡回バス等」である。

 ⑤

解説

A　適切。保育現場では，初任後から中堅までの職員が，多様な課題への対応や若手の指導等を行うリーダー的な役割を果たしており，こうした職務内容に応じた専門性の向上を図るための研修機会である。

B　適切。指定保育士養成施設の教員又は研修内容に関して，十分な知識及び経験を有すると都道府県知事が認める者が講師として配置される。

C　不適切。都道府県又は都道府県知事の指定した研修実施機関が実施できる。

D　不適切。専門分野研修はリーダー的職員育成のため，マネジメント研修はミドルリーダーを担う保育士の育成のため，保育実践研修は実習経験の少ない者や潜在保育士が対象になっている。

 ③

解説

③が誤りであり，幼稚園は文部科学省の管轄，保育園は厚生労働省の管轄である。②に関して，平成 24 年「子ども・子育て支援法」によって，「認定こども園」が開設された。更に平成 27 年 4 月，内閣府は「子ども・子育て支援新制度」を立ち上げ，認定こども園の改善や居宅訪問型保育，家庭的保育，小規模保育，事業所保育の地域型保育事業を創設した。

27 ②

解説

(a)　適切。ベビーホテルの他に，院内保育施設を含む事業所内保育施設，ベビーシッターなどの認可外の居宅訪問型保育事業等である。

(b)　適切。令和 3 年度 20,263 か所であり，205 か所減少している。

(c)　不適切。正しくは「小学校就学児」である。

(d)　不適切。正しくは「東京都」である。東京都の認可外保育施設数は 4,118 か所，次いで千葉県が 593 か所，埼玉県が 484 か所である。しかし，指定都市別では神奈川県横浜市が最も多く 773 か所である。

28 ①

解説

「少子化社会対策大綱」は，少子化社会対策基本法に基づく総合的かつ長期的な少子化に対処するための施策の指針で，2004 年，2010 年，2015 年に続く第4次の大綱である。基本的な目標として,「希望出生率1.8」の実現に向け,令和の時代にふさわしい環境を整備し,国民が結婚,妊娠・出産,子育てに希望を見出せるとともに,男女が互いの生き方を尊重しつつ,主体的な選択により,希望する時期に結婚でき,かつ,希望するタイミングで希望する数の子供を持てる社会をつくる。結婚,妊娠・出産,子育ては個人の自由な意思決定に基づくものであり,個々人の決定に特定の価値観を押し付けたり,プレッシャーを与えたりすることがあってはならないことに十分留意する。**ウ**は「家庭内の事情」ではなく「地域の実情」,**オ**は「特別給付金制度」ではなく「科学技術の成果」である。

●書籍内容の訂正等について

弊社では教員採用試験対策シリーズ(参考書，過去問，全国まるごと過去問題集)，公務員採用試験対策シリーズ，公立幼稚園教諭・保育士採用試験対策シリーズ，会社別就職試験対策シリーズについて，正誤表をホームページ（https://www.kyodo-s.jp）に掲載いたします。内容に訂正等，疑問点がございましたら，まずホームページをご確認ください。もし，正誤表に掲載されていない訂正等，疑問点がございましたら，下記項目をご記入の上，以下の送付先までお送りいただくようお願いいたします。

① **書籍名，都道府県・市町村名，区分，年度**
（例：公立幼稚園教諭・保育士採用試験対策シリーズ　秋田市の公立保育士 2025年度版）
② **ページ数**（書籍に記載されているページ数をご記入ください。）
③ **訂正等，疑問点**（内容は具体的にご記入ください。）
（例：問題文では“ア～オの中から選べ”とあるが，選択肢はエまでしかない）

〔ご注意〕
○ 電話での質問や相談等につきましては，受付けておりません。ご注意ください。
○ 正誤表の更新は適宜行います。
○ いただいた疑問点につきましては，当社編集制作部で検討の上，正誤表への反映を決定させていただきます(個別回答は，原則行いませんのであしからずご了承ください)。

●情報提供のお願い

協同教育研究会では，これから公立幼稚園教諭・保育士採用試験を受験される方々に，より正確な問題を，より多くご提供できるよう情報の収集を行っております。つきましては，公立幼稚園教諭・保育士採用試験に関する次の項目の情報を，以下の送付先までお送りいただけますと幸いでございます。お送りいただきました方には謝礼を差し上げます。
(情報量があまりに少ない場合は，謝礼をご用意できかねる場合があります。)

◆あなたの受験された専門試験，面接試験，論作文試験の実施方法や試験内容
◆公立幼稚園教諭・保育士採用試験の受験体験記

送付先	○電子メール：edit@kyodo-s.jp ○FAX：03−3233−1233（協同出版株式会社　編集制作部 行） ○郵送：〒101−0054　東京都千代田区神田錦町2−5 協同出版株式会社　編集制作部 行 ○HP：https://kyodo-s.jp/provision（右記のQRコードからもアクセスできます）

※謝礼をお送りする関係から，いずれの方法でお送りいただく際にも，「お名前」「ご住所」は，必ず明記いただきますよう，よろしくお願い申し上げます。

【編集協力者】

阿部 真美子　聖徳大学　教育学部児童学科　教授
小田桐 忍　　聖徳大学　教育学部児童学科　教授
齋藤 有　　　聖徳大学　教育学部児童学科　准教授
作道 訓子　　聖徳大学　実習支援課　専門課長
杉浦 誠　　　常葉大学　保育学部保育学科　准教授
田中 真紀子　聖徳大学　教育学部教育学科　准教授
西園 政史　　聖徳大学　教育学部教育学科　准教授
初鹿 静江　　聖徳大学　教育学部児童学科　准教授
深津 さよこ　聖徳大学　教育学部児童学科　准教授

公立幼稚園教諭・保育士採用試験対策シリーズ

長岡京市・八幡市・京田辺市の

公立幼稚園教諭・保育士(認定こども園)

編　集　©協同教育研究会
発　行　令和 6 年 5 月 25 日
発行者　小貫　輝雄
発行所　協同出版株式会社
〒 101-0054　東京都千代田区神田錦町 2 - 5
TEL.03-3295-1341
http://www.kyodo-s.jp
振替　東京 00190-4-94061
印刷・製本　協同出版・POD工場